热　病

桑福德艾滋病/肝炎治疗指南2019版

THE SANFORD GUIDE
HIV/AIDS & Hepatitis Therapy 2019

主　编：[美] 迈克尔·S.萨格（Michael S. Saag）
大卫·N.吉尔伯特（David N. Gilbert）
亨利·F.钱伯斯（Henry F. Chambers）
乔治·M.埃利奥普洛斯（George M. Eliopoulos）
安德鲁·T.帕维亚（Andrew T. Pavia）
副主编：[美] 道格拉斯·布莱克（Douglas Black）
大卫·O.弗里德曼（David O. Freedman）
金嘉美（Kami Kim）
布莱恩·S.施瓦茨（Brian S. Schwartz）
主　审：李太生
主　译：范洪伟
译　者：周宝桐　曹　玮　葛　瑛
郭伏平　刘昕超　张　黎

中国协和医科大学出版社
北　京

著作权合同登记证　图字：01-2020-4692

图书在版编目（CIP）数据

热病. 桑福德艾滋病/肝炎治疗指南：2019版 /（美）迈克尔·S. 萨格等主编；范洪伟主译. —北京：中国协和医科大学出版社，2021.6
ISBN 978-7-5679-1584-8

Ⅰ. ①热…　Ⅱ. ①迈… ②范…　Ⅲ. ①获得性免疫缺陷综合征－药物疗法－指南 ②肝炎－药物疗法－指南　Ⅳ. ①R453.2-62

中国版本图书馆CIP数据核字（2021）第110565号

热病——桑福德艾滋病/肝炎治疗指南2019版

主　　编：[美] 迈克尔·S.萨格（Michael S. Saag）等
主　　译：范洪伟
责任编辑：顾良军
封面设计：许晓晨
责任校对：张　麓
责任印制：卢运霞

出版发行：中国协和医科大学出版社
（北京市东城区东单三条9号　邮编100730　电话010-65260431）
网　　址：www.pumcp.com
经　　销：新华书店总店北京发行所
印　　刷：三河市龙大印装有限公司

开　　本：850mm×1168mm　1/32
印　　张：11.75
字　　数：600千字
版　　次：2021年6月第1版
印　　次：2021年6月第1次印刷
定　　价：58.00元

ISBN 978-7-5679-1584-8

桑福德艾滋病/肝炎治疗指南2019版

THE SANFORD GUIDE HIV/AIDS & Hepatitis Therapy 2019

主　编

David N. Gilbert, M. D.
Chief of Infectious Diseases
Providence Portland Medical Center, Oregon
Professor of Medicine, Oregon Health Sciences University

George M. Eliopoulos, M. D.
Beth Israel Deaconess Hospital,
Professor of Medicine,
Harvard Medical School,
Boston, Massachusetts

Henry F. Chambers, M. D.
San Francisco General Hospital
Professor of Medicine Emeritus
University of California at San Francisco

Michael S. Saag, M. D.
Associate Dean for Global Medicine
Director, UAB Center for AIDS Research,
Professor of Medicine and Director,
Division of Infectious Diseases,
University of Alabama, Birmingham

Andrew T. Pavia, M. D.
George & Esther Gross Presidential Professor
Chief, Division of Pediatric Infectious Diseases
University of Utah, Salt Lake City

副主编

Douglas Black, Pharm. D.
Professor of Pharmacy,
University of Washington,
Seattle

Brian S. Schwartz, M. D.
Associate Professor of Medicine,
University of California,
San Francisco

David O. Freedman, M. D.
Emeritus Professor of Medicine,
University of Alabama,
Birmingham

Kami Kim, M. D.
Professor of Internal Medicine, Division of Infectious Diseases and Internal Medicine,
Morsani College of Medicine, University of South Florida, Tampa

总编辑

Jeb C. Sanford

纪　念

Jay P. Sanford, M. D.
1928–1996
Merle A. Sande, M. D.
1939–2007
Robert C. Moellering, Jr., M. D.
1936–2014

原出版社

Antimicrobial Therapy, Inc.

中文版主审

李太生　教　授
北京协和医院,感染内科

翻　译

范洪伟　医学博士
北京协和医院,感染内科

葛　瑛　医学博士
北京协和医院,感染内科

郭伏平　医学博士
北京协和医院,感染内科

刘昕超　医学博士
北京协和医院,感染内科

张　黎　医学博士
北京协和医院,感染内科

曹　玮　医学博士
北京协和医院,感染内科

周宝桐　医学博士
北京协和医院,感染内科

致读者

自1969年以来，《桑福德指南》独立编辑出版。《桑福德指南》的内容由主编和出版社决定。我们欢迎读者对本书质疑、评价和反馈。所有的读者意见都会被认真研读，成为《桑福德指南》更新内容的重要参考。

每版均致力于使本指南的内容更准确。但是，处方任何药品前均应仔细阅读产品说明书。所有应用本书所含信息进行的临床实践，本书编者和出版社概不承担任何后果。承担临床责任始终是对医务人员的要求。

如需更多信息，请订阅《桑福德指南》网络版（webedition.sanfordguide.com）或下载“Sanford Guide”移动版。

题　　记

“熱病”一词，最早出自中国第一部传世医学经典——两千多年前成书的《黄帝内经》。该书《灵枢篇》中第二十三篇名曰“热病”，论述了热病的证候、诊断、治疗以及预后。

中文版序

《热病——桑福德抗微生物治疗指南》中译本引入我国已十余年。这一感染性疾病治疗指南涵盖了各系统/器官、各种感染性疾病的诊断和治疗要点，已成为很多中国医生手边的必备书籍，为规范临床诊治和抗生素合理使用提供了重要的参考。随着感染性疾病各亚专业领域的发展，此次我们引入本套指南中的《热病——桑福德艾滋病/肝炎治疗指南2019版》的中译本，以期提供本领域临床诊治最新进展的回顾和实施建议。

近二十年以来，艾滋病及肝炎领域均取得了长足进展。随着对这两类疾病的病理生理机制的深入探索和新型治疗药物的不断问世，世界传染病的治疗和防控格局已经大大改善。自1996年高效抗逆转录病毒治疗（HAART）出现至今，抗逆转录病毒药物的抗病毒效力及安全性持续改进，艾滋病已由一种致死性传染病转变为可防可控的慢性感染性疾病。近年来革命性药物蛋白酶抑制剂的问世和更新，已使丙型病毒性肝炎进入了可治愈时代。随着患者生存寿命的不断延长，长期用药的选择及不良作用的监测和处理已成为许多艾滋病或病毒性肝炎感染者终身治疗中面临的重要问题。肝炎合并免疫抑制背景或治疗需求的人群面临着复杂的长期治疗和监测问题。在艾滋病感染者中，随着个体老龄化及人类免疫缺陷病毒（HIV）炎症激活的存在，发生心血管疾病、糖脂代谢异常、骨量减少/骨质疏松、肾脏及神经系统并发症的风险也显著升高。不论是对于艾滋病患者还是肝炎人群，个体化诊疗方案的制定已成为越来越多患者的实际需求。

本书涉及艾滋病以及各型病毒性肝炎预防、诊断、治疗、监测和并发症处理等诸多临床问题，尤其涵盖了对于特殊人群、合并感染及合并用药的治疗用药建议。本书所提供的诊治建议均基于本领域较高级别的最新临床证据，可供临床医生在实践中根据实际情况和可及药物选用。我们也将努力推进本书的修订和更新工作，以供广大中国医生使用。

李太生

中华医学会感染病学分会主任委员

北京协和医院感染内科主任

2021年3月

热 病

桑福德艾滋病治疗指南（第26版）

THE SANFORD GUIDE HIV/AIDS Therapy 2019 (26th EDITION)

主　编：［美］迈克尔·S.萨格（Michael S. Saag）
大卫·N.吉尔伯特（David N. Gilbert）
亨利·F.钱伯斯（Henry F. Chambers）
乔治·M.埃利奥普洛斯（George M. Eliopoulos）
安德鲁·T.帕维亚（Andrew T. Pavia）
副主编：［美］道格拉斯·布莱克（Douglas Black）
大卫·O.弗里德曼（David O. Freedman）
金嘉美（Kami Kim）
布莱恩·S.施瓦茨（Brian S. Schwartz）
主　审：李太生
主　译：范洪伟
译　者：周宝桐　曹　玮　葛　瑛
郭伏平　刘昕超　张　黎

目　录

名词缩写汇总

3TC	拉米夫定
ABC	阿巴卡韦
ABCD	两性霉素 B 胶样分散体
ABLC	两性霉素 B 脂质体复合物
AD	透析后
ADC	艾滋病痴呆复合征
ADV	阿德福韦
AFB	耐酸菌
AIDS	获得性免疫缺陷综合征
AM-CL	阿莫西林-克拉维酸
AM-CL-ER	缓释阿莫西林-克拉维酸
AMK	阿米卡星
Amox	阿莫西林
AMP	氨苄西林
Ampho B	两性霉素 B
AM-SB	氨苄西林-舒巴坦
AP	阿托伐醌氯胍
APAG	抗铜绿假单胞菌氨基糖苷
ARDS	急性呼吸窘迫综合征
ARF	急性风湿热
ASA	阿司匹林
ATS	美国胸科学会
ATV	阿扎那韦
AUC	曲线下面积
Azithro	阿奇霉素
bid	一天两次
BL/BLI	β-内酰胺类/β-内酰胺酶抑制剂
BW	体重
C&S	培养和药敏
CAPD	持续非卧床腹膜透析
Cefpodox	头孢泊肟酯
CIP	环丙沙星
Clarithro	克拉霉素
Clav	克拉维酸
Clinda	克林霉素
CLO	氯法齐明
Clot	克霉唑
CMV	巨细胞病毒
Cobi	考比司他（cobicistat）
CQ	磷酸氯喹
CrCl	肌酐清除率
CrCln	体表面积标化的肌酐清除率
CRRT	持续肾脏替代治疗
CSD	猫抓病
CSF	脑脊液
CXR	X 线胸片
d4T	司他夫定
Dapto	达托霉素

DBPCT	双盲安慰剂对照试验
dc	停止
ddC	扎西他滨
ddI	双脱氧肌苷
DIC	弥散性血管内凝血
Diclox	双氯西林
div	分次
DLV	地拉韦定
Dori	多尼培南
DOT	直接督导治疗
Doxy	多西环素
DR	延迟释放
DRSP	耐药肺炎球菌
DBRPCT	双盲随机安慰剂对照试验
DS	双剂量
EBV	EB 病毒
EES	红霉素琥珀酸乙酯
EFZ	依非韦伦
ELV	埃替拉韦
EMB	乙胺丁醇
ETV	恩替卡韦
ER	缓释
ERTA	厄他培南
Erythro	红霉素
ESBLs	超广谱 β-内酰胺酶
ESR	红细胞沉降率
ESRD	终末期肾病
Flu	氟康唑
Flucyt	氟胞嘧啶
FOS-APV	福沙普利那韦
FQ	氟喹诺酮类
FTC	恩曲他滨
G	种属的
GAS	A 族链球菌
Gati	加替沙星
GC	淋病
Gemi	吉米沙星
Gent	庆大霉素
g	克
GNB	革兰阴性杆菌
Grazo	格拉瑞韦（grazoprevir）
Griseo	灰黄霉素
Gtts	点滴
HEMO	血液透析
HHV	人疱疹病毒
HIV	人免疫缺陷病毒
HLR	高度耐药性
HSCT	造血干细胞移植
HSV	单纯疱疹病毒
IA	注射制剂/抗炎药物
IDV	茚地那韦
IFN	干扰素
IM	肌注
IMP	亚胺培南-西司他丁

INH	异烟肼
Inv	研究性的
IP	腹腔内
IT	椎管内
Itra	伊曲康唑
IV	静脉内
IVDU	静脉吸毒者
IVIG	静注免疫球蛋白
Keto	酮康唑
kg	千克
LAB	脂质体两性霉素 B
LCM	淋巴细胞脉络膜脑膜炎病毒
LCR	连接酶链反应
Levo	左氧氟沙星
LP/R	洛匹那韦/利托那韦
mcg=μg	微克
MDR	多药耐药
MER	美罗培南
Metro	甲硝唑
Mino	米诺环素
inL	毫升
Moxi	莫西沙星
MQ	甲氟喹
MSM	男-男性行为者
MSSA/MRSA	甲氧西林敏感/甲氧西林耐药金黄色葡萄球菌
MTB	结核分枝杆菌
NAF	萘夫西林
NAI	非 FDA 批准的（适应证或剂量）
NB	商标名
NF	呋喃妥因
NAI	尚未获得 FDA 批准的（适应证或剂量）
NFR	奈非那韦
NNRTI	非核苷酸逆转录酶抑制剂
NRTI	核苷酸逆转录酶抑制剂
NSAIDs	非甾体类抗炎药
NUS	美国没有该药
NVP	奈韦拉平
O Ceph	口服头孢菌素类
Oflox	氧氟沙星
P Ceph	胃肠外头孢菌素类
PCR	聚合酶链反应
PEP	暴露后预防
PI	蛋白酶抑制剂
PIP-TZ	哌拉西林-他唑巴坦
po	口服
PQ	伯氨喹啉
PRCT	前瞻性随机对照研究
PTLD	移植后淋巴细胞增殖性疾病
Pts	患者
Pyri	乙胺嘧啶
PZA	吡嗪酰胺
q wk	每周 1 次
q［x］h	每［x］小时 1 次，如 q8h 每 8 小时 1 次
qid	1 日 4 次

QS	硫酸奎宁
Quinu-dalfo=Q-D	奎奴普丁-达福普汀
R	耐药
RFB	利福布丁
RFP	利福喷丁
Rick	立克次体
RIF	利福平
RSV	呼吸道合胞病毒
RTI	呼吸道感染
RTV	利托那韦
rx	治疗
SA	金黄色葡萄球菌
sc	皮下注射
SSPE	亚急性硬化性全脑炎
SD	单次给药后血清药物浓度
Sens	敏感性
SM	链霉素
sofos	索磷布韦
SQV	沙奎那韦
SS	稳态血清浓度
STD	性传播性疾病
subcut	皮下注射
Sulb	舒巴坦
Sx	症状
TAF	替诺福韦艾拉酚胺
Tazo	他唑巴坦
TBc	结核
TC-CL	替卡西林-克拉维酸
TDF	替诺福韦
TEE	经食管超声心动图
Teico	替考拉宁
Telithro	泰利霉素
Tetra	四环素
tid	1 日 3 次
TMP-SMX	甲氧苄氨嘧啶-磺胺甲异噁唑
TNF	肿瘤坏死因子
Tobra	妥布霉素
TPV	替拉那韦
TST	结核菌素皮肤试验
UTI	泌尿系感染
Vanco	万古霉素
Velpat	维帕他韦
VISA	万古霉素中度耐药的金黄色葡萄球菌
VL	病毒载量
Vori	伏立康唑
VZV	带状疱疹病毒
ZDV	齐多夫定

参考期刊缩略对照

AAC：Antimicrobial Agents & Chemotherapy

AIDS RES Hum Retrovir：AIDS Research & Human Retroviruses

AJG：American Journal of Gastroenterology

AJM：American Journal of Medicine

AJRCCM：American Journal of Respiratory Critical Care Medicine

AJTMH：American Journal of Tropical Medicine & Hygiene

AnIM：Annals of Internal Medicine

AnSurg：Annals of Surgery

Antivir Ther：Antiviral Therapy

ArIM：Archives of Internal Medicine

BMJ：British Medical Journal

Brit J Derm：British Journal of Dermatology

Can JID：Canadian Journal of Infectious Diseases

CCM：Critical Care Medicine

CDC：U. S. Ceters for Disease Control

CID：Clinical Infectious Diseases

CROI：Conference on Retrouiruses & Opportunistic Infections

DHHS：U. S. Dept. of Health and Human Service

DMID：Diagnostic Microbiology and Infectious Disease

EID：Emerging Infectious Diseases

Hpt：Hepatology

ICAAC：Interscience Conference on Antimicrobial Agents & Chemotherapy

ICHE：Infection Control and Hospital Epidemiology

IDC No. Amer：Infectious Disease Clinics of North America

J AIDS & HR：Journal of AIDS and Human Retrovirology

J Clin Virol：Journal of Clinical Virology

J Hpt：Journal of Hepatology

J Med Micro：Journal of Medical Microbiology

J Micro Immunol Inf：Journal of Microbiology, Immunology, & Infection

J Viral Hep：Journal of Viral Hepatitis

JAC：Journal of Antimicrobial Chemotherapy

JAIDS：Journal of Acquired Immune Deficiency Syndromes

JAMA：Journal of the American Medical Association

JAVMA：Journal of the Veterinary Medicine Association

JCI：Journal of Clinical Investigation

JCM：Journal of Clinical Microbiology

JID：Journal of Infectious Diseases

JTMH：Journal of Tropical Medicine and Hygiene

Ln：Lancet

LnID：Lancet Infectious Disease

Mayo Clin Proc：Mayo Clinic Proceedings

Med Lett:	Medical Letter
Med Mycol:	Medical Mycology
MMWR:	Morbidity & Mortality Weekly Report
NEJM:	New England Journal of Medicine
Peds:	Pediatrics
PJDJ:	Pediatric Infectious Disease Journal
QJM:	Quarterly Journal of Medicine
Scand J Inf Dis:	Scandinavian Journal of Infectious Diseases
SMJ:	Southern Medical Journal

表1A 抗逆转录病毒治疗降低HIV传播风险

抗逆转录病毒治疗（antiretroviral therapy，ART）能预防感染。研究比较了非洲HIV单阳异性夫妇之间的传播率。HIV阳性的伴侣随机接受早期的ART（CD4＞350/μl）或延迟的ART（CD4＜250/μl）。延迟治疗组发生27次传播（$n=882$），而早期治疗组仅发生1次传播（$n=880$），早期ART使传播的风险下降96%。首次随机研究的证据表明，仅使用ART即可使传播风险显著下降，抗逆转录病毒治疗大大降低传播风险（*NEJM 365*（*6*）：*493-505*，*2011*）。

在PARTNERS研究中，在超过77 000次无套肛交行为的男男性接触伴侣中，没有伴侣间HIV传播。95%置信区间（95% CI）的上限是0.23/100随访年（couple years of follow-up，CYFU）；也就是说，在最坏的情况下，每433无套性交年中发生一次感染（*JAMA 316*：*171*，*2016*；*22nd IAC Amsterdam*，*2018. Abst WEAX0104LB*）。

基础认识：血清阳性的伴侣接受ART，并且HIV载量持续低于200 copies/ml时，HIV传播的风险约等于零。

暴露前预防（PrEP）是高危人群（例如：男男性接触者）减少新发感染的有效手段。

CDC的有用资讯：*http：//www.cdc.gov/hiv/pdf/PrEPProviderSupplement2014.pdf*

抗逆转录病毒治疗的应用和HIV-1传播的风险

	HIV感染伴侣未开始ART时随访			HIV感染伴侣开始ART后随访			未调整的发病率比（95% CI，P值）*	经调整的发病率比（95% CI，P值）*
	HIV-1传播数	随访时间（人年）	每100人年HIV-1感染数（95%置信区间）	HIV-1传播数	随访时间（人年）	每100人年HIV-1感染数（95%置信区间）		
总计	102	4558	2.24（1.84～2.72）	1	273	0.37（0.09～2.04）	0.17（0.00～0.94；$P=0.04$）	0.08（0.00～0.57；$P=0.004$）
按CD4计数分层⁺								
＜200/μl	8	91	8.79（4.40～17.58）	0	132	0.00（0.00～2.80）	0.00（0.00～0.40；$P=0.002$）	0.00（0.00～0.38；$P=0.001$）
200～349/μl	41	1467	2.79（2.06～3.80）	1	90	1.11（0.27～6.19）	0.40（0.01～2.34；$P=0.58$）	0.65（0.02～4.00；$P=1.0$）‡
350～499/μl	24	1408	1.7（1.14～2.54）	0	30	0.00（0.00～12.30）	0.00（0.00～8.16；$P=1.0$）	0.0（0.0～15.3；$P=1.0$）‡
≥500/μl	29	1592	1.82（1.27～2.62）	0	21	0.00（0.00～17.57）	0.00（0.00～10.29；$P=1.0$）	0.0（0.0～15.0；$P=1.0$）‡

注：* 所有分析均根据研究注册以来的时间进行调整，并进行总体分析以及CD4细胞计数分层分析（≥200/mm^3 *vs*＜200/μl）；

⁺在抗逆转录病毒治疗开始前的随访中，CD4细胞计数为既往的最低值；启动抗逆转录病毒治疗后的随访中，采用抗逆转录病毒治疗启动时的CD4细胞计数；

‡结合CD4细胞计数（＞200/μl）的调整的发病率比是0.55（95% CI 0.01～3.24；$P=0.9$）。

表1B HIV感染风险评估和HIV检测推荐

Ⅰ.通则

HIV风险评估是所有患者初级保健的基本组成部分。接诊患者时避免使用医学术语（例如"性交"）、含糊其辞的语言（例如"性活跃"）、群体标识（例如"同性恋"）或道德性语言（例如"淫荡"）。学习患者使用的或听得懂的语言或术语。深入提问，引导患者说出危险行为，确定传播感染或获得感染的可能性。在资源有限的地区，引导患者说出危险行为特别困难，但也同样重要，特别是通过翻译进行交流。临床医生必须了解与艾滋病病毒风险行为相关的文化敏感性、习俗和传统。

提供降低风险的咨询能减少高危行为。（*J Acquir Immune Defic Syndr 2005 Aug 1*；*39*：*446-53.*；*Ann Intern Med 2008 Oct 7*；*149*：*497. U.S. Preventive Services Task Force*）。HIV咨询和检测是初级保健的重要组成部分。［*MMWR September 22*，*2006/55*（*RR14*）；*1-17.*；*http*：*//www.cdc.gov/healthyyouth/sexualbehaviors/index.htm*］

贫穷和HIV：美国城市地区HIV感染率存在种族和民族差异，其中贫困是重要因素。在23个城市，年收入低于1万美元的异性恋者中HIV感染率是2.8%，而年收入高于5万美元者的HIV感染率是0.4%，年收入在1万至1.999万者的HIV感染率是1.5%，年收入在2万至4.999万者的感染率是1.2%。全美（城市和郊区）总计感染率是0.1%［*MMWR 60*（*31*）：*1045*，*2011*］。

Ⅱ.与HIV传播有关的特殊行为

A. **性行为。**CDC推荐高危性行为、静脉吸毒或其他非职业暴露后72小时内开始暴露后预防（*MMWR Recom Rep 54*：*1*，*2005*）（*表7B*，*56页*）。暴露后预防并非100%有效；702例暴露者中1例血清转阳（*CID 41*：*1507*，*2005*）

1. 高危性伴侣

- 在美国，成年人终生获得HIV感染的风险是1/64，其中，男男性接触者是1/6，男男性接触黑人是1/2（*CROI 2016*，*abs 52*；*https*：*//www.cdc.gov/nchhstp/newsroom/2016/croi-press-release-risk.html*）。
- 感染HIV的伴侣，特别是高病毒载量者（*NEJM 342*：*921*，*2000*，*Sex Trans Dis 29*：*38*，*2002*）。
- 有风险但未接受艾滋病毒检测或未向其伴侣披露其艾滋病毒状况的伴侣（*MMWR 52*：*81*，*2003*）。
- 多性伴侣：男男性接触人群的不安全性行为似乎有所增加［*MMWR 53*（*38*）；*891-894*，*2004*；*PLoS One 6*（*8*）：*e17502*，*2011*］。
- 任何一方有黏膜溃疡或患有其他性病（*JID 178*：*1060*，*1998*）。

2. 性行为

a. 高感染风险

- 无保护肛交接受方，男同性恋非常常见。

HIV暴露途径

感染途径	感染风险
性途径	
女传男	1/700 ～ 1/3000
男传女	1/200 ～ 1/2000
男传男	1/10 ～ 1/1600
口交	0（CDC），6%（SF）
经血液传播	
输被感染者的血液	95/100
共用针头	1/150
针头刺伤	1/300
针头刺伤/齐多夫定暴露后预防	1/10,000
母婴传播	
未接受ARV治疗	1/4

Royce，*Sena*，*Cates and Cohen*，*NEJM 336*：*1072-1078*，*1997*

- 无保护阴道性交接受方。

b. **感染风险确定**

- 无保护肛交插入方。
- 无保护阴道性交插入方（月经期风险可能更高）。
- 无保护口交接受方（不论是否开始ART，直肠分泌物中HIV病毒载量均高于血浆）（*JID 190：156，2004*）。
- 无保护口交插入方很少见（*ArIM159：303，1999*）。

c. **低感染风险**

- 上述任何行为使用乳胶/乙烯基安全套（阴道或阴茎）保护。男性安全套能使HIV感染风险降低80%～95%（*AmFAR Issue Brief #1，Jan. 2005*）。女性安全套能使HIV感染风险降低94%～97%。
- 舔阴，特别是在使用胶衣、微波塑料食品包装或其他防水屏障后。
- 一项前瞻性随机研究揭示包皮环切术可使HIV感染减少60%（*PLoS Med e298，2005*）。其他两项研究证实感染减少50%～60%，研究于2007年初停止［*Ln 369：643，657，2007*；*PLoS Med 4（7）e223，July 24，2007*］。

d. **较安全**

- 深吻
- 与HIV阴性伴侣的有保护性行为
- 与HIV阳性，且接受ARV治疗6个月以上者的每次性接触感染的风险＜13/100 000（*CID 59：115，2014*）。
- 一夫一妻
- 互相手淫
- 手淫或按摩

e. **最安全**

- 节欲

表1B（2）

3. 利于HIV性传播的情况（*J AIDS 30*：*73*，*2002*；*JID 191*：*333*，*2005*）

男性传染女性	报道的相对风险
口服避孕药	2.5 ～ 4.5
淋菌性宫颈炎	1.8 ～ 4.5
念珠菌性阴道炎	3.3 ～ 3.6
生殖器溃疡	2.0 ～ 4.0
细菌性阴道炎	1.6（*AIDS 22*：*1493*，*2008*）
HSV-2	2.5
维生素A缺乏	2.6 ～ 12.9
CD4计数＜200/μl	6.1 ～ 17.6
醋酸去甲氧孕酮（DMPA）皮下埋植避孕	2.2（*JID 178*：*1053*，*1998*）
HIV单阳性夫妻共享HLA-B等位基因	2.23（*Ln 363*：*2137*，*2004*）
女性传染男性	
未行包皮环切	5.4 ～ 8.2（单次性行为的感染风险从1/80降至1/200）（*Ln 369*：*643*，*2007*；*MMWR 53*：*523*，*2004*；*AIDS 23*：*395*，*2009*）
生殖器溃疡	2.6 ～ 4.7
月经期性行为	3.4
2型单纯疱疹病毒（生殖器疱疹）	6 ～ 16.8（*JID 187*：*1513*，*2003 & 189*：*1209*，*2004*）
阴道分泌物中病毒DNA量增加（*JID 175*：*57*，*1997*）	
CD4细胞计数低	9.6（＜200/μl *vs* ＞500/μl）
维生素A缺乏	2.6
存在宫颈黏液	2.1
急性HIV感染	↑↑（*JID 189*：*1785*，*2004*；*JID 198*. *687*，*2008*）
同时血浆HIV载量增加	↑（*JID 177*：*1100*，*1998*）
宫颈炎	↑（*AIDS 15*：*105*，*2001*）
月经来潮前病毒量达峰值	（*JID 189*：*2192*，*2004*）
精液中病毒DNA量增加（*JID 172*：*1469*，*1995*；*J AIDS & HR 18*：*277*，*1998*）	
淋菌性尿道炎	3.2
急性HIV感染	↑↑［*Curr Opin HIV AIDS. 5*：*277*，*2010*；*PLoS One. 2011*；*6*（*5*）：*e19617*］

无保护作用

阴道内放置壬苯醇醚（杀精剂）（*Ln 360*：*971*，*2002*；*AIDS 18*：*2181*，*2004*）

静脉吸毒

4. 旨在减少性传播的项目

全世界HIV传播的主要途径是通过异性阴道性交。通过减少性伴侣的数量和使用安全性措施（安全套），已经取得了不同程度的成功。总结如下：

a. 自愿咨询与检测（VCT）：预防是基于识别感染者，并建议他们防止传染性伴侣（*Am J Public Health. 96*：*114*，*2006*）。

b. 对女性性工作者进行性病咨询和控制：在科特迪瓦，500名受试者中，HIV血清阳性率由16.3/100人年降至6.5/100人年（*AIDS 15*：*1421*，*2000*）；在柏林（*AIDS 16*：*463*，*2002*；*J AIDS 30*：*69*，*2002*）和美国（*JAMA 292*：*171*，*2004*）也有相似结果。

c. 发放安全套活动：泰国HIV感染率成功地从1992年的17%降至1999年的2%。

d. 预防运动的重点是艾滋病教育和促进更安全的性行为（*J AIDS 25*：*77*，*2000*；*JAMA 292*：*171*，*2004*）。

e. 传递综合信息，使用多种媒体形式：

（1）在坦桑尼亚，广播肥皂剧［*J Health Comm 5*（*Suppl.*）：*81*，*2000*］。

（2）在乌干达，戏剧和视频的结合超过85%（*Health Educ Res 16*：*411*，*2001*）。

（3）在塞拉利昂，传统治疗师或戏剧（*J Assoc Nurs AIDS Care 12*：*48*，*2001*）。

（4）在加纳农村，民间媒体（*Am J Publ Health 91*：*1559*，*2001*）。

（5）已证明宗教可以削弱针对艾滋病的保护行为。神职人员接受预防信息教育很关键（*AIDS 14*：*2027*，*2000*）。

f. 在非洲国家和其他HIV感染高发国家，正在实施年轻男性包皮环切项目。

g. 对老年异性传播的担忧在增加（*NEJM 357*：*762*，*2007*）。大多数老年人仍处于性活跃时期。随着越来越多的勃起功能障碍药物的使用，包括艾滋病在内的性传播疾病的发病率也会上升。

表1B（3）

h. **治疗作为预防（TasP）**：HIV RNA控制在检测水平以下与接近零传播相关（见表1A）。

i. **暴露前预防（PrEP）**：在未感染的高危人群中使用抗逆转录病毒药物。iPrEx研究显示，在高风险的同性恋人群中，随机选择每天服用替诺福韦-恩曲他滨的人，与服用安慰剂的人对比，HIV的传播在一年内减少了44%。服用替诺福韦-恩曲他滨且药物水平可待测的人群，相对风险降低了92%（*NEJM，363，2587，2010*）。按总减少率计算，预防1例感染，每年需要治疗110多名未感染者，估计每年预防感染的费用超过180万美元。成本效益研究表明，在选定的非常高危的男男性接触人群（估计每年血清阳转率为2%或者更高）中，PrEP的成本效益处于边缘（约6万美元/质量调整寿命年，*Ann Int Med 156：541，2012*）。来自美国CDC的有用信息：*http：//www.cdc.gov/hiv/pdf/PrEPProviderSupplement2014.pdf*

B. **静脉（静脉或皮下注射）吸毒（IDU）或吸食可卡因。**评估注射用合成类固醇的使用！评估所有吸毒者的性行为！一项研究显示，吸食可卡因的女性感染率与男男性接触者一样高（41% *vs* 43%）。减少风险的干预措施能减少吸食可卡因（AIDS Edu Prev 15：15，2003）和静脉吸毒者（*J AIDS 30：573，2002*）的高危性行为。

药物使用实践：（药物滥用的治疗及美沙酮替代计划减少HIV的传播：*AIDS 13：2151 & 1807，1999*）

1. **最危险**
   - 共用针头、注射器或其他用品，特别是在静脉吸毒聚集点。在吸毒场所85%的针头或注射器上以及1/3～2/3的棉花、厨具和清洁用水中可以检测到HIV DNA。
   - 进行过注射前回抽、注射后回抽或剂量分配等行为
2. **风险较低**
   - 分享经清洗的针头、注射器或随身用品。（家用漂白剂是有效的，尤其是在清洗后，或接触时间大于5分钟时。漂白后用清水冲洗是很重要的）
   - 单人重复使用的吸毒用具
3. **最低风险**
   - 一次性使用针头、注射器或随身用品（针头交换项目减少HIV传播，参见*MMWR 54：673，2005 for update of US programs*）
   - 无菌针头、注射器或随身用品（针头或注射器交换似乎有效，毒品应用没有增加）

C. **输血制品**

血制品风险：

1. **最危险**
   - 1978～1985年多次输血制品
   - 多次输来自献血员筛查不可靠或未筛查国家的血制品
2. **风险较低**
   - 1985年以后在美国输异体血液制品，感染风险是1/450 000单位至1/660 000单位，或平均输5.4单位血制品后，风险为1/28 000，因为在感染与血清转换之间有一个窗口期（大约20天），每年有18～27名献血员处于此期。自从核酸检测（NAT）广泛应用以来，美国经输血传播的发生率已经低于1/2 200 000次输血（*MMWR 59：1335-1339，2010*）。从未有RhoGAM和乙型肝炎疫苗（血清提取）传播HIV-1的报道。
   - 1985年后在美国输经选择的献血员的血制品（但不比随机献血员的血制

品更安全）

3. **最安全**

- 输自体血制品
- 输基因工程的血液替代品

D. **移植受者**：有HIV由感染者的器官传染给供体受者的报道（*MMWR 60*：*297-301*，*2001*）。艾滋病器官公平性政策（HOPE）已批准HIV感染者的供体与受体的器官移植（2013年11月）。美国许多移植中心积极开展HIV阳性已故捐赠者的器官移植给HIV阳性受者，HIV阳性者的移植数急剧增加

E. **围产期感染**：见表8B

F. **职业暴露**（见表7B）（CDC指南：*Inf Control Hosp Epi 34*：*875*，*2013*；另见*http*：*//www.hivguidelines.org/clinical-guidelines/post-exposure-prophylaxis/hiv-prophylaxis-following-occupational-exposure/*）

相对危险判断

1. **最危险**（戴双层手套可以降低风险）
   a. 空心针头深刺伤，血液来自高病毒血症者（*RR* 16.8）、血清转换者或进展期HIV患者（*RR* 7.8）
   b. 在研究实验室环境中，含有高滴度病毒物质的肠外接种
   c. 暴露后未使用ART（使用ART，*RR* 0.1）

表1B（4）

2. 风险较低
    - 实心针头少量暴露
    - 黏膜暴露/不完整皮肤暴露。风险太低，无法在前瞻性研究中量化；不是零，但估计至少比针刺风险低一个log值（90%）。如果发生大量接触或长时间接触，风险可能会增加。

3. 风险不确定
    - 皮肤接触（完整皮肤）
    - 暴露于尿液、唾液、汗液和泪液

G. 器官移植或组织移植
  1. 供者检测HIV（注意感染与血清转换之间的窗口期，*上文C2*）
  2. 评估供者的危险因素
  3. 评估风险效益
      - 使用HIV供者的精液进行人工授精的风险是3.5%（*Ln351：728，1998*）。建议检测HIV，但是不强制要求

Ⅲ.HIV检测的推荐

A.2006年9月，美国CDC公布指南呼吁年龄在13～64岁的所有人常规检测HIV（多数专家建议对所有性活跃的人都应常规检测，不考虑年龄）。HIV普遍检测和相关护理是美国“国家艾滋病政策”的基础（2010年7月颁布）。

美国CDC建议取消签署艾滋病毒检测同意书，并将其纳入医疗护理的一般性知情同意书中。除非患者来自高危人群，否则不建议进行测试前咨询。

退出检测：患者应该被口头告知，作为医疗护理的一部分，他们将接受HIV检测，并给予他们选择不接受检测的机会。这个讨论应该包括关于HIV感染的解释、HIV是如何传播的以及关于阳性结果的含义。如果患者拒绝，应该记载在病历上。

初筛试验和确证试验阳性（*表2*）会产生深远的影响，并可能对身体和心理造成伤害，特别是对女性。应提供通知伴侣的咨询和转诊服务。

虽然最新的推荐已经改变了策略，但是可能与州法律有抵触。临床医生应了解当地关于知情同意和咨询的规定。

B.检测后咨询：

快速HIV抗体检测可以在20分钟内获得结果。但是，仍需要HIV RNA的确证试验。给初筛试验阳性的患者提供咨询服务是非常重要的。咨询应该包括：

1. 强调HIV感染现在可以成功控制，就像控制复杂的糖尿病一样
2. 披露HIV状态的耻辱感和恐惧
3. 需要通知过去和现在的性伴侣
4. 检测有潜在风险的儿童和伴侣
5. 严格遵守安全性行为（特别是坚持使用安全套）
6. 避免使用可使中枢去抑制作用的药物（安非他命等）

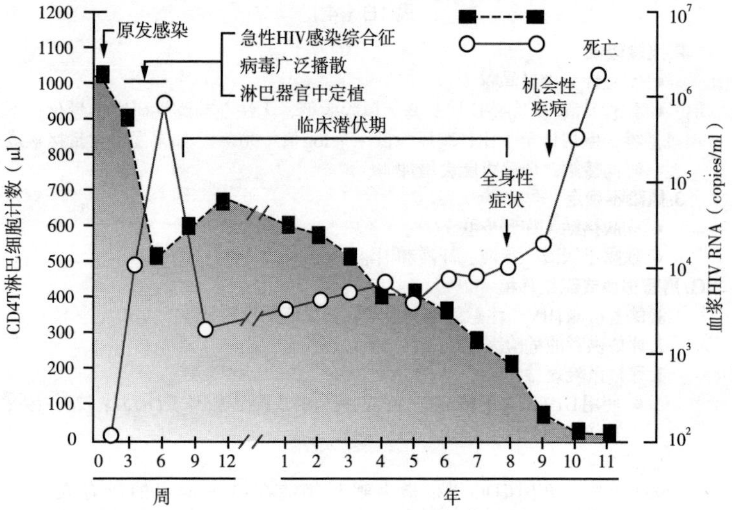

图 1　未经治疗 HIV 的自然史

表2　成人HIV感染者的初步评估

Ⅰ.参考：*CID 58：e1，2014*　首先要筛查HIV抗体阳性：HIV抗原检测（新检测平台的一部分）或定量PCR检测血浆HIV RNA阳性来确证。

Ⅱ.病史、系统回顾和既往史

A.一般健康状况

1.一般状况好；全身性症状

2.感染性疾病（结核病、黑热病、球孢子菌病、组织胞浆菌病等）：儿童期感染，成年期感染，既往就诊史、住院史（地点、时间）

3.预防接种史，例如：甲型、乙型肝炎、卡介苗、肺炎球菌和HPV疫苗

B.用药史

1.药物与剂量

a.处方药；非处方药

b.其他治疗

2.吸毒史（见*表1B*）

a.静脉/皮下注射；吸食可卡因

b.其他

c.识别有风险的伴侣

3.吸烟史和饮酒史

C.性行为史

1.性生活（见*表1B，5页*）

2.既往性病史

3.妇科和产科史

4.避孕药使用

5.识别有风险的伴侣

D.既往或现存的HIV相关性疾病（如念珠菌病）

E.机会性感染的危险因素

1.旅行史

2.既往和当前居住的地区（如美国的西南、中西部地区）

3.职业（如家禽工人）

4.业余活动

5.结核病的状况：卡介苗接种史，家庭成员患结核病及治疗史，与结核病患者的密切接触，既往结核菌素皮肤试验结果，既往X线胸片的结果

6.宠物（如猫——汉塞巴尔通体、鱼——海分枝杆菌；养猫与弓形体抗体血清转换无关）

F.既往病毒性肝炎史，如有可能应包括型别；既往带状疱疹史

G.抗逆转录病毒治疗史

1.既往治疗方案

2. CD4细胞计数，病毒载量/应答

3.既往的不良反应、毒性反应

H.心血管疾病危险因素

Ⅲ.全身体格检查

A.准确的身高、体重

B.眼底和口腔检查

C.全身皮肤检查

D.检查所有的淋巴结区域：枕后、耳前、颈、颏下、锁骨上、腋窝、滑车上、腹股沟（如果可及，测量并记录大小；如果不可及，记录为阴性）

E.直肠/生殖器检查，包括女性的盆腔检查与巴氏涂片，检查肛周/生殖器单纯疱

疹。每12个月复查一次巴氏涂片。

F. 评估精神状态，寻找痴呆的证据

Ⅳ. 实验室评估

A. 基线

1. 血常规　全血液细胞分类
2. 电解质、血糖、尿素氮、肌酐
3. 肝功能：胆红素、谷丙转氨酶、谷草转氨酶、碱性磷酸酶（茚地那韦与阿扎那韦可升高间接胆红素）
4. 肌酸激酶
5. 血脂（空腹）

B. HIV分期（对于所有未来的医疗决策非常重要，包括何时开始抗逆转录病毒治疗和预防）

1. CD4和CD8 T淋巴细胞计数，每3～6个月复查
2. 定量测定血浆HIV RNA（*13页*）——“病毒载量”
3. 每3～6个月复查
4. 基因型耐药检测

C. 其他

1. PPD（5单位），或结核分枝杆菌感染血液检测（金标准：QuantiFERON-TB）
2. X线胸片（基线很重要，未来需要比较）
3. VDRL或RPR（检测梅毒），一年复查一次
4. 弓形虫IgG抗体（如果阳性，当CD4＜100/μl时，开始一级预防）
5. HBsAg、HBcAb、HBsAb，丙型肝炎抗体，甲型肝炎IgG抗体
6. 巨细胞病毒IgG抗体
7. G6PD分析（非洲裔美国人）
8. 尿液核酸检测沙眼衣原体和淋病奈瑟菌
9. 型特异的单纯疱疹病毒抗体
10. 血清睾酮水平（可能需要）
11. 血清维生素D水平
12. 女性筛查阴道滴虫病
13. HLA-B5701等位基因检测

Ⅴ. 初始医疗保健

A. 降低HIV风险的教育（见*表1B*）

B. 戒毒/安全使用针头/针头交换

C. 戒烟

D. 通知伴侣

E. 生殖咨询

F. 心理支持

G. 免疫接种（*表19*）。接种疫苗会出现HIV病毒载量一过性增高，临床意义不明

1. 肺炎球菌疫苗（每5年强化一次）
2. 流感疫苗（每年）
3. 如果性活跃或共用针头，乙型肝炎疫苗；甲型肝炎疫苗

H. 预防牙科

I. 如果CD4细胞计数＜100/μl，眼科检查（基线）

J. 女性宫颈巴氏涂片，男性肛门巴氏涂片

Ⅵ. HIV感染者的初级护理

多项研究表明，由医生和其他卫生保健人员医治的患者预后更好，因为他们治疗大量的HIV感染者，经验丰富。整合紧急和长期诊疗的医疗团队是最有效的管理方案。

表3A　成人和儿童（＞2岁）的HIV实验室诊断

概述与参考文献：

- CDC实验室检测指南：*www.cdc.gov/hiv/testing/lab/guidelines*
- CDC实验室快速指引：*http：//www.cdc.gov/hiv/pdf/testingHIValgorithmQuickRef.pdf*
- 参看*图2*（HIV1/2抗原/抗体联合免疫分析法）和*图3*（循环中HIV RNA的时间关系）

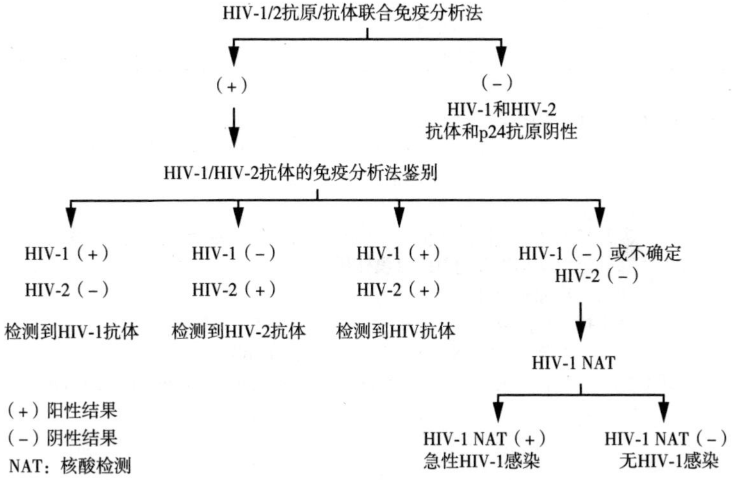

图2　HIV检测流程图

HIV免疫分析法

- **四代HIV检测**（*CID 2017*，*64*：*53*-全部清单），例如：
  - 第一代：抗原是没有纯化的病毒溶解物
    - 举例：蛋白印迹法
  - 第二代：抗原是合成的肽段：对HIV-1的grp O和HIV-2敏感性较好
    - 举例：HIV酶免疫分析法6种快速艾滋病毒抗体检测
  - 第三代：抗原是合成的肽段，可以检测HIV的IgG和IgM抗体以及HIV-2的抗体
    - 举例：Advia Centaur HIV，GS HIV-1/HIV-2 Plus O EIA（Bio-Rad），Vitros Anti-HIV 1 & 2（Ortho）
  - 第四代：联合的合成HIV多肽检测HIV-1和HIV-2抗体＋单克隆抗体检测HIV p24抗原
    - 举例：Architect HIV Ag/Ab Combo（Abbott），GS HIV Combo Ag/Ab EIA（Bio-Rad），Determine（Alere），Siemens Combo HIV Ag/Ab，BioPlex 2200 HIV Ag/Ab
- 抗原和抗体的出现顺序，见*图3*，*13页*
- 从HIV感染（暴露）到阳性检测结果的大约天数（*CID 2017*，*64*：*53*；*JID 2012*，*205*：*521*）

检测类型	检查方法	出现阳性结果的天数
酶联检测法		
第一代	IgG抗体	35～45
第二代	IgG抗体	25～35
第三代	IgM和IgG抗体	20～30
第四代	IgM和IgG抗体；p24抗原	15～20
蛋白印迹法		35～50
HIV定量PCR		
敏感性50copies/ml	RNA PCR	10～15
敏感性1～5copies/ml	RNA PCR	5

- **理想的HIV检测流程**应该是：
  - 及早发现急性HIV感染（抗体检测前的时间窗）可降低传播风险
  - 利用第三代和第四代检测的敏感性增加（蛋白印记法检测前数天至数周阳性）
  - 提升HIV-2抗体检测的能力，注意：大多数非核苷类抗逆转录病毒药物和部分蛋白酶抑制剂对HIV-2没作用
  - 30分钟内获得结果
  - 易于找到检测点
  - 快速检测急性HIV感染（*CID 62*：*501*，*2016*）
- **CDC推荐的检测流程**（2014），参见：*www.cdc.gov/hiv/testing/lab/guidelines*

表3A（2） 成人和儿童（＞2岁）的HIV实验室诊断

- **如果用经FDA批准的第四代检测HIV-1、HIV-2和p24抗原的方法检测血清为阴性，无需其他检测**
- 如果联合分析法结果阳性，接下来用FDA批准的免疫分析法鉴别HIV-1抗体与HIV-2抗体，例如：Multispot HIV-1/HIV-O Rapid（Bio-Rad）or Geenius HIV 1/2 Ab（Bio-Rad）
- 如果联合分析法结果阳性，但是HIV-1和HIV-2抗体阴性，做核酸检测，确定急性HIV感染
- **注意不再需要蛋白印迹法确证**

- **第一代和第二代抗体检测法有假阳性的报道：**
  - 多发性骨髓瘤
  - 终末期肾病
  - 近期接种疫苗
  - DNA病毒感染
  - 原发性胆汁性肝硬化
  - 酒精性肝炎
  - 疟疾
  - 登革热
- **第四代联合试验的假阳性：**
  - 标本混淆或标记错误
  - HIV阳性母亲的新生儿，检测母体抗体（*表8B*和*表8C*）
  - 自身免疫性疾病（如系统性红斑狼疮）
  - 如果第四代的筛查和确证试验都是阳性，假阳性率是0.0004%～0.0007%
- **假阴性结果：**
  - 标本混淆或标记错误
  - 理论上，暴露前预防和暴露后预防推迟了抗体反应，抑制了病毒载量
  - 无丙球蛋白血症
- **HIV-2的诊断：**
  - 只有几百例患者，大部分来自西部非洲，存在HIV-1和HIV-2重叠感染
  - 由于其特有的抗逆转录病毒药物的敏感性，明确诊断非常重要
  - 首先用FDA批准的抗体检测方法把HIV-2从HIV-1中鉴别出来［Genius HIV 1/2 Supplemental Assay（Bio-Rad）；Multispot HIV-1/HIV-2 Rapid Test（Bio-Rad）］
  - 用RT-PCR法确认抗体阳性。定性PCR法来自Focus Diagnostics and Quest Laboratories，定量PCR法来自University of Washington research lab（800-713-5198）
  - 需要开发廉价的、可靠的检测点（*CID 62：369，2016*）
- **呼吁开发廉价的、可靠的检测点**（*CID 62：369，2016*）
- **检测结果的解读：**
  - **阳性**＝联合分析法阳性，或者联合确证试验阳性
  - **阴性**＝联合分析法或ELISA筛查试验阴性
  - **不确定**＝第四代的联合分析法阳性，但是联合确证试验不确定或阴性
    - 可能非常早期，仅p24抗原阳性
    - HIV-2感染，HIV-2抗体可以检出之前
    - 与HIV无关
      - 妊娠期间与同种抗体的交叉反应
      - 自身抗体（如胶原血管疾病）

        - 流感疫苗
    - 查HIV-1病毒载量，也许还要查HIV-2病毒载量
- **快速筛查试验**：优点和说明
    - 20分钟内获得结果
    - 可以用血清、血浆、全血或唾液
        - 与血液相比，唾液的假阴性较多
    - 患者可以自己采集标本进行检测
    - 结果准确、敏感、特异，但仅能作为初步结果
    - 可能漏诊急性HIV感染
    - 在资源有限的地区有帮助
        - 建议2次快速检测
        - 如果试验阴性，无需进一步检测（注意上文提及的假阴性）
        - 如果第一次阳性，进行第二次快速抗体检测来确证

表3B　HIV患者的CD4/CD8 T淋巴细胞计数

Ⅰ.概述和定义

- **两种T淋巴细胞**
  - 1）辅助T淋巴细胞-**CD4细胞**；2）细胞毒T淋巴细胞-**CD8细胞**
  - 用流式细胞仪检测表面特定的抗原（抗原决定簇）
  - HIV感染破坏CD4细胞；CD8细胞杀灭感染的CD4细胞
  - CD4∶CD8比值通常＞1；HIV感染时，因CD4细胞下降和CD8细胞增高，比值＜1

Ⅱ.CD4细胞

- **正常值：800～1050/μl**
- **HIV患者中CD4细胞计数的临床应用：**
  - 确定HIV感染的分期
  - 评估机会性感染的风险
  - 既往诊断AIDS的基准：CD4细胞计数＜200/μl
  - 既往开始抗逆转录病毒治疗的基准，现在ART已经不再考虑CD4细胞计数（*CID 2016，62：1022*）
  - 开始机会性感染（OIs）一级预防的基准
  - 抗逆转录病毒治疗疗效的指标，每6～12个月复查
- **流式细胞仪测定CD4细胞计数：**收集细胞，18小时内测定*，*SD*＝标准差

方法	CD4细胞绝对计数（/μl）*	部分专家倾向于使用CD4细胞百分比	可以影响CD4绝对计数升高或降低的因素	CD4细胞计数减少的原因
添加荧光CD4抗体；测定CD4细胞百分比。总CD4计数＝WBC×淋巴细胞百分比×CD4百分比	范围：500～1400	≥29%—CD4计数＞500	• 试验操作的变异度，升高或降低 • 一天中的变异，升高或降低 • 一年中季节的变异：升高或降低 • HTLV-1升高 • 脾切除：升高 • α干扰素：升高	• 急性非HIV感染 • 近期使用糖皮质激素 • HIV进展 • 特发性CD4细胞减少症 • 酗酒 • 妊娠
	2SD：500～1400	14%～28%—CD4计数200～500		
	≤200，定义为AIDS	14%—CD4计数＜200		
	注：肝硬化患者的CD4计数减少，但CD4细胞百分比正常（*CID 54：1798 & 1806，2012*）			

*2次检测间见显著变化（2SD）；绝对计数变化30%，或CD4%变化3%

- 资源有限地区的相对便宜的方法正在快速研发（*CID 58：407，2014*）

- **未经治疗的男性同性HIV感染者CD4细胞计数（/mm^3）的变化过程**
  - 血清转换前平均值：1000/μl（均值）
  - 血清转换后1年：670/μl
  - 此后，每年减少：50/μl
  - 患者间的差异大
- **抗逆转录病毒治疗（ART）后的CD4细胞变化**
  - 病毒被抑制，第1年以后，CD4细胞预计增加100～150/μl
  - 随后的3～5年内，每年增加20～50/μl
  - 如果停止ART，3～4个月后，预计绝对计数下降100～150/μl
- **ART后的病毒学（病毒载量）和免疫学（CD4细胞计数）应答不平行**

CD4细胞	病毒载量	可能的解释
升高**	降低	ART有效的预期结果
不升高或出现降低	降低	CD4细胞不升高常见于开始ART时CD4细胞非常低的患者阶段。一种理论：纯真T细胞数量太少；与病死率增加有关（*CID 58*：*1312*，*2014*）
升高	依然很高	药物诱导的复制能力减低的缺陷病毒（*JID 191*：*1670*，*2005*；*Pediatrics 114*：*e604*，*2004*）
不升高	升高	ART不依从或HIV耐药

注：** 恰当的疗效＝CD4细胞每年增加50 ～ 150/μl。

- ART期间CD8细胞计数持续升高预示治疗失败（*JAIDS 57*：*396*，*2011*）

用酶联免疫检测法评估血浆中循环HIV RNA、p24抗原和HIV抗体的时间变化关系

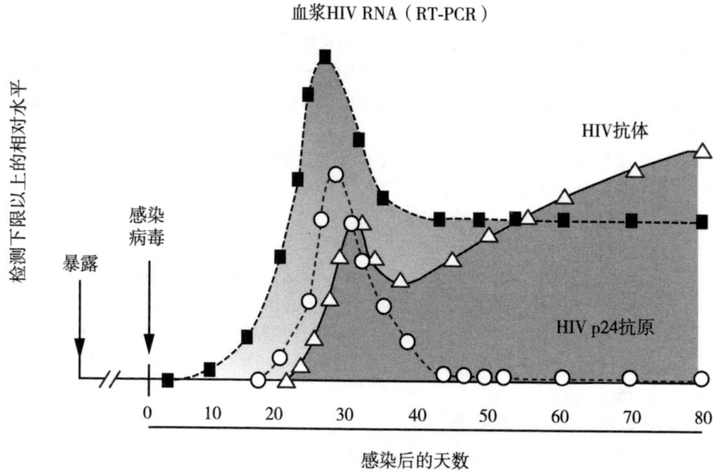

图3　循环HIV RNA的时间关系

Ⅲ. CD8细胞

- 即使CD4细胞计数已经恢复正常，CD8细胞（细胞毒T淋巴细胞）计数增加与持续的炎症有关（*CID 62：392，2016*）
- 迄今尚没有关于复查CD8细胞计数的频率、价值的指南建议

表3C HIV感染中抗逆转录病毒药物耐药检测

Ⅰ.基因型和表型耐药检测概述

耐药指南：*CID*，*2018. https*：*//doi.org/10.1093/cid/ciy463*；**突变更新**：*https*：*//www.iasusa.org/sites/default/files/2017-drug-resistance-mutations-hiv-1-figure.pdf*

- **对于初治患者，无论病毒载量如何，基因型检测是用以指导治疗的优选耐药检测方法**：
  - 寻找逆转录酶和蛋白酶基因的突变。如果考虑用整合酶抑制剂，寻找整合酶基因突变。
  - 急性HIV感染：在诊断时。
  - 慢性HIV：
    - 在初始评估时；如果延迟ART，开始ART前再次检测。
    - ART治疗失败HIV RNA＞1000copies/ml的患者。
    - 妊娠（HIV＋）：开始ART前或HIV RNA＞1000copies/ml时。
- **基因型耐药检测不推荐用于**：
  - 停止ART＞4周。
- **表型耐药检测推荐用于**：
  - 在有复杂耐药突变的患者作为基因型耐药检测的补充，特别是蛋白酶抑制剂基因型耐药时。
- 整合酶抑制剂和CCR5拮抗剂的耐药检测，见本表格Ⅲ.F部分

Ⅱ.基因型和表型耐药检测的总体比较

	基因型耐药检测	表型耐药检测
识别特定突变	是	否
检测周期	1～2周	2～3周
费用	300～500美元（1美元≈6.50元，下同）	800～1500美元
建议用于	治疗前或者初始方案失败后的分析	已知/复杂耐药突变模式

Ⅲ.基因型耐药检测

ARV药物（按类型）	作用机制	耐药机制
核苷类逆转录酶抑制剂（NRTIs）：		
阿巴卡韦 去羟肌苷 恩曲他滨/拉米夫定 司他夫定 齐多夫定	核苷类似物；三磷酸化后有活性；掺入新病毒DNA；使HIV DNA合成过早中止	胸腺嘧啶类似物（司他夫定&齐多夫定）突变促进ATP和焦磷酸盐介导的加入链终止物切除 其他突变影响核苷类加入到新HIV DNA
核苷酸类逆转录酶抑制剂（核苷酸RTI）：		
替诺福韦	同核苷类	影响加入到新HIV DNA的突变
非核苷类逆转录酶抑制剂（NNRTIs）：		
地拉夫定 多拉韦林 依非韦伦 依曲韦林（ETR） 奈韦拉平 利匹韦林（RPV）	同HIV疏水区结合，HIV-1逆转录酶Ⅳ，HIV-2耐药（ETR对HIV-2活性） 阻断病毒DNA聚合酶	突变降低酶亲合力 单位点突变可导致高水平耐药（除ETR和RPL-通常需要＞1个突变）

（续　表）

ARV药物（按类型）	作用机制	耐药机制
蛋白酶抑制剂（PIs）：		
阿扎那韦 达芦那韦 福沙那韦 茚地那韦 洛匹那韦 奈非那韦 利托那韦 沙奎那韦 替拉那韦	结合并干扰蛋白酶活性位点	突变降低了抑制物对蛋白酶的亲和力 高水平耐药通常需多位点突变
融合抑制剂：		
恩夫韦肽	干扰糖蛋白41依赖的膜融合	糖蛋白41某部分的突变
CCR5抑制剂：		
马拉维诺	结合和干扰HIV与$CD4^+$ T淋巴细胞上的CCR5辅助受体的附着	发现预存低水平双嗜性病毒的人群 gp120上V3环突变的作用尚不完全了解
整合酶抑制剂：		
比克替拉韦 多替拉韦 艾替拉韦 拉替拉韦	在链转移步骤干扰HIV整合入宿主基因组	未知；可能酶功能活性的改变

表3C（2） HIV感染中抗逆转录病毒药物耐药检测

低频HIV耐药突变（*JAMA 305*：*1327*，*2011*）

标准PCR测序不能检测到低频耐药突变。

应用超敏方法，在约10%的患者检测到低频耐药突变，其治疗失败风险增加（似然比2.3），尤其是使用NNRTIs时（似然比2.6）。

为解读/理解HIV基因型结果需知道哪些?

对NRTIs：需要知道哪些药物是同种核苷类似物。对一种胸腺嘧啶核苷类似物的耐药可推断对所有胸腺嘧啶类似物耐药，又称为胸腺嘧啶类似物突变（TAM）模式。

药物	核苷类似物
阿巴卡韦	鸟嘌呤
去羟肌苷	脱氧腺苷
恩曲他滨	胞嘧啶
拉米夫定	胞嘧啶
司他夫定	胸腺嘧啶
替诺福韦	腺嘌呤
齐多夫定	胸腺嘧啶

耐药突变如何报告?

- 基因（或密码子）号加上鉴别出来的氨基酸改变。
- 密码子号前一位为表示编码野生病毒的氨基酸字母代码。
- M46I＝密码子（位置46），异亮氨酸取代蛋氨酸。
- 氨基酸编码：

字母编码	氨基酸	字母编码	氨基酸
A（Ala）	丙氨酸	M（Met）	蛋氨酸
C（Cys）	半胱氨酸	N（Asn）	天冬氨酸
D（Asp）	天冬氨酸	P（Pro）	脯氨酸
E（Glu）	谷氨酸	Q（Glu）	谷氨酰胺
F（Phe）	苯丙氨酸	R（Arg）	精氨酸
G（gly）	甘氨酸	S（Ser）	丝氨酸
H（His）	组氨酸	T（Thr）	苏氨酸
I（Ile）	异亮氨酸	V（Val）	缬氨酸
K（Lys）	赖氨酸	W（Trp）	色氨酸
L（Leu）	亮氨酸	Y（Tyr）	酪氨酸

注：下文的某些表格不包括某些氨基酸替代。全部数据见*www.iasusa.org*。

基因型耐药检测的说明——检测耐药相关靶蛋白存在的突变。

- 采用“超深度”测序增加了初治患者中耐药病毒的检出率（*JAMA 305*：*1327*，*2011*）。对耐药结果解释的专家建议提高了病毒学应答。
- 采用PCR扩增HIV蛋白酶&逆转录酶基因；有些实验室不能检测包膜基因或

整合酶基因的突变。对基因进行测序，报告发现的突变，使用突变模式预测对抗逆转录病毒药物的应答。

- 基因型耐药类型随时间变化。当前的耐药类型，见*http*：*//hivdb.stanford.edu and IAS-USA Resistance*：耐药性指南（*CID*，*2018. https*：*//doi.org/10.1093/cid/ciy463*）。

特定的突变（或组合）可能会使HIV临床分离株的复制能力下降。

  - **"复制能力"**指单位时间每感染周期产生的后代数量。
  - **"适应性"**指HIV不同亚型相关的复制能力。
  - **"毒力"**指摧毁CD4淋巴细胞或损伤免疫系统功能的能力。

商用基因型耐药检测方法

检测方法	联系方式	目标基因	需要的最小血浆病毒载量（copies/ml）
GenoSure MG	Monogram Bioscience 800-777-0177	逆转录酶（RT），蛋白酶（P）基因	＞500
GenoSure Prime	Monogram Bioscience 800-777-0177	RT、P和整合酶（I）基因	＞500
Trugene HIV Genotyping	Siemens Healthcare Malvern，PA	RT和P基因	＞1000
Viro Seq. HIV-1 Genotyping	Abbott Molecular 800-553-7042	RT和P基因	＞2000
GenoSure Archive	Monogram（实验室分部）877-436-6243	采用二代测序技术检测RT、P和I的细胞相关"存档"（achieved）耐药突变	与血浆病毒载量无关。采用全血检测细胞相关HIV基因

表3C（3） HIV感染中抗逆转录病毒药物耐药检测

Ⅳ.基因型耐药突变

有几个与抗逆转录病毒药物相关的HIV基因突变数据来源。包括斯坦福大学的HIV药物耐药性数据库，*http：//hivdb.stanford.edu*；美国的国际抗病毒协会的HIV药物耐药数据库（*http：//iasusa.org*）；以及大量研究和已发表文献中的报道。这些是此表格展示的数据来源，并根据可用空间调整以最佳显示。如果数据有变化，参见*桑福德指南网络版*（*webedition.sanfordguide.com*）和大多数现行数据引用的网站。

导致对NRTIs耐药的特定基因突变

突变*	由药物选择	机制	对其他NRTIs的作用	说明
M184V	拉米夫定（3TC），恩曲他滨（FTC），阿巴卡韦	影响药物加入	降低对3TC&FTC的敏感性。增加对ZDV、d4T&TDF的敏感性	其出现推迟了TAMs的出现。TAMs＋M184V降低对ABC的应答
胸腺嘧啶类似物相关突变-（TAM），M41L，D67N，K70R，L210W，T215Y/F，K219Q/E	齐多夫定（ZDV），司他夫定（d4T）	突变导致药物从DNA链终止物切除	降低对所有NRTIs的敏感性；TAMs越多，耐药性越高	有M184V情况下TAM发生会减缓 **TAMs增加对NNRTIs的敏感性**
Q151M复合体，T69插入	ZDV/去羟肌苷（ddI）或（d4T/ddI）	影响药物加入	**Q151M复合体：**除对TDF轻度敏感外，对所有NRTIs耐药 **T69插入：**对所有NRTIs耐药	
K65R	除齐多夫定外所有NRTIs	影响药物加入	不同程度降低对ABC、ddI、3TC/FTC&尤其TDF的敏感性	增加对ZDV&d4T的敏感性
L74V	ABC，ddI		降低对ABC&ddI的敏感性	在应用含有ZDV的方案时发生

***显示野生型病毒的氨基酸编码、突变子号码，然后是突变病毒的氨基酸编码**

1.预测耐药的主要突变：

- M184V→拉米夫定、恩曲他滨&部分阿巴卡韦耐药
- K65R→除齐多夫定外所有NRTIs

• Q151M→可能除替诺福韦外所有NRTIs

2.很多核苷（或核苷酸）类似物RTI突变（如M47L、L210W、T215Y）可能会增加未使用过NNRTI治疗的患者对NNRTIs的敏感性

NNRTIs耐药突变.除依曲韦林和多拉韦林，交叉耐药是共性（对大部分突变有活性、仅对Y188L以及含V106A或E138L的各种突变组合耐药）

PI耐药突变

- 通常多个突变才会导致高水平耐药
- 交叉耐药普遍，如密码子82、84&90的突变
- 例外：奈非那韦D30N和阿扎那韦I50L的耐药突变无交叉耐药

CCR5拮抗剂：马拉维诺

- 活性发挥需CCR5辅助受体。HIV进入细胞需附着于CD4受体，并与趋化因子受体5（CCR5）或趋化因子4（CXCR4）分子结合。**CCR5抑制剂竞争性与CCR5结合并阻止病毒进入。**
- 耐药突变发生的比例和频率尚不清楚。
- **应用CCR5拮抗剂前行辅助受体嗜性检测**（综述：*LnID 11：394，2011*）
  - 辅助受体检测的是表型；嗜性检测用的是实验室合成的表达gp120和gp41的假病毒。
  - **已有来自Monogram Biosciences的增强型检测**（Enhanced Trofile™ assay），***www.trofileassay.com*，*800-777-0177***：①耗时2周，需HIV RNA ＞1000 copies/ml；②对频率低至0.3%的X4和双嗜性（D/M）微量突变株敏感性100%（*CID 52：925，2011*）；③结果报告如下：R5（CCR5嗜性），X4（CXCR4嗜性），D/M（双/混合嗜性）或无法分辨表型/无法报告（NP/NR）；④昂贵。不同研究中CCR5受体的阳性率只有50%～58%，初治患者和疾病早期较高。
  - 诊断分析DNA检测：采用从全血中获得的细胞提取病毒DNA。可以在血浆HIV RNA无法检测的情况下从患者病毒DNA确定嗜性。诊断分析DNA运用和诊断分析相同的临床检测平台。
- 嗜性可以通过**基因型分析**测定，结果和**表型**分析类似，特别是采用454（深度）测序技术（*JID 203：146&203，2011*）

表3C（4） HIV感染中抗逆转录病毒药物耐药检测

表型耐药检测－检测HIV在不同抗逆转录病毒药物（ARV）浓度下生长的能力

- **检测指征**：①多种药物治疗失败；②基因型检测显示多重、复合突变模式，尤其对PIs耐药；③新药敏感性评价；④患者感染非B亚型的HIV。
- **一般说明**：①方法和解释都在不断发展；②结果反映：累积的基因突变、检测系统的变异、采用的终点（界值）（*下一页*）；**同基因型检测相比，表型检测**：
  - 耗时更长（2～8周），解读更容易，提供耐药的定量水平进行检测，更贵（800～1500美元），需最低病毒载量500～1000 copies/ml。
  - 如果循环中耐药病毒＜10%血浆病毒载量，耐药病毒可能检测不到；只在抗病毒治疗中进行。
  - 只能检测单药耐药，不能检测药物组合耐药。
- **方法说明**：
  - 来自患者血浆HIV的相关基因（逆转录酶、蛋白酶、整合酶、包膜）被插入到HIV实验室毒株中。通过检测一种报告基因的表达，评估HIV在不同药物浓度下的复制能力，将结果与实验室毒株的复制能力进行比较。
  - 结果表述为**增加倍数**（或**耐药倍数**）。IC_{50}＝抑制病毒复制50%的药物浓度。患者病毒的IC_{50}/参考病毒的IC_{50}＝增加倍数（或耐药倍数）：

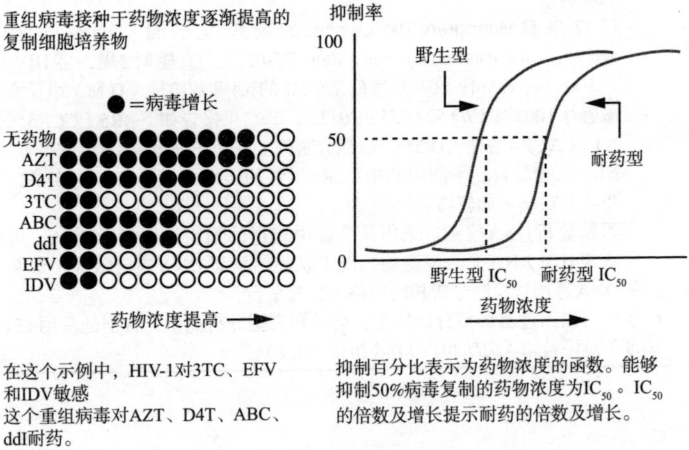

在这个示例中，HIV-1对3TC、EFV和IDV敏感
这个重组病毒对AZT、D4T、ABC、ddI耐药。
抑制百分比表示为药物浓度的函数。能够抑制50%病毒复制的药物浓度为IC50。IC50的倍数及增长提示耐药的倍数及增长。

图4 表型耐药检测

表3C（5） HIV感染中抗逆转录病毒药物耐药检测

- **表型耐药的定义（专家协商推荐）：**

定义随采用的界值而变化。“界值”是病毒敏感和耐药的分界点。采用的界值有3级：技术/复制能力，生物学，临床。

技术/复制能力界值（尽管很少采用）：

- 定义为将HIV敏感株和参比株可靠分开的最低倍数差。
- **敏感**指对被检测药物患者病毒的IC_{50}/参比病毒的IC_{50}＜4倍增加；**中介**指4到10倍增加，而**耐药**指＞10倍增加。

生物学界值：

- 基于来自患者的野生毒株的变异性。通过研究被检测药物的IC_{50}浓度与来自野生型病毒（未治疗患者）IC_{50}的比较确定。关联性更强但仍旧有些武断；界值随所用检测方法而变化。
- 界值定义为IC_{50}超过平均值＋250（第99百分位）。

临床界值：

- 通过临床试验中体外的IC_{50}和结果数据（病毒学应答）的关系确定。需进行大规模试验。不能评价多种药物的ART方案的影响。
- 提供了表型耐药的最佳定义，但最难得到。有些已经证实的临床界值。

药物	临床界值
阿巴卡韦	4.5倍增高提示耐药（0.5～6.5，有些患者至少有0.5log的病毒载量下降）（*Antiviral Ther 9：37，2004*）
阿扎那韦	IC_{50}＞3倍增高时病毒学应答下降（*AIDS 20：847，2006*）
去羟肌苷/司他夫定	1.7倍增高提示敏感性降低（*JID 195：392，2007*）
依曲韦林	估计耐药的临床界值是＞2.9倍增高（*CROI，Abst 687，2009*）
茚地那韦/利托那韦	＞10倍增高提示敏感性下降
洛匹那韦	＞10倍增高提示敏感性下降；＞40倍增高提示耐药
替诺福韦	1.4倍增高提示敏感性下降（*JID 189：837，2004*）
替拉那韦	IC_{50}＞3倍增高时病毒学应答下降（*AIDS 21：179，2007*）

商用表型耐药检测：

方法	联系方式	目标药物	需要的血浆HIV（copies/ml）
PhenoSense	Monogram Biosciences：www.monogrambio.com 877-777-0177	逆转录酶（RT）&蛋白酶抑制剂（PI）	500
PhenoSense Integrase		链转移整合酶抑制剂（STII）	500
PhenoSense Entry		进入抑制剂	500

表型和基因型耐药联合检测：

方法	联系方式	目标药物	需要的血浆HIV（copies/ml）
PhenoSense GT	Monogram Biosciences：www.monogrambio.com 877-777-0177	RT，PI	500
PhenoSense GT& Integrase		RT，PI，STII	500

基因型和表型药敏检测结果的不一致性：

基因型结果	表型结果	原因	解释
耐药	敏感	混合HIV亚型	耐药
耐药	敏感	超敏感	耐药突变如184。对NRTIs的突变增加了对NNRTIs的敏感性
不能获得	敏感或耐药	新药物	表型结果无效
敏感	耐药	新药物	因新机制导致的耐药

ART无应答：一部分病毒是耐药的；血浆病毒载量；对ART方案的依从性；药物效力低；药代动力学差和高血浆蛋白结合率。

表3D　HIV和人T细胞嗜淋巴细胞病毒（HTLV）共感染

- HIV和人T细胞嗜淋巴细胞病毒（HTLV）共感染（*ID Cases 2016*，*4*：*53*）
  - 共同的传播途径（如血液和性）
  - 共同的CD4T淋巴细胞嗜性
  - 共感染发生频率无记录
- HTLV-1
  - 全世界1500万人感染
  - 2%～5%经过20年或更长时间，可以发展为以下任一：
    - 成人T细胞淋巴瘤或
    - HTLV-1相关脊髓病，也称为热带性迟缓性麻痹
- 为何HIV医生需要了解HIV/HTLV共感染?
  - HTLV-1促进CD4淋巴细胞克隆性扩张
  - 结果导致HIV/HTLV-1共感染患者的CD4细胞计数假性升高（*Frontier Bioscience 2009*，*14*：*3935*）
  - HIV/HTLV-1共感染加速了HIV临床进展；反之，HIV/HTLV-2共感染延缓HIV进展
  - 共感染增加机会性感染风险
  - 如果未识别共感染，有HIV相关淋巴瘤或药物损伤或巨细胞病毒（CMV）导致脊髓病风险
- HTLV的诊断
  - 抗体检测或PCR
  - 血库筛查供血者HTLV

表4A 1993年修订的美国CDC HIV分类系统和青少年&成人的扩展艾滋病调查定义

修订后的分类系统强调了临床治疗HIV感染者时CD4淋巴细胞检测的重要性。系统基于3个CD4计数范围和3个临床分类，给出了9个排他性分类框架。随着病毒RNA检测方法日趋实用，该系统的临床价值有所降低。

HIV感染的标准：13岁或以上者HIV抗体－抗原联合检测阳性并经HIV RNA检测确认。

分类系统

CD4细胞[§]分类	临床分类 A	临床分类 B	临床分类 C
（1）≥500/μl	A1	B1	C1
（2）200～499/μl	A2	B2	C2
（3）＜200/μl	A3	B3	C3

见临床定义表格。阴影区提示扩展AIDS调查定义。分类A3、B3和C需作为艾滋病报告

§ HIV＋感染个体存在CD4计数的日间变异，通常下午可高出60/mm³。系列CD4计数应在每天同一时刻取血（*J AIDS 3*：*144*，*1990*）。CD4计数和CD4占总淋巴细胞百分比的关系是：≥500，≥29%；200～499，14%～28%；＜200，≤14%

临床分类A	临床分类B	临床分类C
无症状性HIV感染 持续性全身淋巴结肿大（PGL）[1] 急性（原发性）HIV疾病	有症状，但不符合A或C 包括但不限于： • 杆菌性血管瘤 • 念珠菌病，外阴阴道炎：持续＞1个月，对治疗反应差 • 念珠菌病，口咽部 • 宫颈异常增生，重度或原位癌 • 全身症状如发热（38.5℃）或腹泻＞1个月 上述必须是因HIV感染所致，或在HIV治疗过程中并发	念珠菌病：食管、气管、支气管 球孢子菌病，肺外 隐球菌病，肺外 宫颈癌，侵袭性 隐孢子虫病，慢性肠道性（＞1个月） CMV视网膜炎，或肝、脾脏、淋巴结以外的CMV感染 HIV脑病 单纯疱疹，黏膜溃疡＞1个月，支气管炎、肺炎 组织胞浆菌病：播散性，肺外 等孢球虫病，慢性，＞1个月 卡波西肉瘤 淋巴瘤：Burkitt's、免疫母细胞性、原发颅内 鸟分枝杆菌或堪萨斯分枝杆菌，肺外 结核分枝杆菌，肺或肺外 卡氏肺孢子菌肺炎 肺炎，复发性（1年内≥2次） 进行性多灶性脑白质病 沙门菌菌血疗，复发性 弓形虫病，脑 HIV所致消耗综合征

这些是1987年CDC定义（*MMWR 36*：*15*，*1987*）。1993年CDC扩展调查病例定义包括了上述1987年定义的所有情况加上确定的HIV感染者伴有下列任一：①CD4T淋巴细胞计数＜200/mm³（或CD4＜14%）；②肺结核；③复发性肺炎（1年内≥2次）。或④侵袭性宫颈癌。目前尚无基于病毒载量的CDC定义

注：[1]淋巴结位于2个以上腹股沟外区域，直径至少1cm持续≥3个月。

表 4B　CD4计数和并发症的相关性/WHO临床分期系统

CD4计数和并发症的相关性			WHO临床分期系统	
CD4计数*	感染并发症	非感染并发症		
＞500/μl	急性逆转录病毒综合征 念珠菌阴道炎	持续性全身淋巴结肿大（PGL） 吉兰－巴雷综合征 肌病 无菌性脑膜炎	WHO临床1期	无临床症状 可出现持续全身淋巴结肿大（PGL） 表现级别1 *活动能力正常
200～500/μl	肺炎球菌和其他细菌性肺炎 肺结核 带状疱疹 口咽部念珠菌病（鹅口疮） 隐孢子虫病，自限性 卡波西肉瘤 口腔毛状白斑 HPV：宫颈上皮内不典型增生/癌 EBV：B细胞淋巴瘤 HHV-8：卡波西肉瘤/卡斯尔曼病	贫血 多发性单神经炎 特发性血小板减少性紫癜 霍奇金淋巴瘤 淋巴细胞性间质性肺炎	WHO临床2期	体重下降<10% 轻微皮疹 带状疱疹 复发性口腔溃疡 角化性唇炎 甲真菌感染 复发性上呼吸道感染 表现级别2 *有症状但活动能力正常
＜200/μl	卡氏肺孢子菌肺炎 播散性组织胞浆菌病和球孢子菌病 粟粒型/肺外结核 进行性多灶性脑白质病（PML）	周围神经病变 HIV相关痴呆 心肌病 空泡性脊髓病 进行性多神经根病 非霍奇金淋巴瘤	WHO临床3期	体重下降>10% 慢性腹泻>1个月 反复发热>1个月 鹅口疮 口腔毛状白斑 严重细菌感染 急性坏死溃疡性口炎，牙龈炎或牙周炎 肺结核 无其他原因的的贫血（<8g/dl）、白细胞减少（<500/μl）和/或慢性血小板减少（<50 000/μl） 表现级别3 *过去1个月卧床时间<50%

（续　表）

CD4计数和并发症的相关性			WHO临床分期系统		
CD4计数*	感染并发症	非感染并发症			
＜100/μl	播散性单纯疱疹 弓形虫病 隐球菌病 隐孢子虫病，慢性 微孢子虫病 念珠菌性食管炎	消耗表现	WHO临床4期	隐球菌脑膜炎 弓形虫脑病 肺孢子菌肺炎 慢性单纯疱疹感染 食管念珠菌病 肺外结核 播散性非结核分枝杆菌病 淋巴瘤 进行性多灶性脑白质病 等孢球虫病	巨细胞病毒病 播散性地方性真菌病（组织胞浆菌、青霉菌、球孢子菌病） 沙门菌病 侵袭性宫颈癌 内脏利什曼原虫病 卡波西肉瘤 痴呆 表现级别4 *过去1个月卧床时间>50%
＜50/μl	播散性巨细胞病毒（CMV）感染 播散性鸟分枝杆菌复合体感染	中枢神经系统（CNS）淋巴瘤	注意：如果存在的机会性感染得到治疗，患者可从较晚的分期回到较早的分期		
注：*大多数合并症随CD4细胞计数降低发生率增加					

表5A 成人的抗逆转录病毒治疗（ART）：时机和起始方案

概述

- 初治成人的抗逆转录病毒治疗（ART）（*aidsinfo.nih.gov/guidelines/html/1/adult-and-adolescent-treatment-guidelins/0*）
- 指南：*www.aidsinfo.nih.gov*；*iasusa.org*；*JAMA 2018*；*320*：*379*

什么时间开始治疗

- 所有HIV感染者，无论CD4计数如何（*NEJM 373*：*795*，*2015*；*NEJM 373*：*808*，*2015*）
- 只有除外以下情况：
  - 患者尚未做好开始的准备（因个人原因或不能保证服药）。
  - 患者是“精英控制者”，即未经ART情况下HIV RNA长期处于不可检测水平。对于这类患者治疗有争议，许多专家建议进行ART，因仍存在持续HIV复制而伴发的炎症。
  - 许多医生采用“立即治疗”策略，即初次就诊立刻开始抗逆转录病毒治疗。在这种情况下，留取耐药检测。一旦耐药检测结果回报有指征，马上调整治疗方案。

用什么方案开始治疗

- 设计一种由以下药物组成的方案：

两种核苷/核苷酸类逆转录酶抑制剂（NRTI成分）+（任一）	• 非核苷类逆转录酶抑制剂（NNRTI）或 • 蛋白酶抑制剂（PI）或 • 整合酶抑制剂（INSTI）

注意：优先选择丙酚替诺福韦而非富马酸替诺福韦

NRTI：如替诺福韦（TAF或TDF）、阿巴卡韦（ABC）、恩曲他滨（FTC）或拉米夫定（3TC）

NNRTI：如依非韦伦（EFV）、利匹韦林（RPV）、多拉维林（DOR）或依曲韦林（ETV）

PI：如达芦那韦（DRV）或阿扎那韦（ATV）[均需利托那韦（/r）或考比司他（Cobi）强化]

INSTI：如比克替拉韦（BIC）、多替拉韦（DTG）、埃替拉韦ETG）、拉替拉韦（RAL）

- 药物选择受多种因素影响，包括：
  - 应用阿巴卡韦（ABC）前必须进行HLA-B5701检测
  - 病毒耐药检测结果
  - **妊娠**：EFV现已可用于妊娠时；DTG和TAF尚未推荐用于妊娠，因其胎儿药物水平高，并且应用多替拉韦后新生儿神经管畸形高于预期（*DOI*：*10.1056/NEJMc1807653*，*2018*）
  - 潜在的药物相互作用或药物不良反应；特别关注耐受性（即使轻度副反应也会明显影响依从性）
  - 共存疾病（如PI类对脂代谢的影响、肝或肾脏疾病、心血管疾病风险、药物依赖、精神疾病）
  - 用药方便性。复方制剂增加方便性，但有时会优先单独处方两种药物，比如肾脏疾病需调整剂量时

表5A（2） 成人的抗逆转录病毒治疗（ART）：时机和起始方案

	频率/剂型	药物/剂量	成分	说明
推荐	每天一次，单片	Biktarvy 1片 qd	比克替拉韦（BIC）＋FTC＋TAF	
		Triumeq 1片 qd	ABC＋3TC＋DTV	仅用于HLA-B*5701阴性（见警示）
	每天一次，多片	Descovy＋多替拉韦 各1片 qd	（FTC＋TAF）＋DTV	
备选	每天一次，单片，复方制剂	Atripla 1片每晚睡前服	TDF＋FTC＋EFV	
		Complera/Eviplera 1片 qd进餐时	FTC＋TDF＋RPV	病毒载量＞100 000 copies/ml时避免使用
		Delstrigo 1片 qd	多拉维林（DOR）＋3TC＋TDF	
		Genvoya 1片 qd	EVG＋Cobi＋FTC＋TAF	
		Stribild 1片 qd	EVG＋Cobi＋FTC＋TDF	
		Symtuza 1片 qd	DRV＋Cobi＋FTC＋TAF	
备选	基于NNRTI，多片	依非韦伦（EFV）1片 qd＋（Descovy或Truvada或Epzicom/Kivexa）1片 qd	Descovy：FTC＋TAF Truvada：FTC＋TDF Epzicom/Kivexa：ABC＋3TC Evotaz：ATV＋Cobi/r（利托那韦增强） Prezcobix：DRV＋Cobi	Epzicom/Kivexa：每日睡前服用 病毒载量＞100 000 copies/ml时避免使用 仅用于HLA-B*5701阴性（见警示）
		利匹韦林（RPV）1片 qd＋（Descovy或Truvada或Epzicom/Kivexa）1片 qd		
		多拉维林 1片 qd＋（DescovyTruvada或Epzicom/Kivexa）1片 qd		
	基于PI（增强型），多片	Evotaz 1片 qd＋（Descovy或Truvada或Epzicom/Kivexa）1片 qd		
		阿扎那韦/r 1片 qd＋（Descovy或Truvada或Epzicom/Kivexa）1片 qd		

（续　表）

	频率/剂型	药物/剂量	成分	说明
备选		Prezcobix 1片 qd＋（Descovy或Truvada或Epzicom/Kivexa）1片 qd		
		达芦那韦/r 1片 qd＋（Descovy或Truvada或Epzicom/Kivexa）1片 qd		
	基于INSTI，多片	Descovy 1片 qd＋拉替拉韦（RAL）600mg 2片 qd		
		Truvada 1片 qd＋拉替拉韦（RAL）600mg 2片 qd		
		Truvada＋多替拉韦（DTG）各1片 qd		
		Epzicom/Kivexa＋DTG各1片 qd		
	二联治疗	DTG＋（3TC或FTC）各1片 qd		
		DTG＋RPV各1片 qd		

表5A（3） 成人的抗逆转录病毒治疗（ART）：时机和起始方案

关于方案的图例、警示和说明

- 图例
  - NNRTI＝非核苷类逆转录酶抑制剂
  - PI＝蛋白酶抑制剂
  - INSTI＝整合酶抑制剂
- 警示
  - 含有Epizcom/Kivexa（ABC/3TC）的方案：**仅适用于HLA-B5701阴性的患者。**
  - ABC应仅用于基线HIV RNA＜100 000 copies/ml的患者（当DTG作为方案基础药物的情况时除外）。
- 注意
  - 复方制剂增加服药方便性，但有时优选处方单组分药物，比如肾功能受损需调整剂量时。
  - 利匹韦林（RPV）联合两种核苷类的方案只适用于基线HIV RNA＜100 000 copies/ml的患者。但当RPV与DTG合用时，可用于基线HIV RNA＞100 000 copies/ml的患者。
  - TDF与增强的PI合用时，肾功能不全发生率较高；在这种情况下优先选TAF。反之，当与非增强型PI类药物合用时，TDF并没有这么多的肾毒性。
  - RAL剂型改为600mg片剂。推荐剂量是2片（1200mg）qd。

其他可用于特定人群的药物（通常不用于初始治疗）

- 在没有基线已存在的耐药突变和病毒学失败时，FDC DTG/RPV在初始治疗成功后（VL＜50 copies/ml持续＞6个月）可由三种药物简化为两种药物的方案
- ETV和RPV可作为某些存在基线NNRTI耐药突变如K103N患者的选择。建议专家咨询。
- 增强型PI可每天1次或2次用药。
- 利托那韦和考比斯他都可作为PI增强剂。
- 不再推荐非增强型PI。

妊娠时的考虑（表8A）

- 开始治疗的时机和药物选择必须个体化。
- 应进行病毒耐药检测。
- 药物的长期效应尚不明确。
- 依非韦伦已被允许作为妊娠期用药的选择。
- DTG、BIC和TAF为基础的方案在有更多数据前不应用于妊娠期。
- 如果不能获得推荐的药物，要记住某些药物如去羟肌苷和司他夫定是禁用的。

其他特殊人群

- 原发（急性）HIV感染（优选INSTI）
- 乙肝/丙肝共感染（*表14E*和*表14F*）（应使用基于TDF或TAF的方案）
- 机会性感染（在OI治疗早期开始；如果可能的话使用DTG或BIC，因药物相互作用较少）

表5B　抗逆转录病毒治疗（ART）失败

定义	**治疗失败：**临床疾病进展、病毒学失败或者出现毒性反应 **病毒学失败：**开始ART 6个月后持续（确定的）HIV RNA（VL）＞200 copies/ml
一般评估和处理	• 评估依从性，耐受性、药物相互作用和精神社会因素 • 如果是耐受性/毒性因素，辨别最可能的责任药物并寻找其他有类似抗病毒活性但无重叠毒性或药物间相互作用的替代药物 • 获得/回顾抗逆转录药物的用药史（包括之前所用药物的耐受性） • 复核6～8周时的HIV RNA；如果仍旧＞200 copies/ml，检测耐药并更改治疗方案（注意：即使HIV RNA＜1000 copies/ml，耐药检测也可以出结果记录表现）。当VL＜200 copies/ml时可以用DNA表型检测（存档标本）
病毒学失败的处理	如HIV RNA为200～500 copies/ml • 仔细评估依从性/药物获得的障碍 • 如可能的话改善药代动力学（增强，药物相互作用） 如HIV RNA为500～1000 copies/ml • 尽快更改方案（以防止发生更多耐药） • 获取失败方案的耐药检测（通常首选基因型耐药；表型耐药对治疗史复杂的患者最有帮助） **如果没有发现耐药突变：** • 重新评估依从性/药物相互作用/吸收问题 • 检测血浆药物浓度（可选） **如果发现耐药突变：** • 根据结果（见下文）和抗逆转录病毒用药史更改方案 • 如果对突变或检查发现不熟悉，建议专家讨论
耐药突变检测的应用	**一般原则** • 使用至少两种全活性的药物；尤其是DTG、BIC或增强的DRV作为“锚定”（anchor）药物。可以是之前方案中的活性药物。但要注意存档标本的耐药性 • 不清楚如何“计算”部分活性药物。3TC和FTC通常是剩余的部分活性药物并且常包含在新方案中（尽管当存在M184突变时被认为不是“全活性”药物） • 避免“双重增强”的PIs（如两种PI＋利托那韦） **如果有多种选择** • 尽可能选择①耐受更好；②更方便/简单；③相互作用最少的药物 **如果活性药物有限** • 如果不能找到/不具有两种全活性药物，通常会延迟更换方案直到有新的药物。如果临床恶化，换用最佳替代药物。必须临床判定 **应避免中断治疗** • 即使部分活性方案（约0.5～1.0log的病毒载量下降）也比不治疗好
治疗药物监测（TDM）的应用	**合理性：**药物浓度水平可能变异很大（尤其PIs） **哪些药物：**PIs、NNRTIs、马拉维诺 **哪些患者：** • 可能存在药物相互作用 • 部分活性的HIV药物（期望获得最佳浓度） • 妊娠（特定病例） • 浓度依赖性毒性 • 无法解释的病毒学应答缺失（如野生株患者的病毒学失败） **局限性** • 仅少数前瞻性研究显示获益 • 对治疗浓度范围了解不全面 • 需考虑药物水平个体间差异

（续 表）

	• 对NRTI价值有限/无价值，因其作用取决于细胞内浓度 • 只有少数定量实验室 **特定药物的目标谷浓度** （应在达稳态后测定） • 阿扎那韦（150ng/ml） • 夫沙那韦（400ng/ml） • 茚地那韦（100ng/ml） • 洛匹那韦（1000ng/ml） • 奈非那韦（800ng/ml） • 沙奎那韦（100 ～ 250ng/ml） • 替拉那韦（20 500ng/ml） • 依非韦伦（1000ng/ml） • 奈韦拉平（3000ng/ml） • 马拉维诺（＞50ng/ml）

表6A 抗逆转录病毒药物的部分特点

抗逆转录病毒药物的部分特点								
通用名/商品名	药物剂型	成人常用剂量&食物影响	口服吸收（%）	血清 $T_{1/2}$（h）	胞内 $T_{1/2}$（h）	CPE*	清除	主要不良反应/说明（表6B）
1.核苷或核苷酸逆转录酶抑制剂（NRTIs）的部分特点 **所有NRTIs均有黑框警告**：乳酸酸中毒/肝脂肪变性的危险性。同时需注意抗病毒治疗中脂肪重新分布/堆积的风险。关于复方制剂，见每个药物成分的警告								
阿巴卡韦（ABC，赛进）	300mg片剂或20mg/ml口服液	300mg po bid或600mg po qd，进食无妨	83	1.5	20	3	肝内代谢，82%代谢产物经肾排泄	过敏反应：发热、皮疹、恶心/呕吐、不适、腹泻、腹痛、呼吸道症状（600mg剂量时严重不良反应会加重）。**过敏时，不要再次用药！**报告电话：800-270-0425。**治疗前检测HLA-B*5701。见表6B。**研究结果发现，ABC/3TC方案治疗病毒载量≥10^5 copies/ml的患者尚有顾虑（*www.niaid.nih.gov/news/newsreleases/2008/actg5202bulletin.htm*）。使用阿巴卡韦增加心血管事件尚有争议。荟萃分析显示心血管事件风险并未增加（*JAIDS 61，441，2012*）
阿巴卡韦（ABC）/拉米夫定（3TC）/齐多夫定（AZT）（三协唯）	薄膜包裹片剂：ABC 300mg＋3TC 150mg＋ZDV 300mg	1片 po bid（体重＜40kg、CcCl＜50ml/min或肝功能不全者不推荐使用）	（参见各药说明）					（参见各药说明） 注：**黑框警告**：ABC有过敏反应和其他不良反应。只用于包括这3种药的方案。黑框警告－用于病毒载量＞10^5 copies/ml患者的资料有限。**由于抗病毒活性较低，不推荐作为初始治疗**
去羟肌苷（ddI；Videx或Videx EC）	125mg，200mg，250mg，400mg肠溶胶囊；制备口服溶液用粉剂（最终浓度10mg/ml）	≥60kg：常用400mg肠溶胶囊po qd，餐前0.5h或餐后2h。不能压碎服用。＜60kg：250mg肠溶胶囊po qd。食物可降低血药浓度。见说明	30～40	1.6	25～40	2	50%经肾排泄	**胰腺炎**，周围神经病，乳酸酸中毒和肝脂肪性变（少见，但可致命，特别是孕妇联合司他夫定时）。有视网膜和视神经改变。**通常避免ddI和TDF联合使用**，如果要用，去羟肌苷肠溶胶囊剂量由400mg qd减至250mg qd（体重＜60kg的成人，剂量由250mg减至200mg qd）。**联合用药时需要监测，因为联合用药毒性可能增加且疗效下降；可导致CD4细胞降低。**可能与非肝硬化性门脉高压相关

注：*CPE（中枢神经系统渗透效力）值：1＝低渗透；2～3＝中等渗透；4＝高渗透至中枢神经系统［（*Arch Neurol. 2008；65（1）：65-70*）］。

表6A（2） 抗逆转录病毒药物的部分特点

抗逆转录病毒药物的部分特点								
通用名/商品名	药物剂型	成人常用剂量&食物影响	口服吸收（%）	血清 $T_{1/2}$（h）	胞内 $T_{1/2}$（h）	CPE*	清除	主要不良反应/说明（表6B）
1. 核苷或核苷酸逆转录酶抑制剂（NRTIs）的部分特点（续） **所有NRTIs均有黑框警告：**乳酸酸中毒/肝脂肪变性的危险性。同时需注意抗病毒治疗中脂肪重新分布/堆积的风险。关于复方制剂，见每个药物成分的警告								
恩曲他滨（FTC，Emtriva）	200mg 胶囊；10mg/ml 口服液。**注意：**胶囊和口服液不能互换	200mg po qd，进食无妨	93（胶囊），75（口服液）	约为10	39	3	86%经肾排泄，少量生物转化，14%由粪便排出	耐受良好；偶见头痛、恶心、呕吐和腹泻，皮疹少见。皮肤色素沉着。和拉米夫定结构略有不同（5-F取代）。**有报道停用FTC后乙肝加重。**乙肝共感染患者停用FTC至少监测数月；部分患者可能需要抗乙肝病毒治疗
恩曲他滨/丙酚替诺福韦（TAF）（达可挥）	FTC 200mg＋TAF 25mg	1片 po qd，进食无妨	（参见各药说明）					治疗前监测：乙肝病毒（HBV）感染、估计CrCl（**CrCl＜30ml/min时不推荐使用**）、尿糖和尿蛋白
恩曲他滨/替诺福韦（TDF）（舒发泰）	1片（FTC 200mg＋TDF 300mg）po qd	片剂（mg FTC/TDF）：100/150，133/200，167/250，200/300，CrCl≥50ml/min时使用，进食无妨	（参见各药说明）					*参见各药说明* **黑框警告：乙肝共感染患者停用FTC后乙肝加重；**但却是其最佳治疗药物
恩曲他滨/替诺福韦/依非韦伦（Atripla）	薄膜包裹片剂：FTC 200mg＋TDF 300mg＋依非韦伦600mg	1片 po qd，空腹，最好睡前服用 CrCl＜50ml/min时禁用	（参见各药说明）					＜18岁的患者不推荐使用。（参见各药警告）。**有停药后乙肝加重的报道；**部分患者可能需要抗乙肝病毒治疗（首选抗乙肝治疗）。**妊娠安全级别D级：**可引起胎儿损害。妊娠或育龄女性避免使用

(续　表)

抗逆转录病毒药物的部分特点

通用名/商品名	药物剂型	成人常用剂量&食物影响	口服吸收(%)	血清 $T_{1/2}$(h)	胞内 $T_{1/2}$(h)	CPE*	清除	主要不良反应/说明(表6B)
恩曲他滨/替诺福韦/利匹韦林(Complera/Eviplera)	薄膜包裹片剂：FTC 200mg＋TDF 300mg＋RPV 25mg	1片 po qd，进餐时服用	(参见各药说明)					参见各药说明。最好用于HIV RNA＜10^5copies/ml的患者。与PPI不能合用
拉米夫定(3TC；Epivir)	150mg，300mg片剂；或10mg/ml口服液	150mg po bid或300mg po qd，进食无妨	86	5～7	18	2	经肾排泄，少量代谢	**使用治疗HIV的剂量，而不是治疗乙肝的剂量。**通常耐受良好。**停用3TC后有乙肝加重的风险。**乙肝共感染患者停药后至少监测数月；部分患者需要抗HBV治疗

注：*CPE(中枢神经系统渗透效力)值：1＝低渗透；2～3＝中等渗透；4＝高渗透至中枢神经系统[(*Arch Neurol. 2008*；*65*(*1*)：*65-70*)]。

表6A（3） 抗逆转录病毒药物的部分特点

抗逆转录病毒药物的部分特点

通用名/商品名	药物剂型	成人常用剂量&食物影响	口服吸收（%）	血清$T_{1/2}$（h）	胞内$T_{1/2}$（h）	CPE*	清除	主要不良反应/说明（见表6B）
1.核苷或核苷酸逆转录酶抑制剂（NRTIs）的部分特点（续）								
所有NRTIs均有黑框警告：乳酸酸中毒/肝脂肪变性的危险性。同时需注意抗病毒治疗中脂肪重新分布/堆积的风险。关于复方制剂，见每个药物成分的警告								
拉米夫定/阿巴卡韦（Epzicom/Kivexa）	薄膜包裹片剂：3TC 300mg＋阿巴卡韦 600mg	1片 po qd，进食无妨，CrCl＜50ml/min或肝功能损害时不推荐使用	（参见各药说明）					*参见各药说明。*注意ABC过敏的黑框警告（600mg时严重不良反应更常见）以及3TC关于乙肝的警告。使用前检测HLA-B* 5701
拉米夫定/替诺福韦（Cimduo）	薄膜包裹片剂：3TC 300mg＋TDF 300mg	1片 po qd，进食无妨，CrCl＜50ml/min不推荐使用	（参见各药说明）					*参见各药说明。***黑框警告：**停用3TC/TDF的患者乙肝加重
拉米夫定/齐多夫定（双汰芝）	薄膜包裹片剂：3TC 150mg＋ZDV 300mg	1片 po bid，CrCl＜50ml/min或肝功能损害时不推荐使用，进食无妨	（参见各药说明）					**参加各药说明黑框警告：**停用3TC后患者乙肝加重
司他夫定（d4T；赛进）	15mg，20mg，30mg，40mg 胶囊；1mg/ml口服液	≥60kg：40mg po bid，＜60kg：30mg po bid，进食无妨	86	1.2～1.6	3.5	2	40%经肾排泄	由于不良反应，DHHS不推荐作为初始治疗。所有NRTIs中，脂肪萎缩、高脂血症和乳酸酸中毒发生率最高的药物。还可引起胰腺炎和周围神经病（参见去羟肌苷说明）

抗逆转录病毒药物的部分特点

通用名/商品名	药物剂型	成人常用剂量&食物影响	口服吸收（%）	血清 $T_{1/2}$（h）	胞内 $T_{1/2}$（h）	CPE*	清除	主要不良反应/说明（见表6B）
丙酚替诺福韦（TAF）	10mg po qd（捷扶康，Symtuza成分），25mg po qd（必妥维，达可挥，Odefsey成分）	所有TAF用药时进食无妨	ND	0.51	ND	ND	ND	
替诺福韦（TDF）（TDF；韦瑞德）——一种核苷酸	150mg，200mg，250mg，300mg片剂；口服粉剂：40毫克/勺	CrCl ≥ 50ml/min：300mg po qd，进食无妨；高脂饮食增加吸收	39（餐中服）25（空腹服）	17	＞60	1	经肾排泄	头痛、恶心/呕吐。**有引起肾功能不全的报道**：用药前检查肾功能（CrCl＜50ml/min的患者需减量）；避免同时使用肾毒性药物。可发生范可尼综合征（*表6B，38页*）。与去羟肌苷联用时，去羟肌苷应减量，但最好避免这种联合治疗（参见ddI的*说明*）。阿扎那韦和洛匹那韦/利托那韦可增加TDF血药浓度：密切监测不良反应。**黑框警告：停用TDF时有乙肝加重的报道。**乙肝共感染患者停药后至少监测数月；部分患者需要抗HBV治疗

注：*CPE（中枢神经系统渗透效力）值：1＝低渗透；2～3＝中等渗透；4＝高渗透至中枢神经系统［（*Arch Neurol. 2008；65（1）：65-70*）］。

表6A（4） 抗逆转录病毒药物的部分特点

抗逆转录病毒药物的部分特点

通用名/商品名	药物剂型	成人常用剂量&食物影响	口服吸收（%）	血清 $T_{1/2}$（h）	胞内 $T_{1/2}$（h）	CPE*	清除	主要不良反应/说明（见表6B）
1. 核苷或核苷酸逆转录酶抑制剂（NRTIs）的部分特点（续）								
齐多夫定（ZDV，AZT，立妥威）	100mg胶囊 300mg片剂 10mg/ml静脉溶液 10mg/ml口服糖浆	300mg po q12h，进食无妨	60	0.5～3	11	4	代谢成葡萄糖醛酸化合物&经肾排泄	骨髓抑制、胃肠道不耐受、头痛、失眠、不适和肌病
2. 非核苷逆转录酶抑制剂（NNRTIs）的部分特点								
地拉夫定（Rescriptor，DLV）	100mg，200mg片剂	400mg po tid，进食无妨	85	5.8	ND	3	由细胞色素CYP3A和CYP2D6转变为无活性代谢物；经肾排泄51%（原药<5%），44%由粪便排出	严重皮疹需停药者占4.3%，AST/ALT升高，头痛。**不推荐使用地拉夫定**
多拉维林（DOR，Pifeltro）	100mg薄膜片剂	100mg po qd，进食无妨	64	15	ND	ND	代谢；6%原型经肾排泄	恶心、头晕、头痛、乏力、腹泻、腹痛、异梦

（续　表）

抗逆转录病毒药物的部分特点

通用名/商品名	药物剂型	成人常用剂量&食物影响	口服吸收（%）	血清 $T_{1/2}$（h）	胞内 $T_{1/2}$（h）	CPE*	清除	主要不良反应/说明（见表6B）
依非韦伦（EFV，Sustiva）	50mg，200mg胶囊；600mg片剂	600mg po qd，睡前空腹。食物可增加血药浓度，从而致不良反应的风险增加	42	40～55 见说明	ND	3	细胞色素CYP2B6和CYP3A4转变为羟基代谢物，然后以葡萄糖醛酸代谢产物经肾和粪便排泄	严重皮疹需停药者占1.7%。常见的中枢神经系统不良反应：嗜睡、多梦、意识模糊和易激惹。严重的精神症状。某些CYP2B6的多态性可预测标准剂量时血药浓度异常增高（*CID 45*：*1230*，*2007*）。假阳性。大麻素筛查。**最新指南指出，EFV可用于孕妇（WHO指南）或孕妇可继续服用EFV治疗（HHS指南）**。组织半衰期较长。**如需停药，先停依非韦伦，1～2周后再停其他药物**。否则，由于1～2天后血液和或组织中只有依非韦伦，存在依非韦伦耐药的风险。专家推荐，为保证过渡期疗效，停用依非韦伦后可在NRTI基础上加用PI（*CID 42*：*401*，*2006*）

注：*CPE（中枢神经系统渗透效力）值：1＝低渗透；2～3＝中等渗透；4＝高渗透至中枢神经系统［*Arch Neurol. 2008*；*65*（*1*）：*65-70*］。

表6A（5） 抗逆转录病毒药物的部分特点

抗逆转录病毒药物的部分特点

通用名/商品名	药物剂型	成人常用剂量&食物影响	口服吸收（%）	血清 $T_{1/2}$（h）	胞内 $T_{1/2}$（h）	CPE*	清除	主要不良反应/说明（见表6B）
2. 非核苷逆转录酶抑制剂（NNRTIs）的部分特点（续）								
依非韦伦/TDF/3TC（Symfi，Symfi Lo）	片剂：EFV 600mg＋3TC 300mg＋TDF 300mg（Symfi） Synfi Lo中EFV成分为400mg	1片po qd，进食无妨	（参见各药说明）					Symfi是Atripla的通用类型，将Atripla中的FTC换为3TC。Symfi Lo中EFV剂量低于Symfi，因此毒性低、耐受性好、疗效相似
依非韦伦/TDF/恩曲他滨（Atripla）	片剂：EFV 600mg＋FTC 200mg＋TDF 300mg	1片po qd，进食无妨	（参见各药说明）					停用组成药物（即FTC）的患者乙肝加重。EFV：潜在胎儿损害、神经精神毒副作用可随时间消失、血脂增高、轻度皮疹
依曲韦林（ETR，Intelence）	25mg，100mg，200mg片剂	200mg po bid 餐后；亦可400mg po qd	不详（空腹服用时，全身的药物暴露量减少）	41	ND	2	细胞色素CYP 450肝氧化；由粪便排泄（>90%），大部分为原药	用于NNRTIs或其他药物耐药的HIV-1患者。体外试验中，对大多数耐药菌株有效。皮疹常见，但严重皮疹少见。存在潜在的与多种药物相互作用。通常多个突变才导致高度耐药，由于相互作用，不与强化的阿扎那韦、强化的替拉那韦、未强化的PIs和其他NNRTIs合用

（续　表）

抗逆转录病毒药物的部分特点

通用名/商品名	药物剂型	成人常用剂量&食物影响	口服吸收（%）	血清 $T_{1/2}$（h）	胞内 $T_{1/2}$（h）	CPE*	清除	主要不良反应/说明（见表6B）
奈韦拉平（NVP，Viramune，Viramune XR）	200mg片剂；50mg/5ml口服混悬液；XR 100mg，400mg片剂	200mg po qd×14d，然后200mg po bid（见说明&**黑框警告**）**进食无妨，Viramune XR使用时，仍然需要200mg qd，然后400mg qd**	>90	25～30	ND	4	细胞色素CYP450代谢，>80%的剂量以葡萄糖醛酸代谢产物经肾排泄，10%由粪便排泄	**黑框警告：致命性肝毒性。**尤其是CD4>250/μl的女性，包括孕妇。除非存在明确的利大于弊，这类患者应避免使用（*www.fda.gov/cderdrug/advisory/nevirapine.htm*）。如要使用，应严密监测。CD4>400/μl的男性风险也增加。严重皮疹需停药者占7%，**严重或致命性皮疹患者**占2%。如果疑似这些反应，则不建议再用此药。2周的导入期可减少皮肤反应。与依非韦伦相似，由于半衰期长，如果停用奈韦拉平，其他药物需继续治疗数天

注：*CPE（中枢神经系统渗透效力）值：1＝低渗透；2～3＝中等渗透；4＝高渗透至中枢神经系统［*Arch Neurol. 2008；65（1）：65-70*］。

表6A（6） 抗逆转录病毒药物的部分特点

抗逆转录病毒药物的部分特点

通用名/商品名	药物剂型	成人常用剂量&食物影响	口服吸收（%）	血清$T_{1/2}$（h）	胞内$T_{1/2}$（h）	CPE*	清除	主要不良反应/说明（见表6B）
2. 非核苷逆转录酶抑制剂（NNRTIs）的部分特点（续）								
利匹韦林（RPV，Edurant）	25mg片剂	25mg po qd 餐中服	绝对生物利用度不详；空腹服药血药峰浓度下降40%	45～50	未知	ND	细胞色素CYP3A4肝内代谢；代谢物由粪便排泄	每日剂量超过50mg可造成QTc间期延长。常见不良反应为：抑郁、失眠、头痛和皮疹。以下药物不能与利匹韦林联用：卡马西平、苯巴比妥、苯妥因、利福布汀、利福平、利福喷丁、质子泵抑制剂、多个剂量的地塞米松。固定剂量合剂利匹韦林＋TDF/FTC（Complera/Eviplera）已批准上市。**吸收需要胃酸辅助。不与PPI同时服用**
利匹韦林/多替那韦（Juluca）	片剂：RPV 25mg＋DTG 50mg	1片 po qd 餐中服	（参见各药说明）					至少固定抗病毒治疗方案治疗6月以上、病毒达到完全抑制、无基线耐药、无病毒学失败史的成人患者，可改为这两种药物方案
利匹韦林/恩曲他滨/替诺福韦（Complera）	片剂：RPV 25mg＋FTC 200mg＋TDF 300mg	1片 po qd 餐中服	（参见各药说明）					和依非韦伦相比，神经毒性反应、皮疹和血脂增高发生率少。无致畸性。如果基线CD4＜200/μl或病毒载量＞10^5 copies/ml，不推荐使用。避免抑酸药物（影响吸收）
利匹韦林/恩曲他滨/丙酚替诺福韦（Odefsey）	片剂：RPV 25mg＋FTC 200mg＋TAF 25mg	1片 po qd 餐中服	TAF：ND	TAF：0.51	TAF：ND	TAF：ND	TAF：＞80%代谢，＜1%由肾排泄	治疗前，监测HBV感染、CrCl（如果CrCl＜30ml/min，不推荐使用）、尿糖和尿蛋白。TAF是替诺福韦前体药物，抗病毒疗效与替诺福韦相似，但小于替诺福韦剂量的1/10

注：*CPE（中枢神经系统渗透效力）值：1＝低渗透；2～3＝中等渗透；4＝高渗透至中枢神经系统［*Arch Neurol. 2008*；*65*（*1*）：*65-70*］。

表6A（7） 抗逆转录病毒药物的部分特点

抗逆转录病毒药物的部分特点

通用名/商品名	药物剂型	成人常用剂量&食物影响	口服吸收（%）	血清$T_{1/2}$（h）	CPE*	清除	主要不良反应/说明（见表6B）
3. 蛋白酶抑制剂（PIs）的部分特点							
阿扎那韦（ATV，Reyataz）	150mg、200mg、300mg胶囊；50mg口服粉剂	400mg po qd 餐中服。ART经治患者推荐使用利托那韦强化剂量治疗（ATV 300mg＋RTV 100mg po qd餐中服）。强化剂量亦可与依非韦伦600mg po qd或TDF 300mg po qd联合应用。若与去羟肌苷缓释剂合用，ddI在餐前2h或餐后1h服用	抗酸药、H_2受体阻滞剂和质子泵抑制剂减少ATV的吸收。ATV在抗酸药治疗前2h或治疗后1h服用。避免未强化ATV与质子泵抑制剂/H_2受体阻滞剂合用。ATV/r可与限制剂量的抑酸药合用，需在服用H_2受体阻滞剂＞10h后，或服用质子泵抑制剂＞12h后服用（见药物说明书摘要）	≈7	2	广泛代谢；20%以原型经粪便排泄，7%以原型经肾排泄	血脂升高的可能性小。无症状高间接胆红素血症常见；黄疸更易出现于吉尔伯特综合征患者（*JID 192: 1381, 2005*）。头痛、皮疹和胃肠道症状。PR间期延长（1度房室传导阻滞）已有报道。既往心脏传导阻滞者慎用。依非韦伦和替诺福韦可降低阿扎那韦浓度：建议使用阿扎那韦/利托那韦方案；同时，阿扎那韦可增高替诺福韦的浓度，注意其不良反应。经治患者服用替诺福韦同时需要H_2阻滞剂，可予阿扎那韦400mg＋利托那韦100mg；避免使用PPI。肾结石的报道罕见

（续　表）

抗逆转录病毒药物的部分特点

通用名/商品名	药物剂型	成人常用剂量&食物影响	口服吸收（%）	血清$T_{1/2}$（h）	CPE*	清除	主要不良反应/说明（见表6B）
阿扎那韦/考比司他（ATV/c，Evotaz）	片剂：ATV 300mg＋Cobi 150mg	1片 po qd 餐中服	（参见各药说明）				不推荐与RTV、其他PIs或EVG合用。既往对任一成分过敏，则禁用
达芦那韦（DRV，Prezista）	75mg、150mg、600mg和800mg片剂；100mg/ml口服混悬液	600mg达芦那韦＋100mg利托那韦po bid 餐中服，或800mg 达芦那韦（2片400mg片剂或1片800mg片剂）＋150mg 考比司他 po qd 餐中服（初治患者首选方案）	82%吸收（与利托那韦同服时）。食物增加吸收	约15h(与利托那韦同服）	3	主要由CYP3A广泛代谢，经粪便排泄	一天1片用药方案多用于一线治疗。含磺胺成分。皮疹、恶心、头痛可见。禁止与CYP3A清除的某些药物合用（见说明书）。肝功能不全患者需谨慎使用。（最近FDA警告，治疗早期偶发肝功能不全）。最初数月或既往肝病患者需密切监测。可导致激素避孕失败
达芦那韦/考比司他（DRV/c，Prezista）	片剂：DRV 800mg/Cobi 150mg						
达芦那韦/考比司他/恩曲他滨/丙酚替诺福韦（Symtuza）	片剂：DRV 800mg＋Cobi 150mg＋FTC 200mg＋TAF 10mg	1片 po qd 餐中服	（参见各药说明）				四种药物联合制剂治疗初治患者，或者其他方案治疗病毒抑制至少6个月（对DRV或TAF不耐药）。治疗前需监测HBV共感染。孕妇或哺乳期不推荐使用（减少DRV和考比司他的暴露）

注：*CPE（中枢神经系统渗透效力）值：1＝低渗透；2～3＝中等渗透；4＝高渗透至中枢神经系统［*Arch Neurol. 2008*；*65*（*1*）：*65-70*］。

表6A（8） 抗逆转录病毒药物的部分特点

抗逆转录病毒药物的部分特点

通用名/商品名	药物剂型	成人常用剂量&食物影响	口服吸收（%）	血清$T_{1/2}$（h）	CPE*	清除	主要不良反应/说明（见表6B）
3. 蛋白酶抑制剂（PIs）的部分特点（续）							
福沙那韦（FPV，Lexiva）	700mg片剂，50mg/ml口服混悬液	1400mg（2片700mg片剂）po bid，或联合使用利托那韦［1400mg福沙那韦（2片）＋利托那韦200mg］po qd，或［1400mg福沙那韦（2片）＋利托那韦100mg］po qd，或［700mg福沙那韦（1片）＋利托那韦100mg］po bid	生物利用度并不明确。与进食无关	7.7安普那韦	3	水化为安普那韦，由CYP3A4代谢。两种主要代谢物主要由粪便排泄	安普那韦的前体药物。含磺胺成分。潜在的严重药物相互作用（见说明书）。皮疹，包括重症多形红斑。一天一次方案：①不推荐用于既往PI治疗的患者；②与依非韦伦合用时，需加用利托那韦（见说明书）。强化一天两次方案推荐可用于既往PI治疗的患者。与达芦那韦有交叉耐药的风险
茚地那韦（IDV，Crixivan）	100mg、200mg、400mg胶囊，存放在有干燥剂的原有容器里	2粒400mg胶囊（800 mg）po q8h，空腹或低脂饮食。可与Videx肠溶片合用。［如果与利托那韦合用（如茚地那韦800mg＋利托那韦100mg po q12h），无食物限制］	65	1.2～2	4	由CYP3A4氧化代谢为多种代谢物，主要由粪便排泄	**维持水化。**有肾结石、恶心、轻度间接胆红素升高（吉尔伯特综合征的黄疸）、AST/ALT升高、头痛、虚弱、视物模糊、金属味和溶血。尿白细胞增加（＞100/hpf）与肾炎/肾髓质钙化和肾皮质萎缩相关

（续　表）

抗逆转录病毒药物的部分特点

通用名/商品名	药物剂型	成人常用剂量&食物影响	口服吸收（%）	血清$T_{1/2}$（h）	CPE*	清除	主要不良反应/说明（见表6B）
洛匹那韦/利托那韦（LPV/r，克力芝）	（200mg洛匹那韦＋50mg利托那韦），和（100mg洛匹那韦＋25mg利托那韦）片剂。片剂不需要冷藏。口服液：（80mg洛匹那韦＋20mg利托那韦）/ml。冷藏，也可以室温保存。（≤25°C）可保存2个月	LPV 200/RTV 50mg片剂，2片po bid。与依非韦伦、奈韦拉平或未强化福沙那韦合用治疗非初治患者时，需加大剂量。（与其他药物合用可能需要调整）	片剂与进食无关；口服液与食物同服	5～6（洛匹那韦）	3	CYP3A4底物；抑制CYP3A4	恶心/呕吐/腹泻（与齐多夫定合用时加重）、AST/ALT升高、胰腺炎。口服液含42%酒精。洛匹那韦＋利托那韦亦可4片一天一次服用（总量800mg洛匹那韦＋200mg利托那韦），但不用于经治患者或与依非韦伦、奈韦拉平、安普那韦或奈非那韦合用的患者。可致PR和QT间期延长。有心脏传导异常或合用其他相似作用药物的患者需谨慎应用

注：*CPE（中枢神经系统渗透效力）值：1＝低渗透；2～3＝中等渗透；4＝高渗透至中枢神经系统［*Arch Neurol.* *2008*；*65*（*1*）：*65-70*］。

表6A（9） 抗逆转录病毒药物的部分特点

抗逆转录病毒药物的部分特点

通用名/商品名	药物剂型	成人常用剂量&食物影响	口服吸收（%）	血清$T_{1/2}$（h）	CPE*	清除	主要不良反应/说明（见表6B）
3. 蛋白酶抑制剂（PIs）的部分特点（续）							
奈非那韦（NFV，Viracept）	625mg、250mg片剂；50mg/gm口服粉剂（1勺=1g口服粉剂）	2片625mg片剂（1250mg）po bid，餐中服	20～80，食物可增加吸收和变异性降低	3.5～5.0	1	主要经粪便排泄，主要是多种氧化代谢物	腹泻。禁忌合用经CYP3A4代谢并有致死性毒性风险的药物。由于疗效较低，不推荐用于初治方案；**以前甲磺酸乙酯的风险已解决。尽管抗病毒疗效不如其他抗病毒药物，但可用于孕妇**
利托那韦（RTV，Norvir）	100mg片剂，80mg/ml口服液，100mg口服粉包	不推荐足量应用（见*说明*）。**少数情况外，主要是用小剂量的利托那韦强化其他PIs的药代动力学**	食物增加吸收	3～5	1	主要由CYP3A4代谢，代谢物经粪便排泄	恶心/呕吐/腹泻、四肢和口周感觉异常、肝炎、胰腺炎、味觉异常、磷酸激酶和尿酸升高。**黑框警告**：潜在致死性药物相互作用。与很多药物有相互作用
沙奎那韦（SQV，Invirase）必须与利托那韦合用	沙奎那韦200mg胶囊，500mg薄膜片剂	[2片沙奎那韦（1000mg）+1片利托那韦（100mg）] po bid与食物同服	不确定，4（沙奎那韦单用时）。利托那韦强化后吸收更多	1～2	1	细胞色素CYP450（主要是3A4）代谢为大量无活性化合物；主要经粪便排泄	恶心、腹泻、头痛和AST/ALT升高。避免利福平与沙奎那韦+利托那韦合用，合用可增加肝炎的风险。**黑框警告**：沙奎那韦仅与利托那韦合用。可致QT间期延长。有心脏传导异常或合用其他相似作用药物的患者应谨慎应用

（续　表）

抗逆转录病毒药物的部分特点

通用名/商品名	药物剂型	成人常用剂量&食物影响	口服吸收（%）	血清 $T_{1/2}$（h）	CPE*	清除	主要不良反应/说明（见表6B）
替拉那韦（TPV，Aptivus）	250mg胶囊（未开封药品需冷藏），100mg/ml口服液（室温保存）。开瓶后2个月内使用	［500mg（2片250mg胶囊）+利托那韦200mg］po bid餐中服）	吸收低，高脂餐时吸收增加，含铝、含镁的抑酸药可减少吸收	5.5～6.0	1	存在利托那韦时代谢极少；大部分以原药从粪便排泄	含磺胺。**黑框警告：有致死性或非致死性颅内出血、肝炎和致死性肝衰竭的报道。**乙肝或丙肝等肝病患者需谨慎使用，Child-Pugh B级和C级的患者禁用。监测肝功能。禁忌合用某些药物（见说明书）。**用于经治患者或多种PI耐药患者。**替拉那韦不能与依曲韦林合用，因合用时依曲韦林浓度可降低76%

注：*CPE（中枢神经系统渗透效力）值：1＝低渗透；2～3＝中等渗透；4＝高渗透至中枢神经系统［*Arch Neurol. 2008*；*65*（*1*）：*65-70*］。

表6A（10） 抗逆转录病毒药物的部分特点

抗逆转录病毒药物的部分特点							
通用名/商品名	药物剂型	成人常用剂量	吸收（%）	血清 $T_{1/2}$（h）	CPE*	清除	主要不良反应/说明（见表6B）
4. 融合抑制剂的部分特点							
恩夫韦地（T20，Fuzeon）	单剂每瓶90mg/ml。室温保存。打开溶化后需置冰箱，限24h内使用	90mg（1ml）皮下注射 bid，轮换注射部位，避免有炎症的部位	84	3.8	1	分解代谢为氨基酸，可在体内进入氨基酸再利用。人体内清除途径尚不清楚	98%注射部位局部反应，4%需停药；红斑/硬结80%～90%；结节/囊肿约80%。**有过敏反应的报道**（发热、皮疹、寒战、恶心/呕吐、血压下降、和/或AST/ALT升高），一旦出现过敏反应，禁忌再次用药。包括背景治疗方案，周围神经病8.9%，失眠11.3%，食欲下降6.3%，肌痛5%，淋巴结肿大2.3%，嗜酸细胞增多约10%。细菌性肺炎发病率升高：单药在治疗失败方案中获益不大
5.CCR-5 辅助受体拮抗剂的部分特点							
马拉维若（MVC，Selzentry）	25mg，75mg，150mg，300mg 片剂；20mg/ml 口服液	与进食无关： ■ 150mg po bid，合用药物中包括CYP3A抑制剂：PIs（替拉那韦/利托那韦除外）和地拉夫定（有/无CYP3A诱导剂） ■ 300mg po bid，与联合用药物无显著相互作用：NRTIs、替拉那韦/利托那韦和奈韦拉平 ■ 600mg po bid，合用药物中包括CYP3A诱导剂，如依非韦伦（无CYP3A强效抑制剂）	口服：300mg时约33%	14～18	3	经CYP3A代谢，经粪便排泄多于经肾排泄	**黑框警告**：肝脏毒性，可表现为皮疹、嗜酸细胞增多和IgE增高。注：MVC研究中未发现肝脏毒性。黑框警告注意CC类药物的潜在毒性。肝/肾功能不全患者数据缺乏；需关注低血压的风险增高。目前用于多重耐药的经治患者。使用前应监测CCR-5嗜性病毒，这是因为治疗失败和CXCR-4或混合嗜性病毒相关（*NEJM 348：2249，2003*）

（续　表）

抗逆转录病毒药物的部分特点

通用名/商品名	药物剂型	成人常用剂量	吸收（%）	血清 $T_{1/2}$（h）	CPE*	清除	主要不良反应/说明（见表6B）
6. 整合酶抑制剂的部分特点							
Bictegravir/FTC/TAF（Biktarvy）	BIC 50mg＋FTC 200mg＋TAF 25mg	1片 po qd，与食物同服	（参见各药说明）				**黑框警告**：停用Biktarvy后乙肝共感染患者乙肝加重。Biktarvy治疗后血清肌酐轻度增高（0.10～0.15mg/dl），这是由于抑制近端肾小管排泄肌酐（注意：未提示GFR变化）

注：*CPE（中枢神经系统渗透效力）值：1＝低渗透；2～3＝中等渗透；4＝高渗透至中枢神经系统［*Arch Neurol.* 2008；*65*（*1*）：*65-70*］。

表5A（11） 抗逆转录病毒药物的部分特点

抗逆转录病毒药物的部分特点

通用名/商品名	药物剂型	成人常用剂量&食物影响	口服吸收（%）	血清$T_{1/2}$（h）	CPE*	清除	主要不良反应/说明（见表6B）
6.整合酶抑制剂的部分特点（续）							
拉替拉韦（RAL，艾生特）	400mg薄膜片剂25、100mg嚼服片剂100mg/5ml口服混悬液（单剂量包装）600mg片剂	400mg po bid，与食物无关，或1200mg（2片600mg片剂）po qd	未知	～9	3	经UGT1A1进行葡萄糖苷酸化，经粪便和肾排泄（因此不需要利托那韦强化）	用于初治患者和多重耐药的经治患者。耐受好。恶心、腹泻、头痛和发热与安慰剂相似。有肌酸肌酶增高&横纹肌溶解的报道，与拉替拉韦的关系尚不明确。既往有抑郁症患者需警惕抑郁症加重。耐药基因屏障低。肌酸激酶增高、肌炎和横纹肌溶解已有报道。重症多形性红斑罕见。嚼服时药物吸收更好（*CID 57*：*480*，*2013*）
埃替拉韦/考比司他/恩曲他滨/替诺福韦（Stribild）参考：*CID 58*：*93*，*2014*	EVG 150mg＋Cobi 150mg＋FTC 200mg＋TDF 300mg	1片po qd，进食无妨	（参见各药说明）				用于初治患者和多重耐药的经治患者。多耐受好。通过抑制近端肾小管酶，考比司他可增加～0.1mg/dl血清肌酐；这不会引起真正GFR减少，可引起由MDRD或Cockcroft Gault计算的eGFR明显减少。毒副作用与利托那韦（考比司他）和替诺福韦/恩曲他滨相似
多替拉韦（DTG，特威凯）参考：*CID 59*：*265*，*2014*	25mg，75mg，150mg，300mg片剂；20mg/ml口服液	50mg po qd；50mg po bid（如果STII耐药或与EFV、FOS-RTV、TIP-RTV或利福平合用时）	未知	14	4	主要是肝内代谢及消除	过敏反应（少见）；常见：失眠（3%）、头痛（2%）、恶心/呕吐（1%）、皮疹（＜1%）。注意免疫重建炎症综合征；HCV患者治疗时肝功能异常

（续　表）

抗逆转录病毒药物的部分特点

通用名/商品名	药物剂型	成人常用剂量&食物影响	口服吸收（%）	血清 $T_{1/2}$（h）	CPE*	清除	主要不良反应/说明（见表6B）
多替拉韦/阿巴卡韦/拉米夫定（Triumeq）	片剂：DTG 50mg＋ABC 600mg＋3TC 300mg	1片 po qd，进食无妨	（参见各药说明）				初治患者中，DTG方案优于EFV方案。DTG使肾小管排泄肌酐减弱；血清肌酐增高<0.6mg/dl，GFR不变。治疗前监测HLA-B*5701（阿巴卡韦）。避免抑酸剂（DTG吸收减弱）
埃替拉韦/考比司他/恩曲他滨/丙酚替诺福韦（捷扶康）	片剂：EVG 150mg＋Cobi 150mg＋FTC 200mg＋TAF 10mg	1片 po qd，与食物同服	TAF：ND	TAF：0.51	TAF：ND	TAF：＞80%代谢，＜1%由肾排泄	TAF是替诺福韦前体药物，抗病毒疗效与TDF相似，但剂量小于TDF剂量的1/10

注：*CPE（中枢神经系统渗透效力）值：1＝低渗透；2～3＝中等渗透；4＝高渗透至中枢神经系统［*Arch Neurol. 2008*；*65*（*1*）：*65-70*］。

表6A（12） 抗逆转录病毒药物的部分特点

抗逆转录病毒药物的部分特点
治疗选择时其他注意事项
注意：开始ART后，可引起免疫重建综合征，造成临床病情进展。见*表11B*，*112*（*AIDS Reader 16*；*199*，*2006*）
1. **耐药检测：**考虑到目前的耐药率，耐药检测考虑如下人群：所有初治患者、包括急性期感染者（等待结果期间可开始治疗，再根据耐药结果调整治疗）、因抗病毒治疗失败更改治疗时、病毒学疗效不理想时、孕妇。**停用ART4周以上或HIV RNA＜1000 copies/ml的患者不推荐耐药检测。**见*表6F*，*49页*
2. 药物诱发的血糖和脂代谢异常（*表6C*）
3. 药物诱发的乳酸酸中毒和其他FDA的**“黑框警告”**（*表6C*）
4. 药物相互作用（*https*：*//www.hiv-druginteractions.org/checker*）
5. 妊娠期风险（*表17*）
6. 女性和儿童的应用（*表8A*）
7. 肝、肾功能不全患者的剂量（*表*15A、*表15C*）

注：*CPE（中枢神经系统渗透效力）值：1＝低渗透；2-3＝中等渗透；4＝高渗透至中枢神经系统［*Arch Neurol. 2008*；*65*（*1*）：*65-70*］。

表6B 抗逆转录病毒药物及不良反应

（*www.aidsinfo.nih.gov*；*联合制剂参考各个单药成分*）

药物名称：通用名（商品名）	最常见的不良反应	最重要的不良反应
核苷类逆转录酶抑制剂（NRTI）所有核苷/核苷酸逆转录酶抑制剂的黑框警告：乳酸酸中毒/肝脂肪变性，潜在致命性。同时警告已观察到脂肪重新分布和免疫重建综合征（包括迟发性自身免疫综合征）		
阿巴卡韦（赛进）	头痛7%～13%，恶心7%～19%，腹泻7%，乏力7%～12%	**黑框警告-过敏反应（HR）**8%，常伴乏力、发热、胃肠道不适、皮疹、困倦和呼吸道症状；肌痛、关节痛、水中和感觉异常少见。**一旦怀疑HR，立即停药。严禁再次用药，再次用药可能致死。严重HR在每日一次给药时更常见。**高加索人群中**HLA-B 5701等位基因**预示HR风险增加；除外HLA-B 5701 阳性患者后，HR发病率显著下降（*NEJM 358*：*568*，*2008*；*CID 46*：*1111-1118*，*2008*）。含阿巴卡韦方案仅用于HLA-B *5701阴性患者；所有患者均要警惕。有报道发现阿巴卡韦可能增加心肌梗死的风险（*JID 201*：*318*，*2010*）。其他研究未发现心肌梗死风险增加（*CID 52*：*929*，*2011*）。FDA进行的一项临床随机试验的荟萃分析亦未发现心肌梗死风险增加（*www.fda.gov/drugs/drugsafety/ucm 245164.htm*）。VA研究发现阿巴卡韦使用和心血管事件风险增高相关（*CID 61*：*445*，*2015*）。阿巴卡韦治疗时，建议优化控制潜在的可改变风险因素
去羟肌苷（ddI）（Videx）	腹泻28%，恶心6%，皮疹9%，头痛7%，发热12%，高尿酸血症2%	**胰腺炎1%～9%。黑框警告-致死性或非致死性胰腺炎**在使用ddI的患者均有发生，尤其是联合使用d4T或d4T＋羟基脲。孕妇使用ddI＋d4T时可有致死性乳酸酸中毒。周围神经病20%，其中12%需减量。与利巴韦林合用时毒性增加。尽量不和TDF合用（需要减少ddI用量），这是由于毒性增加和可能疗效减低；可导致CD4 细胞减少。视网膜病变或视神经病变罕见。上市后监测有糖尿病和横纹肌溶解的报道。研究中可能增加心肌梗死的风险（*www.fda.gov/CDER*；*JID 201*：*318*，*2010*）。上市后监测有非肝硬化性门脉高压的报告，可表现为腹水、静脉曲张、脾肿大。见*Clin Infect Dis 49*：*626*，*2009*；*Amer J Gastroenterol 104*：*1707*，*2009*。这和5'-核苷酸酶和黄嘌呤氧化酶基因中单核苷酸多态性相关（*CID 56*：*1117*，*2013*）
恩曲他滨（FTC）（Emtriva）	耐受性好。头痛、腹泻、恶心、皮疹、皮肤色素沉积	潜在乳酸酸中毒（与其他NRTI相同）。**黑框警告：有报道停药可使乙肝加重，乙肝患者停药后需临床/实验室检测数月。**如果停用FTC，可能需要抗HBV治疗

（续　表）

药物名称：通用名（商品名）	最常见的不良反应	最重要的不良反应
拉米夫定（3TC）（Epivir）	耐受性好。头痛 35%，恶心33%，腹泻18%，腹痛9%，失眠11%（均与ZDV合用）。儿童患者中胰腺炎常见	**黑框警告：**必须用治疗HIV的剂量，而不是治疗乙肝的剂量。停药可使乙肝加重。乙肝患者停用拉米夫定后需临床/实验室监测数月。如果停用3TC，可能需要抗HBV治疗
司他夫定（d4T）（赛特）	腹泻，恶心，呕吐，头痛	**周围神经病**15%～20%。胰腺炎1%。较其他NRTI更易发生乳酸酸中毒、肝脂肪变性和脂肪萎缩/脂肪营养不良。**黑框警告：d4T＋ddI治疗时可发生致死性或非致死性胰腺炎。**由于毒性增加和可能的疗效减低，应避免与TDF合用（需要减少ddI用量）；可导致CD4 细胞减少。视网膜病变或视神经病变罕见。上市后观察有糖尿病和横纹肌溶解的报道。**孕妇使用d4T＋ddI治疗时可发生致死性乳酸酸中毒/肝脂肪变性。**服用d4T患者可发生致死性/非致死性乳酸酸中毒和严重肝脂肪变性。存在肝病风险的患者需谨慎使用，但是乳酸酸中毒可发生于无危险因素的患者。与利巴韦林合用时毒性可能增加。乳酸酸中毒时可引起运动无力，临床类似吉兰-巴雷综合征（包括呼吸衰竭）（罕见）

表6B（2） 抗逆转录病毒药物及不良反应

药物名称：通用名（商品名）	最常见的不良反应	最重要的不良反应
核苷类逆转录酶抑制剂（NRTI）所有核苷/核苷酸逆转录酶抑制剂的黑框警告：乳酸酸中毒/肝脂肪变性，潜在致命性。同时警告已观察到脂肪重新分布和免疫重建综合征（包括迟发性自身免疫综合征）（续）		
齐多夫定 （ZDV，AZT）（Retrovir）	恶心50%，厌食20%，呕吐17%，头痛62%。亦有报道：虚弱、失眠、肌痛、指甲色素沉着。巨红细胞增多症可见于任何剂量的治疗方案	**黑框警告-血液学毒性，肌病。贫血**（$<8g/L$，1%），中性粒细胞减少（$<0.75\times10^9/L$，1.8%）。如果内源性血清促红细胞生成素水平≤500mU/ml，则促红细胞生成素α治疗贫血有效。与利巴韦林合用可能毒性增加，不建议与利巴韦林合用。HIV/HCV共感染患者接受齐多夫定和干扰素α±利巴韦林时，可发生肝功能失代偿
丙酚替诺福韦（TAF）目前为达可挥（与恩曲他滨的合剂）或捷扶康（与恩曲他滨、埃替拉韦和考比司他的合剂）	捷扶康研究中：恶心（10%）、腹泻（7%）、头痛（6%）、乏力（5%）。血脂增高。	**黑框警告：**乳酸酸中毒和肝脂肪变性；慢性HBV感染治疗后可能加重。未批准用于乙肝的治疗。肾：CrCl＞50的患者中，＜1%患者发生严重肾脏病变。发生肾功能减退或Fanconi综合征时建议停药。骨密度：可能引起骨密度减低。和TDF相比，TAF较少引起肾功能不全和骨密度异常（*JAIDS 72*；*58，2016*；*Lancet HIV 3*：*e158，2016*）
替诺福韦（TDF）（韦瑞德）	腹泻11%，恶心8%，呕吐5%，腹胀4%（通常耐受性好）	• **肾毒性：**一些研究发现TDF和肾损伤相关（*CID51*：*296，2010*；*AIDS 26*：*267，2012*）。招募多于10 000例HIV患者的VA研究中，较多TDF治疗的患者发生蛋白尿和肾功能减退。停用TDF后，1/3患者肾功能不能恢复（*JID 210*：*363，2014*） • **范可尼综合征：**近端肾小管损伤可导致范可尼综合征，表现为：大量尿液丢失导致低磷血症、低钾血症。非阴离子间隙酸中毒。伴发的糖尿、蛋白尿、血清尿酸降低和血清肌酐增高 • **骨软化：**磷丢失可导致骨软化症、碱性磷酸酶尿增高和骨密度减少（*NEJM 370*：*959，2014*） **黑框警告：**TDF-FTC用于暴露前预防治疗之前，治疗前和至少每3个月需确认HIV-1抗体阴性；若存在急性HIV感染的任何症状时，需除外急性HIV感染，才能开始暴露前预防治疗。sofosbuvir/ledipasvir与TDF合用时需谨慎，TDF血药水平增高，可出现较大的潜在毒性

（续　表）

药物名称：通用名（商品名）	最常见的不良反应	最重要的不良反应
非核苷类抗逆转录酶抑制剂（NNRTI）。标签注意事项：抗病毒治疗时可出现脂肪重新分布和免疫重建		
地拉夫定（Rescriptor）	恶心，腹泻，呕吐，头痛	皮疹（18%），大多数病例可以继续用药或再次用药。史－约综合征和多形性红斑罕见报道，不足5%患者有肝酶增高
依非韦伦（Sustiva）	**中枢神经系统不良反应52%**；症状包括头晕、失眠、嗜睡、注意力不集中、精神症状和异梦；第1次或第2次给药后症状加重，2～4周后好转；停药率2.6%。皮疹26%（对照组17%）；口服抗组胺药后常能改善；停药率1.7%。用CEDIA DAU多层THC检测尿液可出现大麻类毒品检测假阳性反应。代谢物可导致苯二氮䓬类药物尿检呈假阳性（*CID 48*：*1787*，*2009*）	**警告**：CNS不良反应可影响驾驶和其他危险活动。有严重的神经精神症状的报道，包括严重抑郁（2.4%）和自杀倾向（0.7%）。如果初治患者治疗方案中含依非韦伦，自杀念头、企图自杀或自杀成功的患者可增多2倍（*AnIM 161*：*1*，*2014*）。肝酶增高。暴发性肝功能衰竭已有报道（见FDA说明书）。**最新指南显示，依非韦伦可用于孕妇（WHO指南），或孕妇继续使用依非韦伦（DHHS指南）**（表8A）。注意：没有任何一种避孕方法100%可靠。建议同时使用避孕套和第二种避孕方法，直到停用依非韦伦后12周。禁用某些经CYP3A4代谢的药物。CYP-2B6 G516T等位基因纯合子的患者药物代谢缓慢，导致依非韦伦毒性增加，耐受性下降。该等位基因在黑人和女性中较常见（*CID 42*：*408*，*2006*）。史－约综合征和多形性红斑在上市后观察中有报道

表6B（3） 抗逆转录病毒药物及不良反应

药物名称：通用名（商品名）	最常见的不良反应	最重要的不良反应
非核苷类抗逆转录酶抑制剂（NNRTI）（续）		
依曲韦林（Intelence）	皮疹9%，通常为轻中度，可自行缓解；临床试验中2%患者因皮疹而停药。女性更常见。恶心5%	严重皮疹（多形性红斑、中毒性表皮松解或史-约综合征）有报道。过敏反应可表现为皮疹、全身症状和脏器功能不全，包括肝衰竭（见FDA说明书）。与潜在的CYP450介导的药物相互作用。上市后有横纹肌溶解症的报道
奈韦拉平（Viramune）	**皮疹37%**：常发生在治疗的最初6周内发生。按照推荐，14天导入期可降低皮疹的风险（见表6A）。女性出现严重皮疹的风险增高7倍（*CID 32*：*124*，*2001*）。50%停药2周内缓解，80%在停药1月内缓解。停药率为6.7%。一项马拉维队列中，HLA-C*04：01是奈韦拉平相关史-约综合征或中毒性表皮坏死松解症（TEN）的危险因素之一	**黑框警告：有严重致死性皮肤反应的报道**，史-约综合征、中毒性表皮坏死和伴嗜酸性粒细胞增多和全身症状的过敏反应或药疹（DRESS）（*ArIM 161*：*2501*，*2001*）。严重的皮疹发生时，立即停药，不能再用。一项临床试验中，应用强的松可增加皮疹的风险。**黑框警告：有致死性肝毒性的报道**，2/3发生在最初治疗的12周内。总肝炎发生率为1%。既往有ALT或AST升高和/或慢性乙肝或丙肝病史的患者更易发生肝炎（*Hepatol 35*：*182*，*2002*）。CD4细胞＞250/μl的女性患者，包括孕妇，发生肝炎的风险增高。避免用于此类患者，除非别无选择。CD4细胞＞400/μl的男性患者发生感染的风险亦增高。密切监测患者（临床症状和肝功能），特别是最初治疗的12周内。若临床出现肝毒性、严重皮疹或超敏反应，则立即停药，严禁再用
利匹韦林（Edurant）	头痛（3%），皮疹（3%，0.1%导致停药），失眠（3%），抑郁症（4%）。精神症状导致停药1%。有肝酶增高	诱导CYP3A或增加胃PH值的药物可降低利匹韦林的血药浓度，应避免联合使用。这些药物包括某些抗癫痫药物、利福霉素、PPIs、地塞米松和金丝桃。利匹韦林超剂量治疗时，可延长QTc间期；和其他可引起QTc间期的药物同时使用时需谨慎。可导致抑郁症，包括自杀倾向或自杀意念。和依非韦伦相比，利匹韦林引起神经精神症状较少（*JAIDS 60*：*33*，*2012*）。既往肝病患者（包括乙肝和丙肝）易发生肝炎；需监测肝功能。肾结石和肾病综合征亦有报道。有体重增加、皮肤过敏反应和DRESS的潜在风险（Complera）

（续　表）

药物名称：通用名（商品名）	最常见的不良反应	最重要的不良反应
蛋白酶抑制剂（PI）		
糖代谢异常、血脂异常和脂肪重新分布综合征为潜在的问题。服用PI的患者骨量减少/骨质疏松的风险增高（*表6C，46页*）。HIV阳性的血友病患者服用PI治疗时，有自发性出血的报道。使用PI发生风湿病并发症亦有报道（*Ann Rheum Dis 61：82，2002*）。一些PIs有潜在的QTc延长（*Lancet 365：682，2005*）。**所有的PIs均要警惕：**与其他经CYP3A或其他酶清除的药物联合应用，可使其血药浓度升高，引起严重的毒性反应，应禁止合用。如同其他抗病毒药物，可引起免疫重建综合征，包括早发或迟发的自身免疫综合征。考虑到自然分娩或人工分娩，一项法国队列研究发现，和其他抗病毒治疗药物相比，即使考虑其他潜在风险因素，接受利托那韦增强PIs的女性患者发生早产风险增高（*CID 54：1348，2012*）		
阿扎那韦（Reyataz）	60%患者出血无症状性间接胆红素血症，黄疸7%～9%（特别是Gilbert综合征）（*JID 192：1381，2005*）。中重度不良反应：腹泻1%～3%，恶心6%～14%，腹痛4%，头痛6%，皮疹20%	PR间期延长（Ⅰ度房室传导阻滞5%～6%）；Ⅱ度房室传导阻滞少见。QTc间期延长和扭转型室速有所报道（*CID 44：e67，2007*）。急性间质性肾炎（*Am J Kid Dis 44：E81，2004*）和尿路结石（阿扎那韦结石）（*AIDS 20：2131，2006*；*NEJM355：2158，2006*）亦有报道。和其他PIs相比，发生肾结石的风险有十倍增高（*CID 55：1262，2012*）。D：A：D研究中发现，基线肾功能正常的患者中，使用阿扎那韦/利托那韦是eGFR＜70的一项独立风险因素（*JID 207：1359，2013*）。但是，另一项研究未发现从其他PIs变为阿扎那韦时肾功能并未恶化（*AIDS 29；392，2015*）。HBV或HCV共感染患者转氨酶增高。严重皮肤反应（史-约综合征、多形性红斑和中毒性表皮坏死松解症或Dress综合征）亦有报道
达芦那韦（Prezista）	与其他药物联用时，头痛15%，恶心18%，腹泻20%，淀粉酶增高17%。皮疹10%；停药率0.5%	肝炎5%，部分有生命危险。HBV或HCV共感染者或其他肝功能不全患者需谨慎。监测临床症状和肝功能。史-约综合征、中毒性表皮坏死松解症和多形性红斑。内含硫制剂。潜在的药物相互作用。可导致激素类避孕药避孕失败

表6B（4） 抗逆转录病毒药物及不良反应

药物名称：通用名（商品名）	最常见的不良反应	最重要的不良反应
蛋白酶抑制剂（PI）（续）		
福沙那韦（Lexiva）	皮疹～20%（中重度3%～8%），恶心，头痛，腹泻	史-约综合征罕见，溶血性贫血。安普那韦的前体药物。含有磺胺成分。上市后有血管神经性水肿和肾结石的报道。血管神经性水肿、口腔感觉异常、心肌梗死和肾结石上市后均有报道。超出推荐剂量时有肝功能增高；既往肝脏疾患的患者风险增加。有安普那韦所致急性溶血性贫血的报道
茚地那韦（Crixivan）	10%～15%间接胆红素增高（≥2.5mg/dl），存在显性黄疸，类似Gilbert综合征（*JID 192：1381，2005*）。恶心12%，呕吐4%，腹泻5%。有金属味。有甲沟炎和足趾嵌甲的报道（*CID 32：140，2001*）	**肾结石**。茚地那韦结晶沉积于肾小管集合系统，易形成肾结石。12%成人有肾结石，儿童患者发生率更高。充分水化可降低肾结石风险（每天至少饮水1420ml）（*AAC 42：332，1998*）。有报道肾小管间质性肾炎/肾皮质萎缩与无症状尿白细胞增多相关。有3例患者发生严重肝炎的报道（*Ln 349：924，1997*）。有溶血性贫血的报道
洛匹那韦/利托那韦（克力芝）	胃肠道：**腹泻**14%～24%，恶心2%～16%。每日一次的给药方式较多发生腹泻	血脂异常20%～40%。累积使用后可能增加心肌梗死风险（*JID 201：318，2010*）。PR间期延长，2度或3度房室传导阻滞。上市后有报道发现QTc间期延长和尖端扭转型室速，以下患者避免使用：先天性QTc间期延长、QTc延长的其他情况，或易于发生尖端扭转型室速。肝功能失代偿的肝炎；既往肝脏疾患的患者尤其需谨慎。胰腺炎。下肢炎症性水肿（*AIDS 16：673，2002*）。有史-约综合征和多形性红斑的报道。注意口服液时血药浓度高。新生儿使用口服液存在潜在毒性（含乙醇和丙二醇）
奈非那韦（Viracept）	轻中度**腹泻**20%。燕麦麸片、钙剂或口服止泻药物（如易蒙停、复方地芬诺酯片）可用于治疗腹泻	潜在药物相互作用。粉剂含有苯丙氨酸

（续　表）

药物名称：通用名（商品名）	最常见的不良反应	最重要的不良反应
利托那韦（爱治威）（主要用于其他抗病毒药物的增强剂，这是因为足量利托那韦毒性及药物相互作用有所增加）	消化道：和巧克力奶、安素或Advera营养粉合用时，苦涩口味可减轻；恶心23%，最初剂量递增（滴定过程）可减少恶心；呕吐13%，腹泻15%。口周感觉异常5%～6%。剂量超过100mg bid时，消化道毒副作用和血脂异常增加	**黑框警告**：有许多重要的药物相互作用——抑制P450 CYP3A和CYP2D6系统——可危及生命。利托那韦和皮质类固醇同时治疗时，可发生医源性库欣综合征，包括吸入、硬膜外注射或单剂肌肉注射皮质类固醇。史-约综合征和中毒性表皮坏死性过敏反应罕见。原发性1度（及更严重）房室传导阻滞和胰腺炎亦有报道。肝毒性，包括致死性肝毒性。治疗期间密切监测肝功能，尤其是既往存在肝病者，包括乙肝和丙肝。一些利托那韦导致的腹泻可使用Crofelemer 125mg po bid治疗（*Med Lett 55*：*59*，*2013*）
沙奎那韦（因服雷，硬胶囊，片剂）	**腹泻**，腹部不适，恶心，头痛	**警告：沙奎那韦只能与利托那韦联合使用**。避免与大蒜胶囊合用（可降低沙奎那韦的血药水平），与质子泵抑制剂合用时需谨慎（显著增加沙奎那韦的血药浓度）。沙奎那韦/利托那韦可延长QTc间期，罕见情况下导致2度或3度房室传导阻滞；尖端扭转型室速亦有报道。禁用于QTc间期延长者、服用其他药物或存在其他疾病状态（如低钾血症、低镁血症）有QTc间期延长风险者（*http*：*//www.fda.gov/drugs/DrugSafety/ucm230096.htm*，*accessed May 25*，*2011*）。禁用于完全性房室传导阻滞的患者，或未植入起搏器的高风险患者。既往肝病疾患或者同时服用利福平的患者可发生肝毒性。史-约综合征罕见。不推荐与考比司他合用

表6B（5） 抗逆转录病毒药物及不良反应

药物名称：通用名（商品名）	最常见的不良反应	最重要的不良反应
蛋白酶抑制剂（PI）（续）		
替拉那韦（Aptivus）	恶心和呕吐，腹泻，腹痛。皮疹8%～14%，女性常见。33%服用炔雌醇的女性发生皮疹。明显脂代谢异常	**黑框警告：可导致肝炎和致死性肝功能衰竭**。乙肝或丙肝共感染患者肝毒性风险增高。可致皮肤光过敏。Child-Pugh B级或C级的肝功能不全患者禁用。**可导致致死性/非致死性颅内出血（可抑制血小板聚集）**。有出血风险的患者需谨慎。有明显药物相互作用。含磺胺成分和维生素E
融合酶抑制剂		
恩夫韦地（T20，Fuzeon）	局部注射部位反应（98%至少有一处注射部位反应，4%因此停药）（疼痛和不适、硬结、红斑、结节、囊肿、瘙痒和淤斑）。腹泻32%，恶心23%，乏力20%	细菌性肺炎发生率增加（3.2/百人年），**过敏反应**＜1%（皮疹、发热、恶心、呕吐、畏寒、寒战、低血压和肝转氨酶升高）；再次用药时亦可出现。停药后皮肤斑块内仍存在含恩夫韦地肽的皮下淀粉样沉积（*J Cutan Pathol 39：220，2012*）
CCR5辅助受体拮抗剂		
马拉维诺（Selzentry）	和其他抗病毒药物：咳嗽13%，发热12%，皮疹10%，腹痛8%。 眩晕、肌痛、关节痛。上呼吸道感染和HSV感染风险增高	**黑框警告：肝毒性**。可先有过敏反应（皮疹、嗜酸细胞增高或IgE水平增高）。乙肝或丙肝共感染患者需谨慎。1.3%心肌缺血/心肌梗死。可导致血压下降、体位性晕厥，尤其在肾功能不全患者。和CYP3A诱导剂/抑制剂有显著相互作用。恶性肿瘤的长期风险未知。上市后有史-约综合征的报道。临床研究中，初治患者安全性总体较好（*JID 201：803，2010*）。抗病毒治疗（含马拉维诺）患者可发生免疫重建综合征，有自身免疫表现
整合酶抑制剂（INSTI）		
拉替拉韦（艾生特）	腹泻、头痛、失眠、恶心。HBV或HCV共感染者肝功能增高更常见	可发生过敏反应。皮疹、史-约综合征、中毒性表皮坏死松解症均有报道。有肝功能衰竭的报道。心肌酶增高、肌病和横纹肌溶解症亦有报道（*AIDS 22：1382，2008*）。4例抑郁症患者病情加重；调整抗精神药物后可继续拉替拉韦（*AIDS 22：1890，2008*）。咀嚼片含苯丙氨酸。抗病毒治疗（含拉替拉韦）患者可发生免疫重建综合征，有自身免疫表现

（续　表）

药物名称：通用名（商品名）	最常见的不良反应	最重要的不良反应
埃替拉韦（Vitekta）（仅用于联合制剂）	腹泻（7%）、恶心（4%）和头痛（3%）常见。见同时使用的蛋白酶抑制剂、利托那韦、Tybost或考比司他的不良反应	皮疹（＜2%），腹痛，消化不良。抑郁症、失眠、自杀意念/企图（＜1%）
多替拉韦（特威凯）	失眠，头痛。腹泻少见。因多替拉韦抑制肾小管分泌肌酐，导致血清肌酐轻度增高；GFR不变（*CID 59：265；2014*）。ALT/AST、血脂、血糖增高	过敏反应，可表现为发热、皮疹、乏力/不适、肌痛/关节痛、血管性水肿、肝炎、嗜酸细胞增多症：立即停药，不再用药。乙肝或丙肝患者转氨酶增高。粒细胞减少（1%）。可出现脂肪重新分布和免疫重建综合征，包括自身免疫表现。多替拉韦、阿巴卡韦和拉米夫定开始治疗后发生胰腺炎，停药后可快速缓解（*AIDS 29：390，2015*）
其他		
考比司他（Tybost）通过阻断CYP3A，可增强抗病毒药物的血药水平，无抗HIV病毒活性	恶心，皮疹，黄疸（与阿扎那韦＋舒发泰合用时）均≤5%。肾小管分泌时与肌酐竞争；血清肌酐增高≤0.4mg/dl，GFR不变。和利托那韦相比，对脂肪细胞的功能影响不大，有较好的可溶性	禁止与药品说明书中CYP3A代谢药物合用。增强阿扎那韦合用时易发生肾结石。与替诺福韦合用时，范科尼综合征和或急性肾功能衰竭亦有报道。 腹痛、抑郁症、失眠、横纹肌溶解症均＜2%

表6C　按临床表现列出的药物不良反应[1]

临床表现	相关药物种类或药物	起病；临床症状和体征	估计发生率	危险因素	预防/监测	临床治疗
致命性不良反应（按字母顺序）						
药物性肝炎：奈韦拉平	**奈韦拉平（Viramune）过敏反应最重要**	起病：最初6～18周。症状/体征：恶心/呕吐/黄疸。50%皮疹。口腔炎、结膜炎、嗜酸细胞增多	临床试验中2.5%～11%	CD4＞250/μl女性；CD4＞400/μl男性	2周以上的逐渐加量。ALT/AST监测频次：每两周1次×1个月，之后每个月1次×3个月，接着每3个月1次	停用所有抗病毒药物及其他潜在肝毒性药物。**奈韦拉平禁用于肝功能不全患者暴露后预防治疗**
乳酸酸中毒/肝脂肪变性±胰腺炎（*Mitochondrial toxicity*：*JAC 61*：8，*2008*）	核苷类抗逆转录酶抑制剂：司他夫定（赛瑞特）、去羟肌苷（Videx）、齐多夫定（Retrovir）	起病：最初数月。症状/体征：恶心、呕吐、乏力、呼吸困难、黄疸。检查：阴离子间隙代谢性酸中毒伴乳酸增高	发生率：0.85/1000人年，若乳酸＞10mmol/L，死亡率达50%以上	去羟肌苷＋司他夫定。女性、妊娠、肥胖	若有症状、HCO_3降低和或阴离子间隙增高时监测乳酸水平。不推荐常规乳酸测定	停用所有抗病毒药物。研究发现静脉维生素B_1和/或维生素B_2治疗有效。如有需要，建议使用线粒体毒性小的NRTIs，如阿巴卡韦、替诺福韦、拉米夫定和恩曲他滨
乳酸酸中毒/进行性上行性神经肌肉无力	**司他夫定（赛瑞特）和其他核苷类类似物，如ddI、ZDV和**d4T	起病：数月之后，隐匿起病。症状和体征：进行性上行性神经肌肉无力，与格林巴利综合症相似。检查：阴离子间隙代谢性酸中毒和乳酸增高、肌酸激酶增高	罕见	司他夫定长期使用、女性、肥胖	早期识别	停用所有抗病毒药物，机械通气。血浆置换、丙种球蛋白、糖皮质激素的疗效不确切。**不再使用司他夫定治疗**
史-约综合征/中毒性表皮坏死（见药物性肝炎部分）	ddI、ZDV，其他抗病毒药物罕见。TMP-SMX	起病：最初的几天到几周。症状和体征：伴黏膜溃疡的斑疹±表皮分离	奈韦拉平（Viramune）0.3%～1%，依非韦伦（Sustiva）和地拉夫定（Rescriptor）1%	奈韦拉平——女性、非裔、亚裔、西班牙裔	对患者宣教以早期识别	停用所有抗病毒药物及其他可疑药物，如TMP/SMX。常需要入住ICU

（续　表）

临床表现	相关药物种类或药物	起病；临床症状和体征	估计发生率	危险因素	预防/监测	临床治疗
全身过敏反应（HSR）	阿巴卡韦（赛进）：不再使用阿巴卡韦。依曲韦林（Intelence）	起病：平均9天；90%发生于最初6周内。症状和体征：发热、弥漫性皮疹、恶心/呕吐/腹泻/关节痛、呼吸困难、咳嗽或咽炎	临床试验中8%（范围：2%～9%）	HLA-DR7或HLA-B*5701阳性	筛查HLA-B*5701	停用所有抗病毒药物，48h内自行恢复，不再使用
	奈韦拉平（Viramune）	严重皮肤反应	2%		不再使用	见药物性肝炎
	拉替拉韦	发热、皮疹	罕见	和其他易引起全身过敏反应的药物合用		停用抗病毒治疗

注：[1]引自　aidsinfo.nih.gov/guidelines/html/1/adult-and-adolescent-treatment-guidelines/0

表6C（2） 按临床表现列出的药物不良反应

临床表现	相关药物种类或药物	起病；临床症状和体征	估计发生率	危险因素	预防/监测	临床治疗
致命性不良反应（按字母顺序）						
出血事件						
CD8脑炎	抗病毒治疗	认知障碍、意识模糊、癫痫、CD8淋巴细胞增多症	罕见	CNS免疫重建综合征，抗病毒治疗中断	钆剂增强MRI诊断	糖皮质激素（*CID 57：101，2013*）
血友病患者	蛋白酶抑制剂	自发性出血；血尿	未知	蛋白酶抑制剂治疗	尽量避免蛋白酶抑制剂	Ⅷ因子的补充增加
颅内出血	利托那韦增强的替拉那韦（TPV/r）	出现出血的平均时间：TPV/r治疗525天	TPV/r治疗的24例患者；2例死亡	中枢神经系统疾病、创伤或手术、抗凝药和维生素E	避免维生素E的补充	停用TPV/r
骨髓抑制	齐多夫定（Retrovir）	起病：最初的几周到几月 症状和体征：乏力 检查：贫血和或粒细胞减少	严重贫血1.1%～4%、严重粒细胞减少1.8%～8%	AIDS、大剂量同时使用骨髓抑制药物	避免骨髓抑制药物。至少每3个月监测血常规及血细胞形态学分类	若严重，可使用G-CSF和/或促红细胞生成素
肝炎	TAF、TDF、3TC和FTC	停用核苷类药物时HBV复发				所有蛋白酶抑制剂可引起药物性肝炎。TPV合用时风险更高
肝毒性：肝脂肪变性、非酒精性脂肪性肝炎（*药物性肝炎，43页*）	所有NNRTIs、所有PIs、大部分NRTIs、马拉维诺。 肝脂肪变性：常见于ZDV、d4T、ddI和奈韦拉平	蛋白酶抑制剂：和TPV/r相关的肝炎 起病：各有不同 NRTI：无症状AST/ALT增高＋乳酸酸中毒（ZDV、ddI和d4T）	不同的药物发生率不同	乙肝或丙肝共感染、酒精中毒和其他肝毒性药物	奈韦拉平：监测肝功能；尤其女性。TPV/r：肝功能不全患者中避免使用	检查有无乙肝或丙肝。如果有症状，停用所有抗病毒药物。若停用TDF、3TC或FTC，乙肝可能活动加重

（续　表）

临床表现	相关药物种类或药物	起病；临床症状和体征	估计发生率	危险因素	预防/监测	临床治疗
肾结石/尿结石/结晶尿	**茚地那韦（Crixivan）常见，阿扎那韦少见**	起病：任何时候。症状体征：腰痛和排尿困难。检查：血尿、结晶尿和脓尿	临床试验中：4.7%～34.4%	脱水；肾结石病史	每天摄入1.5～2L水	水化
肾毒性-TDF（*Topics in Antiviral Med 22*：*655*，*2014*；*JID 210*：*363*，*2014*）	**TDF**：对近端肾小管细胞有毒性，抑制肌酐的排泄，GFR并不增加：Cobi、DTV、RPV、RTV和甲氧苄啶 **TAF**：和TDF相比，毒性小	缓慢起病，由于TDF引起近端肾小管丢失磷酸、葡萄糖、氨基酸、尿酸和碳酸氢盐。早期表现为范科尼综合征：阴离子间隙正常酸中毒，低钾血症和低磷酸血症。磷酸盐丢失导致骨软化症（*NEJM 370*：*959*，*2014*）	大样本中约2.2%。常为轻微异常	其他肾毒性药物	监测肾小管丢失的证据。CrCl＜50ml/min时TDF应减量	早期损伤可逆。若允许，可停用TDF。避免药物-药物相互作用。**若可能则选择TAF**

表6C（3） 按临床表现列出的药物不良反应

临床表现	相关药物种类或药物	起病；临床症状和体征	估计发生率	危险因素	预防/监测	临床治疗
严重不良反应（按字母顺序）（续）						
胰腺炎	**去羟肌苷（Videx）、去羟肌苷＋司他夫定（赛瑞特）**、去羟肌苷＋利巴韦林或替诺福韦	起病：数周到数月；症状/体征：腹痛/背痛、恶心/呕吐；检查：淀粉酶/脂肪酶升高	去羟肌苷：1%～7%。如果去羟肌苷合用司他夫定、替诺福韦或利巴韦林时发生率增高	血清/细胞内去羟肌苷血药浓度增高；酒精中毒；高甘油三酯血症。与替诺福韦合用时去羟肌苷未减量	胰腺炎病史时禁用去羟肌苷。与替诺福韦合用时调整去羟肌苷的剂量。避免去羟肌苷与司他夫定、替诺福韦或利巴韦林合用	停用抗病毒治疗
多发性神经病	**D4T（司他夫定）＞ddI、ddC**	司他夫定相关：进行性上行性多发性神经病，类似格林巴利综合征	罕见	司他夫定长期使用	早期识别	停用所有抗病毒药物。血浆置换、类固醇激素、丙种免疫球蛋白和肉碱疗效不一
精神症状	**EFV、INSTIs**	EFV：困倦；INSTIs：失眠				自杀念头少见
长期并发症的不良反应（按字母顺序），参考：*HIV&Aging*：*JAIDS 60*（*Suppl 1*）：*S1*，*2012*						
动脉粥样硬化性心肌梗死&脑血管意外。病理生理：低滴度病毒复制→肠道细菌移位→T细胞单核细胞介导的炎症→非钙化斑块。（参考：*AnIM 160*：*458 &509*，*2014*）	传统风险因素和未控制的HIV感染最重要。某些HIV药物怀疑但未被证实为危险因素。阿巴卡韦起初认为是风险因素，之后否决（*CID 52*：*929*，*2011*；*CID 53*：*84&92*，*2011*）	起病：数月到数年；症状/体征：过早或加速动脉粥样硬化血管性疾病	心肌梗死相对风险度增加50%	吸烟、年龄、高脂血症、高血压、糖尿病、肥胖、HIV感染＋CD4计数减少&抗病毒治疗长期治疗	处理危险因素；抑制HIV病毒血症	治疗危险因素、控制HIV病毒血症。戒烟。开始他汀类药物治疗。见*Topics in Antiviral Med 23*：*169*，*2015*

（续　表）

临床表现	相关药物种类或药物	起病；临床症状和体征	估计发生率	危险因素	预防/监测	临床治疗
胆石症	阿扎那韦	可并发胆囊结石和肾结石		起病中位时间：42个月		
高脂血症（*JID 205*（*Suppl 3*）：*S383*，*2012*；*CID 52*：*387*，*2011*）	**除阿扎那韦外的蛋白酶抑制剂、司他夫定和依非韦伦。**利托那韦强化可增加甘油三酯水平	和TG、LDL和HDL增高相关： ● 司他夫定＞齐多夫定＞阿巴卡韦 ● 依非韦伦 ● 所有利托那韦强化的蛋白酶抑制剂LPV/r＞DRV/r＞ATV/r	除阿扎那韦的蛋白酶抑制剂：1.7～2.3倍增高	PIs：洛匹那韦/利托那韦；NNRTI：依非韦伦；NRTI：司他夫定	抗病毒治疗可导致血脂中度增高；使用他汀类药物治疗。基线时每3～6个月监测空腹血脂水平，之后每年监测	注意药物-药物相互作用：他汀类药物和PIs。总之，最好选择阿托伐他汀或瑞舒伐他汀治疗（*AIDS 24*：*77*，*2010*；*CID 52*：*387*，*2011*）
胰岛素抵抗/糖尿病（*JID 205*（*Suppl 3*）：*S383*，*2012*）	**齐多夫定、司他夫定和去羟肌苷。蛋白酶抑制剂尚不明确**	起病：数周到数月症状/体征：多饮、多尿和多食	3%～5%发生糖尿病	肥胖、遗传因素和高脂血症	避免使用齐多夫定和司他夫定	饮食和锻炼、二甲双胍、“格列酮类药物”、磺脲类药物和胰岛素

表6C（4） 按临床表现列出的药物不良反应

临床表现	相关药物种类或药物	起病；临床症状和体征	估计发生率	危险因素	预防/监测	临床治疗
长期并发症的不良反应（按字母顺序），参考：*HIV&Aging*：*JAIDS 60*（*Suppl 1*）：*S1*，*2012*（续）						
骨坏死（股骨头缺血性坏死）*CID 51*：*937*，*2010*	HIV本身、替诺福韦（CID 51：937，2010）、可疑强化阿扎那韦和依非韦伦	起病：急骤； 症状和体征：85%累及一个或两个股骨头、肱骨头和胫骨近端	4.8每百人年。4%无症状，由MRI诊断	糖尿病、既往类固醇治疗、饮酒、维生素D缺乏、低CD4计数	禁用类固醇类药物。定期MRI检查以评估疾病进展。监测维生素的水平	去除危险因素；减体重；有时需全关节成形术。若维生素D水平低时，则补充维生素D
影响生活的不良反应						
脂肪分布异常：和细胞内司他夫定浓度增高相关（*CID 50*：*1033*，*2010*）						
脂肪萎缩［*JID 205*（*Suppl 3*）：*S383*，*2012*］	NRTIs，司他夫定＞齐多夫定＞TDF、ABC、3TC与FTC（尤其与EFV）合用时（*CID 51*：*591*，*2010*）	面部、臀部和四肢皮下脂肪萎缩 注意：HLA-B*4001与司他夫定引起的脂肪分布异常相关（*CID 50*：*597*，*2010*）	精确发生率未知	基线CD4细胞低和年龄大。基线体质指数（BMI）低	若可能，避免使用司他夫定和齐多夫定	• 更换NRTI为ABC或TDF/TAF • FDA批准的填充物：聚左乳酸、Cahydroxyapatite（Radiesse） • 若胰岛素抵抗：吡格列酮（*JID 195*：*1731*，*2007*）
脂肪堆积：脂肪代谢异常（脂肪肥厚）	PI或NNRTI与d4T或ZDV合用	腹腔脏器、胸围和颈背部脂肪垫中大量脂肪组织 治疗：Tesamotelin，治疗有效者甘油三酯和脂联素水平下降（*CID 54*：*1642*，*2012*）	精确发生率未知	HIV感染前肥胖、治疗前CD4计数低、年龄大和基线BMI低	避免PI或NNRTI与d4T或AZT联合使用。LPV/r更换为ATV/r时内脏脂肪减少（*AIDS 23*：*1349*，*2009*）	哪些治疗有效？生长激素释放因子（tesamorelin-EGRIFTA）降低18%内脏脂肪（*JAIDS 53*：*311*，*2010*，*Med Lett 53*：*33*，*2011*）。2型糖尿病：二甲双胍。手术治疗疗效有限

（续　表）

临床表现	相关药物种类或药物	起病；临床症状和体征	估计发生率	危险因素	预防/监测	临床治疗
胃肠道反应-腹泻	**所有蛋白酶抑制剂（PIs）和去羟肌苷（Videx）**	起病：第一次用药；症状：使用洛匹那韦/利托那韦、奈非那韦和去羟肌苷缓释剂可能加重	有所不同	所有患者	止泻药	易蒙停、复方地芬诺酯、钙片、车前子、胰酶和L-谷氨酸
骨量减少和骨质疏松（骨坏死，*46页*）	骨质丢失、2型HIV、替诺福韦、强化的阿扎那韦和依非韦伦［*JID 205*（*Suppl 3*）：*S391*，*2012*］	数月至数年；骨折风险增高	尚不明确，较普通人群发生率高	低维生素D水平（*CID 52*：*396*，*2011*）	补充维生素D	司他夫定和TDF风险增高；可用二磷酸盐
外周神经病	**去羟肌苷（Videx）、司他夫定（赛瑞特）>ddI&ddC**	起病：数周至数月；症状和体征：多为下肢。麻木和感觉异常。停药后常可逆	去羟肌苷12%～34%司他夫定52%	神经病病史；晚期HIV；联合用药可增加去羟肌苷胞内浓度，如利巴韦林和替诺福韦	避免使用，尤其是联合用药	疼痛时可试用加巴喷丁或三环类抗抑郁药；拉莫三嗪、卡马西平（注意药物相互作用）、托吡酯、曲马多、麻醉性镇痛药和外用辣椒素

表6D　HIV患者中抗逆转录病毒药物和其他常用药物的叠加毒性

骨髓抑制	外周神经病	胰腺炎	肾毒性	肝毒性	皮疹	腹泻	眼部症状
两性霉素B	去羟肌苷	复方磺胺甲噁唑	阿昔洛韦（IV，HD）	阿奇霉素	阿巴卡韦	阿托伐醌	西多福韦
西多福韦	异烟肼	去羟肌苷	阿德福韦	克拉霉素	阿扎那韦	克林霉素	去羟肌苷
复方磺胺甲噁唑	利奈唑胺	拉米夫定（儿童）	氨基糖苷类抗生素	达芦那韦	阿托伐醌	达芦那韦	乙胺丁醇
细胞毒性化疗药物	司他夫定	喷他脒	两性霉素B	茚地那韦	复方磺胺甲噁唑	福沙那韦	利奈唑胺
氨苯砜		利托那韦	阿扎那韦（肾结石）	去羟肌苷（门脉高压）	氨苯酚	洛匹那韦/利托那韦	利福布汀
氟胞嘧啶		司他夫定	Bictegravir*	多替那韦	达芦那韦	奈非那韦	
更昔洛韦			西多福韦	依非韦伦	茚地那韦	利托那韦	
羟基脲			考比司他*	氟康唑	依非韦伦	替拉那韦	
干扰素α			多替那韦*	异烟肼	福沙那韦		
利奈唑胺			膦甲酸钠	伊曲康唑	马拉维若		
聚乙二醇干扰素			茚地那韦（肾结石）	酮康唑	奈韦拉平		
伯氨喹			喷他脒	马拉维若	拉替拉韦		
乙胺嘧啶			利托那韦*	奈韦拉平	磺胺嘧啶		
利巴韦林			替诺福韦	去羟肌苷（肝脂肪变性）	替拉那韦		
利福布汀			（TAF↓）	蛋白酶抑制剂（尤其替拉那韦）	甲氧苄啶/磺胺甲噁唑		
磺胺嘧啶							
三甲曲沙			*肌酐增高，对GFR无影响	利福布汀			
缬更昔洛韦				利福平			
齐多夫定				伏立康唑			

注：*参考：*Guidelines for use of antiretroviral agents in HIV-1 infected adults and adolescents, DHHS,http*：*//aidsinfo.nih.gov*。

表6E 研发中的抗病毒药物（2018年）

药物名称，数字，（生产厂家）	药物类型（抗病毒作用部位）	剂量	解释
Apricitabine（ATC）	NRTI	600mg bid 目前研究正在制定剂量	类似3TC，抗病毒活性存在M184V突变。拮抗3TC和FTC药物**重新开发**
BMS-995176	成熟抑制剂	正在制定剂量（120mg po qd）	二代成熟抑制剂。广泛覆盖抗病毒gag区。紧密并可逆地与大部分gag蛋白结合。对多种蛋白酶抑制剂耐药的病毒有活性。大部分受试者总胆红素增高
Cabotegravir	INSTI	600mg IM q8w或800mg IM q12w	多替那韦的纳米技术配方，暴露时间长，用药次数少（如每2～3个月）。抗病毒活性与多替拉韦相同。需要与其他长效药物合用，如利匹韦林的长效配方；将来可能与EFdA（见上）合用。将来有望用于暴露后预防
Cenicriviroc（TBR-652）	CCR5-CCR2抑制剂	100mg或200mg每天，剂量制定中	Ⅲ期临床试验即将开始。CCR2抑制剂有抗炎症作用
Fostemsavir（BMS 663068）	附着抑制剂	1200mg 口服一日一次	与病毒gp120结合后，阻止病毒的进入，并防止病毒与CD4受体结合。12%患者病毒gp120为多态性，导致本药的结合力减低，而存在固有“耐药”
MK-8591（EFdA）	NRTTI（核酸逆转录酶易位抑制剂）	10mg每日口服或胃肠外缓释剂（每3月一次）	通过阻止易位而抑制NT。对HIV-1、HIV-2和多耐药株有活性。长效（鼠模型中＞180天）；可能每年用一次
Pro-140	CCR5拮抗剂	324mg SQ 每周一次或每两周一次	剂量、安全性和活性尚在研究中

表6F　抗病毒治疗药物的液体制剂

见 *http*: *//www.hivclinic.ca/main/drugs_extra_files/Crushing%20and%20Liquid%20ARV%20Foumulations.pdf*

药物	可用剂型	液体制剂	液体制剂的特殊说明	压片或胶囊打开	片剂/胶囊或液体制剂混合时的稳定性
核苷/核苷酸逆转录酶抑制剂（NRTIs）					
阿巴卡韦（赛进）[1]	片剂：300mg 刻痕片（可用于‘09-’10）：300mg[2] 口服液	口服液：20mg/ml	无重组必要	片剂可压碎，与少量食物或水合用，立即服用	
去羟肌苷（Videx）[1, 2]	EC胶囊：125mg，200mg，250mg，400mg 国产EC胶囊：200mg，250mg，400mg口服液的儿童粉剂	液体制剂的粉剂：2g或4g/瓶（最后浓度10mg/ml）	2g或4g粉剂加入100ml或200ml纯净水，制成20mg/ml口服液。部分20mg/ml原液与部分最大强度Mylanta混合成为10mg/ml口服液。**充分摇匀并空腹服用**。虽然每日一次剂量可提高依从性，但口服液最佳剂量为一天两次-**更多的口服液药代动力学数据支持一天两次的剂量**	胶囊中的颗粒为肠溶性。可打开胶囊，与少量食物混用	去羟肌苷混合物最多可**冷藏**30天[1, 2]
恩曲他滨（Emtriva）[1, 2]	胶囊：200mg口服液	口服液：10mg/ml	无重组必要。口服液生物利用度为胶囊的80%，因此240mg口服液的剂量相当于200mg胶囊的剂量。冷藏保存	无数据	口服液冷藏保存[2]。室温下3个月内稳定[2]
拉米夫定（Epivir）[1, 2]	片剂：100mg，150mg，300mg 刻痕片：150mg [2] 口服液	口服液：10mg/ml	无重组必要	片剂可压碎，与少量食物或水合用，立即服用	口服液室温保存[2]
司他夫定（赛瑞特）[1, 2]	胶囊：15mg，20mg，30mg，40mg（进口或国产均可用） 口服液	**用作口服液的粉末**：1mg/dl（1瓶200ml）	202ml纯净水加入粉剂容器内。用劲摇动，直到粉剂充分溶解。生成200ml 1mg/ml司他夫定容液	可打开胶囊，与少量食物或水混合（冷藏保存时，口服液在24h内稳定）	备用口服液冷藏时可存储至30天[1, 2]。服用前充分摇匀。胶囊内容物与少量食物或水混合，**冷藏**保存时在24h内稳定

表6F（2） 抗病毒治疗药物的液体制剂

药物	可用剂型	液体制剂	液体制剂的特殊说明	压片或胶囊打开	片剂/胶囊或液体制剂混合时的稳定性
核苷/核苷酸逆转录酶抑制剂（NRTIs）（续）					
替诺福韦（Viread）	片剂：150mg，200mg，250mg，300mg	1g口服粉剂含40mg替诺福韦	口服粉剂与2～4盎司软食。片剂可溶于水、橙汁或葡萄汁	快速饮用，避免品尝。仅用软食。尚无丙酚替诺福韦粉末制剂	
齐多夫定（Retrovir）[1,2]均可为国产药物	片剂：300mg胶囊：100mg口服液注射液	口服液：10mg/ml注射液：10mg/ml	无重新溶解	打开胶囊，用水散开或少量食物，立即服用。片剂可压碎，与少量食物或水立即服用	胶囊和/或片剂打开或压碎后应与食物或水混合后立即服用
非核苷逆转录酶抑制剂（NNRTIs）					
茚地那韦（Rescriptor）[1]	片剂：100mg，200mg	无		100mg片剂可溶于水中；至少90ml水中溶入4片，搅拌均匀，立即饮用，清洗杯子，并饮用清洗水，以保证全部剂量[1]。200mg片剂**不能**溶于水中	不详——100mg**片剂**溶于水中应**立即**服用
依非韦伦（Sustiva）[1,2]	胶囊：50mg，200mg片剂：600mg	无液体制剂，正在研究中[2]	可打开胶囊，加入1～2勺液体或食物（如苹果酱、葡萄汁、酸奶、室温下婴儿配方奶粉），有辣味。葡萄汁可掩盖味道。特殊说明：[*AJHP2010*；*67*（*3*）：*217-22*；*DHHS 2017*]	打开胶囊，加入液体或少量食物[2]。胶囊有辣味，最好与甜品混合以掩盖辣味	
依曲韦林（Intelence）[1]	片剂：25mg，100mg，200mg	无（但片剂可溶解形成混悬液）	一片200mg片剂放入一杯水中。搅拌直至奶状立即服用。用水清洗水杯几次，并把每次清洗的水服用[1,2]	是的——片剂可溶解	未知，应立即服用[2]
奈韦拉平（Viramune）[1]	**刻痕片**：200mg口服混悬液	口服混悬液：10mg/ml	无重新溶解。服用前摇匀。室温储存[2]	片剂可压碎，与少量食物或水合用，立即服用	压碎片剂，与食物或水混合，应立即服用
利匹韦林	25mg	无		无数据	

表6F（3） 抗病毒治疗药物的液体制剂

药物	可用剂型	液体制剂	液体制剂的特殊说明	压片或胶囊打开	片剂/胶囊或液体制剂混合时的稳定性
蛋白酶抑制剂（PIs）					
阿扎那韦（Reyataz）[2]	胶囊：150mg，200mg，300mg	50mg一包		阿扎那韦口服粉剂与至少1勺食物如苹果酱或酸奶混合。口服粉剂与饮料（至少30ml奶或水）可用于成人或可用杯子喝水的儿童。对于婴幼儿（＜6月龄）不能服用固体食物或杯子喝水，口服粉剂可与至少10ml婴儿配方奶粉混合，并使用口服剂量吸管	
达芦那韦（Prezista）[2]	片剂：75mg，150mg，400mg，600mg（75mg片剂可用于‘09-’10）[2]	100mg/ml口服混悬液		无论液体或胶囊制剂，必须与100mg利托那韦合用。与食物同服	口服混悬液以原包装存放于室温贮存（25℃），服用前充分摇匀
福沙那韦（Lexiva）[2]	片剂：700mg口服混悬液	口服混悬液：50mg/ml	成人服用混悬液，不与食物同服。儿童患者服用混悬液时，与食物同服[2]。服用之前充分摇匀。室温保存[2]	无数据	
茚地那韦（Crixivan）[2]	胶囊：100mg，200mg，333mg，400mg	无		无数据	
洛匹那韦/利托那韦（克力芝）[2]	片剂：100/25mg，200/50mg儿童片剂：100/25mg儿童口服液	儿童口服液：80/20 mg/ml（按体积计算，含42.4%酒精）	口服液应与食物同服[2]	**不能**：片剂应整片吞服。不能压碎或分片[2]	口服液贮存于冰箱中，室温2个月内仍稳定
奈非那韦（Viracept）[2]	片剂：250mg、625mg口服混悬液的粉剂。片剂压碎是口服液的优先选择，因使用粉剂较困难	口服混悬液的粉剂：50mg每一格药匙（200mg一茶匙）。与粉剂相比，溶解片剂制作口服混悬液耐受性好	用粉剂制作口服混悬液：**粉剂**可与水、奶、布丁、雪糕或配方奶粉混合。不能与酸性食物/果汁合用，**不能**直接加水于放置粉剂的瓶子中！[2]提供口服粉末时，需使用勺子，可达到测量的目的[2]	片剂溶解于少量水中。一旦溶解，浑浊混合物应立即服用。用水清洗杯子数次，并服用清洗水。片剂也可压碎，与布丁同服[2]	粉剂与水、奶、布丁、雪糕或配方奶粉混合，稳定6个小时以上[2]

表6F（4） 抗病毒治疗药物的液体制剂

药物	可用剂型	液体制剂	液体制剂的特殊说明	压片或胶囊打开	片剂/胶囊或液体制剂混合时的稳定性
蛋白酶抑制剂（PIs）（续）					
利托那韦（Norvir）[2]	胶囊：100mg口服液	口服液：80mg/ml（按体积计算，含43%酒精）	口服液室温保存。不能冷藏。服用前充分摇匀。口服液可与牛奶、巧克力奶、香草或巧克力布丁，或冰激凌混用[2]	无	若口服液与奶或其他食物混用时，应立即服用
沙奎那韦（Invirase）[1]	胶囊：200mg片剂：500mg	无		无数据	
替拉那韦（Aptivus）[2]	胶囊：250mg儿童口服液	儿童口服液：100mg/ml	口服液含116 IU/ml维生素E	无	口服液室温保存。口服液开瓶后60天内服用
进入/融合抑制剂					
恩夫韦肽（Fuzeon）[2]	皮下注射	无		无	重组小瓶需立着直到粉末完全溶解。不要摇动。一旦重组，小瓶应立即使用，或冷藏至使用不超过24小时。使用时才可用注射器抽吸
马拉维若（Selzentry）[2]	片剂：150mg，300mg	无		无数据	

表6F（5） 抗病毒治疗药物的液体制剂

药物	可用剂型	液体制剂	液体制剂的特殊说明	压片或胶囊打开	片剂/胶囊或液体制剂混合时的稳定性
整合酶抑制剂					
多替拉韦	片剂：50mg	50mg/10g儿童口服颗粒制剂和分散片制剂（开发中）		无数据	
拉替拉韦（艾生特）[1, 2]	片剂：400mg	100mg咀嚼片和25mg片剂；100mg颗粒用于口服混悬液		咀嚼片可咀嚼或整片吞服；口服混悬液提供两种搅拌杯、两种剂量注射器和60个箔包。每一箔包中，单包含100mg拉替拉韦，需要溶于5ml水中，浓度为20mg/ml。混匀30分钟内服用；未使用的口服液应丢弃	
联合制剂					
阿巴卡韦/拉米夫定（Epzicom）[1]	片剂	无——液体制剂可由单个制剂组成		无	
阿巴卡韦/齐多夫定/拉米夫定（Trizivir）[1]	片剂	无——液体制剂可由单个制剂组成		无	
Bictegravir/TAF/FTC	片剂	无		无数据	

（续 表）

药物	可用剂型	液体制剂	液体制剂的特殊说明	压片或胶囊打开	片剂/胶囊或液体制剂混合时的稳定性
埃替拉韦/考比司他/TDF/恩曲他滨（Stribild）	片剂：150mg	无		无	
恩曲他滨/TDF/依非韦伦（Atripla）[1]	片剂	无		无（目前进行中的研究为Atripla是否可压碎——尚无结果）	
恩曲他滨/TDF（舒发泰）[1]	片剂	无		无	
齐多夫定/拉米夫定（Combivir）[1]	刻痕片	无——液体制剂可由单个制剂组成		片剂可压碎，与少量食物或水混用，并立即服用	片剂溶解后应立即服用

注：[1]资料来源：药品说明书；
[2]Guidelines for the Use of Antiretroviral Agents in Pediatric HIV。

表7A 急性HIV感染

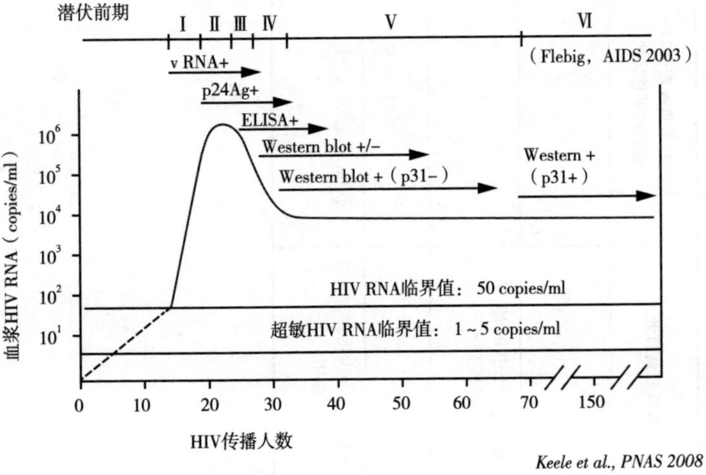

图5 HIV感染自然史和分期

急性（近期或原发）HIV感染

- **定义**：初次出现HIV病毒血症，尚不能测到HIV抗体。
- 当确诊HIV感染时（即使尚无耐药检测结果），可立即开始抗病毒治疗。[*CID 60*（*11*）: *1715*, *2015*; *J Virol. 88*（*17*）: *10056*, *2014*]。
- 进行基因型耐药检测（8%～18%耐药病毒传播）。
- 治疗方案与慢性HIV感染的推荐治疗方案相同。含DTG或BIC方案是最佳选择，因这些药物耐药少见。因不能很快得到HLA-B* 5701结果，多与TAF-FTC合用。一旦获得基线数据，则开始上述治疗方案。
- 治疗目标是病毒抑制至监测下限以下。
- **一旦开始抗病毒治疗，应终身维持治疗。**

特殊人群见 *www.aidsinfo.nih.gov*

a. **静脉药瘾者**：抗病毒药物治疗应考虑依从性。潜在存在神经精神症状与乙肝和丙肝发生率的增高，使药物不良反应的风险增高。药物相互作用可引起抗病毒药物、美沙酮或滥用药物的血药浓度增高或减低（*Mt Sinai J Med 67*: *429*, *2000*）。

b. **乙肝和或丙肝共感染者**（*表12*，*131页*）：乙肝共感染者需要含TDF或TAF的治疗方案。拉米夫定和恩曲他滨有活性，但不得用于不含TDF或TAF的治疗方案。**因此，乙肝共感染患者中，应使用TAF/FTC、TDF/FTC或TDF/3TC作为核苷/核苷酸骨架的选择，原因是3TC或FTC未与TAF/TDF同时治疗时可出现HBV耐药。**不能使用TDF治疗时，恩替卡韦应加入抗病毒治疗方案。如果不确定如何治疗，建议寻求专家意见。

慢性乙肝共感染者停用任一抗HBV治疗药物时，可出现严重暴发性肝炎（黑框警告）。丙肝共感染者中，如果丙肝未治疗，进展为肝硬化的发生率增高。所有丙肝共感染者应给予丙肝治疗，丙肝治愈率约＞98%。首先给予抗逆转录病毒治疗，一旦抗逆转录病毒治疗稳定后，则立即给予丙肝治疗。

肝功能不全时，抗逆转录病毒治疗药物的清除有所改变，需要调整药物的剂量（*CID 40*: *174*, *2005*；表15C）。存在明显肝功能不全时，应考虑治疗药物监测。

c. **青少年**：成人抗逆转录病毒治疗指南适用于青春期后青少年。根据青春期Tanner分期调整剂量，而不是根据年龄调整剂量。Tanner Ⅰ期、Ⅱ期时，根据儿童推荐剂量调整；若为晚期青春期Tanner Ⅴ期，根据成人推荐剂量调整。成长期中青少年起初以儿童剂量治疗。青少年治疗时依从性具有挑战性，需谨慎治疗。由于依非韦伦潜在的畸胎性风险，女性青少年需谨慎使用依非韦伦治疗。

表7B　HIV暴露后治疗

A. HIV职业暴露

启动暴露后预防治疗（PEP）的临床决策，需与暴露者协商，并考虑以下3种因素：

1. 暴露类型
   a. 潜在感染性物质包括：血液、组织、脑脊液；精液和阴道分泌物（不在职业暴露传播途径）；关节液、胸水、腹水、羊水；其他可见的血性液体。
   b. 低感染性液体，可见的血性液体除外：尿液、汗液、呕吐液、粪便、唾液、鼻部分泌物、泪液和痰液。**不推荐暴露后治疗。**
   c. 暴露时皮肤完整，无论暴露物质是否潜在感染性，无论暴露源HIV状态，**不推荐暴露后治疗。**
   d. 若暴露于黏膜（如血液溅到眼睛），或不完整黏膜（如擦伤皮肤、开放伤口、皮炎），或者皮下如针刺伤、手术刀或其他锐器伤或切伤，**推荐暴露后治疗。**咬伤导致皮肤破口，理论上可传播HIV，尤其存在口腔血性物质时，即使这并不包含在职业暴露传播途径。（图6）
2. HIV感染的暴露源可能性
   a. 若暴露有HIV传播的风险，暴露源**HIV阳性**，应在暴露后数小时内立即**开始暴露后治疗**（动物研究发现，＞72小时开始暴露后治疗效果较差，间隔时间长时暴露后治疗获益不详；若暴露后传播风险极高，即使间隔时间长，亦推荐开始暴露后治疗）。
   b. 若暴露有HIV传播的风险，暴露源HIV**未知**，患者可能是**HIV感染**，或根据HIV风险因素**怀疑**HIV感染时，在**暴露源HIV状态确证前开始暴露后治疗。**
      i. 若暴露源可进行快速HIV检查，检查结果出来前暂不予暴露后治疗。若检查结果阳性，则开始暴露后治疗。
      ii. 若暴露源不能进行快速HIV检查，则暴露源检查结果出来前开始暴露后治疗。若检查结果阴性，则停药。
      iii. 注意：抗体检查可除外HIV感染，除非暴露源怀疑急性期感染时推荐HIV病毒载量检查。
   c. 若**暴露源未知**，或暴露源已知但状态和风险不详，是否开始暴露后治疗需**咨询专家**，以个案方式处理（见1-888-448-4911或*http*：*//www.nccc.ucsf.edu/about_nccc/pepline/*），可参考暴露严重程度和HIV暴露的流行病学可能性。
3. 暴露后治疗方案的毒副作用和潜在的药物相互作用
   a. 新药耐受性好，大部分暴露的医务工作者可完成4周的疗程。一些药物需要根据肾功能调整剂量。
   b. 药物相互作用的信息见于*https*：*//www.hiv-druginteractions.org/checker*，药品说明书和*hivinsite.ucsf.edu*。
   c. 母乳喂养和妊娠不是暴露后治疗的禁忌证。

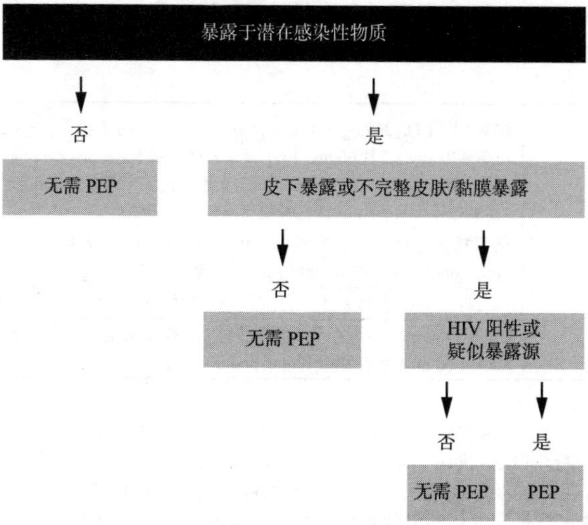

图6　暴露后预防（PEP）流程图

表7B（2） HIV暴露后治疗

暴露后治疗方案：三种或三种以上暴露后治疗的常规推荐药物，疗程4周

最佳方案	**达可挥**（FTC 200mg＋TAF）（CrCl<30ml/min时不推荐）po qd＋（**拉替拉韦** 1200mg（2片600mg）po qd或**多替拉韦** 50mg po qd）；若CrCl<30ml/min：**替诺福韦**（TDF）q72～96h＋**恩曲他滨**（FTC）200mg q72～96h＋（**多替拉韦** 50mg po qd或**拉替拉韦** 400mg po bid） **达可挥**po qd＋［（**达芦那韦** 800mg po qd＋**利托那韦** 100mg po qd）］或［Prezxobix（**达芦那韦** 800mg po qd＋**考比司他** 150mg）一片 po qd］
可选方案	达可挥po qd＋洛匹那韦/利托那韦800/200mg po qd或 CrCl<30ml/min：根据肾功能调整剂量，**齐多夫定＋拉米夫定＋达芦那韦** 800mg po qd＋**利托那韦** 100mg po qd

1. 阿巴卡韦、依非韦伦、恩夫韦肽和马拉维若仅用于专家咨询
2. 不推荐使用去羟肌苷、奈非那韦、替拉那韦、司他夫定（d4T）和奈韦拉平（禁忌）
3. 若怀疑耐药病毒传播，方案应由专家咨询决定，方案包括可能敏感的药物
4. **达可挥是舒发泰的最佳替代药物**，这是由于TAF与TDF相比，肾损伤和骨软化症的副作用小。注意CrCl＜30ml/min时不推荐达可挥
5. 妊娠时不用多替拉韦。应慎用依非韦仑

随访

1. 基线时完善血常规、肝肾功，若结果异常则2周时进一步复查。
2. 暴露后基线、6周、12周和6个月行HIV抗体检查，以监测血清转换
3. 若为4代p24抗原-HIV抗体检查，4个月时可停止检查
4. 如果暴露于HCV共感染者后，发生HCV血清转换，推荐应延长随访至12个月

B. HIV非职业暴露

- 性接触或共用针具时，HIV传播风险类似或超过职业针刺伤。当HIV阴性者非职业暴露于HIV阳性暴露源血性或其他潜在感染液体，推荐HIV暴露后治疗（PEP）不晚于暴露后72小时（最好在数小时内）
- 潜在HIV阳性暴露源传播风险
  - 阴道、直肠、眼睛、嘴、黏膜、非完整皮肤、皮下接触。
  - 血性精液、阴道分泌物、直肠分泌物、乳汁、或其他可见血性污染的物体
- 不考虑HIV状态，HIV传播风险小
  - 未被血污染的尿液、鼻黏膜分泌物、唾液、汗液或泪液
- 若暴露后≥73小时，暴露后治疗无效，不推荐暴露后治疗
- 暴露后治疗推荐3种抗病毒治疗药物及4周疗程

最佳方案

年　龄	方　案
年龄≥13岁（非孕妇；孕妇避免使用TAF和DTG。部分方案选用TDF 300mg＋FTC 200mg，而不是达可挥），CrCl≥30ml/min	**达可挥**［恩曲他滨（FTC）200mg＋丙酚替诺福韦（TAF）］＋（**多替拉韦** 50mgpo qd 或拉替拉韦400mg po bid）（见说明；不推荐用于CrCl＜30ml/min）

（续 表）

年 龄	方 案
年龄≥13岁（孕妇选用TDF 300mg＋FTC 200mg，而不是达可挥），CrCl＜30ml/min	TDF 300mg q72 ～ 96h＋FTC 200mg q72 ～ 96h＋（DTG 50mg po qd或RAL 1200 po qd）
年龄2～12岁的儿童	TDF＋FTC＋拉替拉韦，根据年龄和体重调整剂量
4周～2岁以下的儿童	齐多夫定＋拉米夫定＋（拉替拉韦或洛匹那韦-利托那韦），根据年龄和体重调整口服液剂量
出生～27天的儿童	咨询儿童HIV专家

可供选择方案

年 龄	方 案
年龄≥13岁（包括孕妇），CrCl≥30ml/min	**达可挥**［FTC 200mg＋丙酚替诺福韦（TAF）＋**达芦那韦** 800mg po qd＋**利托那韦** 100mg po qd］（见说明；不推荐用于Ccr＜30ml/min）
年龄≥13岁（包括孕妇），CrCl＜30ml/min	**齐多夫定＋拉米夫定＋达芦那韦** 800mg po qd＋利托那韦100mg po qd，根据肾功能调整剂量
年龄2～12岁的儿童	**齐多夫定＋拉米夫定＋（拉替拉韦或洛匹那韦/利托那韦）**一天一次，根据年龄和体重调整剂量，或TDF＋3TC＋［洛匹那韦-利托那韦或（达芦那韦＋利托那韦）］根据年龄和体重调整剂量
4周～2岁以下的儿童	**齐多夫定＋FTC＋［拉替拉韦或（洛匹那韦-利托那韦）］**，根据年龄和体重调整口服液剂量

表7B（3） HIV暴露后治疗

- **达可挥（FTC＋TAF）优于舒发泰（FTC＋TDF）**，因TAF与TDF相比，肾损伤和骨软化症的副作用小。但是，孕妇应使用含TDF＋FTC（舒发泰）的方案
- 若怀疑耐药病毒传播，由专家咨询决定，方案包含可能敏感的药物
- 基线检查和随访：
  - 潜在HIV暴露后开始暴露后治疗的患者，开始暴露后治疗前，应使用快速方法检测HIV-1和HIV-2抗原和抗体。已知HIV感染的患者不需要给予暴露后治疗。等待基线HIV检查结果时，可开始暴露后治疗，不能延迟

C. 男男同性性行为者（MSM）暴露前预防治疗（PREP）

一项临床研究中，**舒发泰**（FTC 200mg＋TDF 300mg）一天一次导致HIV感染发生率减少44%（*NEJM 363：27，2010*）。丙酚替诺福韦（TAF）的新制剂是否可用于暴露前预防治疗（尽管看起来有效）尚不明确。因此，目前含TAF方案不推荐用作暴露前预防治疗。总体成本-效益仍存疑（*Ann Intern Med 156：541，2012*）。全球HIV预防策略中，暴露前预防是重要部分，尤其是用于阻止男男同性性行为者之间的传播。最新美国数据发现，MSM患HIV是1∶6； 而 黑 人MSM风 险 是1∶2（*Hess et al*，*CROI 2016*，*#52*；*http*：*www.cdc.gov/nchhstp/newsroomdocs/factsheets/lifetime-risk-hiv-dx-us.pdf*）。如下所述，暴露前预防治疗选用更多成功的抗病毒治疗药物，可使美国新发感染减少75%

表8A 女性/孕妇的HIV/AIDS

Ⅰ.**概述**

A.全世界HIV/AIDS患者中有一半为女性。发展中国家患有HIV/AIDS的年轻人中（15～24岁）64%为女性。2014年，19%新诊断的HIV感染者为女性

B.异性传播是全世界的主要传播方式。2014年，美国新诊断的女性HIV/AIDS患者中：异性性接触传播占87%，IDU传播占13%

C.与女传男相比，HIV更容易男传女。男传女的危险因素有：生殖器溃疡、性伴侣为晚期艾滋病、合并其他性病、创伤

D.与同一感染者性伴侣发生数年无保护性行为，感染风险为10%～45%

E.尽管已有这些认识，但女性文献相对少。女性在治疗研究中的代表性通常不足

Ⅱ.**初步评估：**见表2

Ⅲ.**临床表现**（改编自*Newman，MD，Global HIV/AIDS Medicine 2008*）

A.**诊断艾滋病：**

- 男性和女性的疾病进展相似（*NEJM 333：751，1995*）
- 生存与医疗条件有关，女性稍差
- 女性CD4计数高时的病毒载量（VL）往往较低（*CID 35：313，2002*）
- 性别差异随着CD4下降而缩小

B.**人乳头瘤病毒（HPV）：**

- HPV疾病发病率出现上升！多项研究发现宫颈上皮内瘤变（CIN）越来越常见。患病率随CD4降低而增加（*CID 38：737，2004*）
- 迅速进展，免疫抑制状态下多进展为癌症
- 建议对HIV阳性女性进行宫颈刮片检查。如果第一次宫颈刮片检查阴性，6个月内需重复检查。如果两次检查均为阴性，此后可每年复查宫颈刮片（*CDC指南*）。对于CD4＜200的患者，建议每6个月检查一次宫颈刮片。对任何可疑病变建议阴道镜检查。CIN的标准治疗没有禁忌证。治疗后复发的风险高
- 虽然很多女性HIV感染者已感染某些基因型HPV，根据HIV阴性的女性的推荐建议，接种HPV疫苗可能获益

C.**复发/难治性阴道念珠菌病**

- 可能是HIV的早期表现，但是不能据此推定HIV感染（*CD4可能＞500*）
- 未检测HIV常会漏诊HIV

D.**其他情况**

- PID可能更严重，7%～17%的患者需要住院；更容易出现输卵管-卵巢脓肿。
- 月经失调（41%的HIV阳性女性存在月经异常，对照组为24%），包括月经不调、月经过多或稀发、早发更年期症状、经前综合征症状增加

Ⅳ.**家庭计划。**85%的女性艾滋病患者处于生育期。避孕和计划受孕是治疗的重要组成。一般来说HIV阳性女性可安全应用激素避孕药，包括植入物和宫内节育器在内的所有种类的激素避孕药均可应用（*AIDS 29：2353 2015*）。但只有安全套才能预防性病和HIV的传播。需关注ART药物和激素避孕药之间的相互作用，特别是利托那韦。详见*https://aidsinfo.nih.gov/guidelines/html/3/perinatal-guidelines/152/overview*

避孕方法	失败率	风险性
杀精剂	0.4	无HIV保护作用
乳胶避孕套	12～15	可防护HIV和性病
女用避孕套	16	可能会擦伤阴道
避孕海绵	9～32	可能会擦伤阴道
口服避孕药	3～8	与ART药物的相互作用，可降低疗效或增加副作用
注射式长效孕激素	3	与ART无明显相互作用。可能会增加HIV脱落。同时使用安全套
含铜宫内节育器	＜1	无HIV保护作用
激素宫内节育器	＜1	无HIV保护作用。可降低安普那韦水平。其他ART药物可改变雌激素水平
皮下埋植避孕药	＜1	单纯孕激素无明显相互作用
阴道环	1～9	药物相互作用对疗效的影响不明

Ⅴ.治疗问题

A.性别数据不足!

B.理论问题

- 基线贫血（缺铁）
- 与男性相比，平均体重低、体脂高、肝代谢不同

C.月经失调

- 需评估闭经的原因；首先妊娠试验检查
- 经常出现卵巢早衰；可考虑短期激素替代治疗

D.目前男女均推荐同样的治疗方案

- 女性的某些药物副作用发病率不同（女性CD4＞250/μl时奈韦拉平更容易出现皮疹和肝功能异常，洛匹那韦/利托那韦的胃肠道副作用更常见）
- **可能受孕的女性应避免使用依非韦伦**［尽管新指南（*DHHS和WHO*）没有禁止］
- 女性乳酸酸中毒更常见，与d4T和ddI相关

表8A（2） 女性/孕妇的HIV/AIDS

Ⅵ.妊娠期HIV：孕妇的处理

A.孕前咨询

- 应询问所有HIV阳性女性是否怀孕或计划怀孕
- 对于备孕的单阳夫妇，可选择暴露前预防（PrEP）在内的多种方法。最重要的是尽量抑制HIV感染者的病毒。相关讨论见2014年《美国感染HIV-1孕妇进行孕产妇保健和干预以减少围产期HIV传播》中使用抗逆转录病毒药物的建议"HIV双阳伴侣和单阳伴侣的生殖选择"，*http：//aidsinfo.nih.gov/guidelines/html/3/perinatal-guidelines/0*
- 备孕的HIV阳性女性应尽可能控制VL
- 在备孕期和妊娠期推荐补充叶酸或多种维生素

B.产前护理

- **无论风险因素如何，都应向所有孕妇提供HIV检测和咨询服务。**只要患者没有拒绝（退出检查），HIV就应当作为常规检查
- 有HIV感染风险的女性，妊娠晚期应复查HIV
- 开始抗病毒治疗后1个月以及此后每3个月均需定量检测HIV RNA
- 刚发现怀孕时以及每个妊娠期检测CD4计数和百分比（HIV阴性女性妊娠时CD4计数可降低）
- **完成妊娠常规筛查**（HBsAg、RPR、衣原体、淋病）
- 禁止饮酒、吸毒、吸烟及与多个伴侣进行无保护的性行为
- 按指南［*MMWR 60*（*RR 2*，*RR41*），*2011*］接种流感、肺炎球菌、乙肝、甲肝和Tdap疫苗
- 评估是否需要预防机会性感染

C.孕妇使用抗病毒治疗（*www.aidsinfo.nih.gov*）（2012年7月更新）。妊娠期HIV治疗需要关注两个重点目标：

- 提供最佳治疗，将病毒载量控制在＜50 copies/ml
- 阻断母婴传播，控制药物不良反应

1.母婴传播（MTCT）的危险因素

- 孕妇的病毒载量（妊娠初期以及分娩时的病毒载量是独立的预测因素（*JID 183*：*539*，*2001*）
- 孕妇CD4计数（如果CD4＜400/μl，则传播风险增加3倍）
- 没有接受抗病毒治疗（与其他因素无关）（*JID 183*：*539*，*2001*）
- 破膜时间延长（如果＞4小时，则母婴传播概率翻倍）（*NEJM 334*：*1617*，*1996*）
- 分娩方式
- 母乳喂养（传播风险额外增加10%～14%）（*JAMA 282*：*744*，*1999*）
- 产前ART的时间较短（*AIDS 22*：*973*，*2008*）

2.一般原则

- 阻断母婴传播应由产科医生和HIV专科医生共同处理。产妇应当知情并参与决策过程
- 不论VL高低，ART都能降低MTCT风险
- 一般来说ARV对母亲都是安全的（避免将ddI与d4T联用，因其可增加乳酸酸中毒风险）；虽然药品说明书仍建议孕早期避免应用EFV，但人体数据显示孕期用药安全
- EFV联合治疗可最大程度地抑制病毒，降低母亲耐药风险，将来不需要更换方案，且比1种或2种药物治疗更有效。**是所有孕妇的首选**
- 开始ART之前或已经ART但仍可检测到VL时，推荐进行耐药检测

- 宫内暴露于ART的婴儿，药物的长期安全性尚不清楚。通常是安全的，但是也有文献发现药物存在线粒体毒性；影响心肌功能（*J Am Coll Cardio 57*：*76*，*2011*）
- 数据显示，怀孕期间使用PI会增加早产率和低出生体重儿率；考虑到有明确获益，不应停用PI
- 所有药物在孕期最佳的给药剂量尚未充分研究
- PI类药物浓度在妊娠晚期下降（奈非那韦、茚地那韦、洛匹那韦/利托那韦、阿扎那韦）。考虑监测药物浓度

3. **无论CD4计数或VL如何，所有孕妇均应首选2个NRTI＋另外一种有效药物的联合治疗**（见*http*：*//www.aidsinfo.nih.gov*）
   - 3药联合的ART母婴传播率为0.7%～2.0%
   - 孕妇和非孕妇选择ART方案的原则大体相同
   - 应考虑治疗史、耐药、耐受性、合并症、便利性、药物相互作用和妊娠经验
   - 所有孕妇均应筛查乙肝和丙肝。对于HBV/HIV共感染的女性，TDF/FTC是首选的NRTI骨架药物
   - 产前、产中和产后的新生儿ART都很重要
   - 长期ART且病毒控制良好的女性妊娠后应继续抗病毒治疗。仍能检测到病毒血症的孕妇，应检测耐药，并评估服药依从性。耐药检测规范与未孕女性相似
   - **采用3药抗病毒方案，其中至少一种药物较易透过胎盘：如ABC、3TC、FTC、TDF、ZDV、NVP（如果可能）**：（下页图表）

表8A（3） 女性/孕妇的HIV/AIDS

首选NRTI骨架＋第3种药物（初治患者）	• ABC/3TC或 • TDF/FTC＋（从下一列中选择一个药物） • ZDV/3TC可做备选	首选 • ATV/r或 • DRV/r或 • 拉替拉韦 备选 • LPV/r（每天两次）或 • 利匹韦林或 • NVP
注意：-孕8周后可应用EFV。EFV致畸性的最新荟萃分析提示药物安全，但动物实验的结果仍令人担心EFV（*AIDS 28 Supl2：S123 2014*） -DTG的数据有限		

4.服用奈韦拉平后可出现严重皮疹、转氨酶升高、暴发性肝炎（罕见）。非怀孕女性的发病率要高于男性，CD4计数高的感染者表现更突出。注意监测肝功能，应告知患者出现恶心、腹痛时及时就诊。对出现皮疹的女性都应检测转氨酶。**当CD4计数＞250/μl的时候，不应使用含奈韦拉平的治疗方案，除非获益明显超过风险**

D.**产时治疗的特定情况**（孕34～36周时可考虑检测HIV-VL帮助判断）

1.**对于产前已经接受ART、在分娩时或接近分娩时病毒持续抑制、且HIV RNA＜1000 copies/ml的孕妇**：分娩期间继续口服ART。即使计划剖宫产也不应断药，可在术前用一小口水送服抗病毒药。不需要静脉输注齐多夫定

2.**对于产前已经接受ART、但临产时病毒抑制不佳的孕妇：如HIV RNA＞1000 copies/ml应在38周时接受择期剖宫产**。在继续使用其他的口服抗病毒药的同时，静脉输注齐多夫定。应考虑对新生儿进行额外的抗逆转录病毒预防治疗（*下面的D.4*）

3.**妊娠期间没有接受ART的产妇临产时**：所有妊娠期间未接受抗病毒治疗的HIV产妇以及HIV快检阳性的产妇，临产时应立即开始静脉输注齐多夫定。新生儿还应额外进行抗逆转录病毒预防治疗

4.**HIV母亲娩出的婴儿产后抗逆转录病毒预防治疗**

- 所有婴儿均应在产后接受口服齐多夫定预防至少4周
  - 对于妊娠期病毒持续抑制且依从性好的产妇，其新生儿可以考虑采用4周方案。所有其他新生儿均应接受6周方案（*根据胎龄决定用药剂量，表8F*）
  - **母亲在孕期如果没有接受ART治疗或虽接受ART但病毒抑制不满意，其娩出的新生儿除ZDV以外接受额外的ART可获益**。NICHD-HPTN 040/PACTG 1043研究中，使用齐多夫定加3剂奈韦拉平（出生、第1剂后48小时和第2剂后96小时）可将传播率从4.9%降低至2.2%（*NEJM 366：2368，2012*）。专家推荐可三药方案阻断母婴传播尚无研究数据。联合ZDV、3TC（2mg/kg，2次/天）和奈韦拉平（6mg/kg，2次/天）的安全性和药代动力学是合理的。常见副作用为贫血和中性粒细胞减少。能否应用拉替拉韦阻断正在研究中
  - **当母亲存在耐药的时候，新生儿的阻断用药方案必须个体化。建议寻求专家意见［国立（美国）围产期热线1-888-448-8765］**
  - 如果接受药物阻断的新生儿通过HIV RNA/DNA PCR证实已经感染HIV，则应马上停用阻断药物，并开始正规的ART治疗
  - 在有配方奶和安全水源的富裕地区，应避免母乳喂养。对于资源有限地区，如果HIV感染者只能进行母乳喂养，母亲应优先考虑终身联合

ART治疗，无论CD4计数；如果条件有限，至少在母乳喂养期间，母亲应当进行联合ART治疗。（见*WHO PMTCT指南 http://www.avert.org/world-health-organisationwho-pmtct-guidelines.htm*）

E. **对于没有接受治疗或ZDV单药治疗的孕妇，产程发动前就择期行剖宫产，母婴传播可降低50%**（*NEJM 340*：*977*，*1999*）。最近队列研究发现，如果3药联合治疗且HIV RNA抑制良好，剖宫产并无显著获益（*AIDS 22*：*973*，*2008*）

- 孕妇应参与讨论病情和决策
- 如果符合下列条件，应考虑择期剖宫产（38周之前）：
  - 虽然接受了ART，但分娩时母体的病毒载量＞1000copies/ml。病毒载量在50copies/ml以上剖宫产可能获益
- 分娩时病毒载量未知
  - 母亲接受了非正规（不到3种药物）治疗
  - 母亲就诊时已经处于孕晚期
  - 存在产科剖宫产指征、或产妇个人倾向
- 在资源有限地区，择期剖宫产经济上并不合算
- 剖宫产建议预防使用头孢唑啉
- 如果没有明确的产科指征，应避免使用AROM、胎儿头皮电极、助产器械（产钳，负压牵引器）和会阴切开

F. **肺孢子菌肺炎（PJP）预防**：建议CD4计数＜200/μl应当预防，已经预防用药的继续用药。孕期PJP病情可能更重。

- TMP/SMX：尽管晚孕期应用使用TMP/SMX可能↑胆红素，但仍可使用。导致核黄疸的风险未知，但很小。在资源有限地区，TMP/SXZ可降低CD4＜200/μl女性的母婴死亡率。孕早期暴露于TMP/SMX可能会导致出生缺陷率轻度升高
- **氨苯砜**：未见不良反应，使用经验有限
- **雾化喷他脒**：对晚期疾病的疗效较差，但很少吸收入血。妊娠所致通气改变对药物分布的影响尚不明确。可用于孕早期

表8B 胎儿和新生儿的HIV

概述：

- 2011年，美国约有200名＜13岁的儿童确诊HIV感染。仅报道55例围产期新发感染。围产期感染HIV的总人数接近11 000人。全球范围的围产期新发感染数量明显下降，将继续下降，目前约250万儿童感染HIV
- 2011年，美国非裔儿童（13岁以下）占HIV感染儿童77%，但非裔儿童仅占全部儿童14%。西班牙裔/拉丁裔儿童占HIV感染儿童13%；高加索人占新发HIV感染儿童15%，但占全部儿童58%
- 孕妇筛查HIV并成功治疗，可显著减少儿童HIV感染。所有孕妇应进行HIV检测和咨询。
- 2006年，美国HIV母亲分娩约8700名婴儿。这个数字较前大幅增加（*JAIDS 57：218，2011*）
- 在美国以外出生的HIV儿童越来越多，他们罹患结核病、非B亚型HIV感染、分娩期间奈韦拉平耐药的风险增加

传播：

- **美国超过90%的HIV儿童均为围产期感染：**包括宫内感染、分娩期间感染、或产后通过母乳喂养感染。传播风险13%～40%（*http：//aidsinfo.nih.gov/guidelines*）
- **传播时机：**
  - 宫内感染：早在孕8周就可以在胎儿组织中检出HIV。大多数情况下，宫内传播发生在孕晚期（*Lancet 345：518，1995*）
  - 分娩期间感染：50%～70%的传播均为新生儿分娩期间接触了母亲的血液、宫颈分泌物或羊水
  - 产后感染在发达国家少见，但在发展中国家常见。母乳喂养的婴儿被感染的风险增加10%～14%。处于血清转换期的母亲进行母乳喂养，婴儿感染的风险为1/3（*Lancet 342：1437，1993*）

诊断：（*下一页表8C*）

- 大多数1～2月龄婴儿以及全部6月龄的婴儿可以通过病毒RNA PCR或DNA PCR确诊是否感染HIV。病毒培养不用于常规诊断
- HIV DNA PCR对2～4周龄婴儿的敏感性和特异性良好（敏感性＞90%）。定量RNA PCR检测的敏感性良好，可更好地检测非B亚型HIV病毒，并提供VL数据。低VL（＜5000 copies/ml）的婴儿必须复查确认（*http：//aidsinfo.nih.gov/guidelines*，*JID 175：707，1997*；*J AIDS 32：192，2003*）。产后使用联合药物阻断的婴儿，理论上HIV RNA检测可出现假阴性。部分专家同时检测HIV-DNA和RNA，而其他专家则使用HIV RNA PCR来确认HIV DNA PCR阳性
- 孕妇的HIV IgG抗体可透过胎盘并维持9～15个月，因此无论婴儿是否感染，HIV感染者母亲娩出的婴儿最迟在15月龄时HIV抗体仍然可阳性。与PCR相比，p24抗原检测敏感性和特异性均较低
- 应在以下时点进行PCR检测：
  - 娩出后48小时（不接受脐血标本）（围产期感染的高危儿童需检测，如怀孕期间急性HIV感染、分娩时母亲仍可检测到病毒载量、没有抗病毒治疗或仅在分娩期间抗病毒治疗）
  - 2～3周
  - 4～8周
  - 如果前期检查结果为阴性，4～6个月时需复查
- 感染高风险的婴儿在预防治疗结束后2～4周应考虑复查。如果检测阳性，在

开始治疗之前应立即复查并同时检测定量HIV RNA PCR（VL）

- **推定宫内感染的证据为婴儿娩出后48小时内PCR结果阳性**。产后感染的定义为娩出后48小时内检测阴性，但后续复查结果阳性（*NEJM 275*：*606*，*1995*）
- 如果没有条件检测PCR，18月龄以上儿童HIV抗体如持续存在可确诊感染HIV
- 两次阴性PCR可基本除外HIV感染：1次＞14天检测，另1次＞1个月检测；两次阴性PCR试验可明确除外HIV感染（没有母乳喂养的情况下）：1次＞1个月检测，另1次＞4个月

自然史：

- 双峰分布。有20%～35%的患儿会快速进展，中位数8个月开始出现症状，中位生存期小于2年
- 对于非快速进展者，未经治疗中位生存期为66个月。在ART时代，生存率明显提高，而且许多围产期感染的儿童已经长大，进入青春期和成年期后过渡为成人方案治疗

表8C 儿童HIV感染

1. HIV感染者
   - <18月龄的儿童，确诊需2次标本病毒学检测（HIV RNA或DNA PCR）阳性，病毒学检测可包括1项或多项：HIV DNA PCR，HIV RNA PCR
   - ≥18月龄的儿童，无论是母婴传播、输血感染还是性途径感染，确诊均需HIV抗体ELISA法和Western blot法检测阳性，或PCR阳性（2次独立标本）
2. 围生期暴露：不符合上述条件，但：
   - HIV抗体阳性且年龄<18月龄
   - 抗体状态不明，但生母HIV阳性
3. （确证）未感染HIV的儿童：2次或2次以上的HIV PCR结果均阴性：1次1月龄后检测，1次4月龄后检测；或6月龄后HIV抗体阴性（2次独立标本）

HIV感染分期，基于不同年龄段的CD4细胞计数或百分比

分期	儿童年龄					
	<12月龄		1～5岁		6～12岁	
	CD4（/μl）	（%）	CD4（/μl）	（%）	CD4（/μl）	（%）
	≥1 500	（≥34）	≥1,000	(≥30)	≥500	（≥6）
	750～1 499	（26～33）	500～999	（22~～29）	200～499	（14～25）
	<750	(<26)	<500	(<22)	<200	（<14）

修订版世界卫生组织儿童HIV感染和疾病分期表

（见 *http://www.who.int/HIV/paediatric/infants2010/en*）

临床1期：	无症状
临床2期：	症状轻微
临床3期：	进展期
临床4期：	危重

表8D 儿童：初始评估、启动抗逆转录病毒治疗、PJP预防及支持治疗

A.对艾滋病毒感染儿童的初始评估

1. 确认是否感染HIV
2. 病史
   - 一般情况
   - 感染情况以及HIV相关疾病
   - 知情情况
   - 成长和发育状况、教育水平、学习成绩
   - 精神病史
   - 用药史（包括非处方药和其他补品/补充药物）
   - 社会史，包括父母/监护人的健康情况、是否吸毒、保险情况
   - 性接触和吸毒史
   - 机会性感染的危险因素，包括住所、旅行史、饲养宠物情况
   - 预防接种史和证明文件
3. 全面查体
   - 绘制身高、体重、体表面积变化图
   - 注意淋巴结、心脏、皮肤情况、发育以及神经科检查

4. 基线实验室评估

- 全血细胞计数
- 完整的生化代谢指标，包括BUN、肌酐、肝功能、胆固醇和血脂水平
- RPR、结核病检测（如QuantiFERON TB胶体金法）、CMV抗体、乙肝表面抗体（HBsAb）、HBsAg、HBcAb、丙肝抗体甚至维生素D水平
- 青少年应检测衣原体/淋病核酸、抗体检测
- HLA-B * 5701

5.HIV分期

- CD4计数和CD4百分比、定量HIV RNA、基因型耐药检测

6. 建立健保计划

- 不同年龄段的HIV风险控制手段。包括青少年的避孕和安全性行为措施。应用长效可逆避孕措施的同时还应使用避孕套，防止把病毒传染给其他人
- 社会心理支持
- 免疫接种计划（*表19*）

表8D（2） 儿童：初始评估、启动抗逆转录病毒治疗、PJP预防及支持治疗

B.卡氏肺孢子菌肺炎（PJP）——修订指南

1.围产期感染HIV的婴儿，PJP最常见于3～6月龄，通常起病急，预后差。<1岁的HIV阳性婴儿即使CD4≥1500/μl也有发病风险

- HIV阳性母亲所生的婴儿应尽快筛查（妊娠期间筛查孕妇），如前所述检查PCR
- HIV阳性母亲娩出的婴儿，不管明确诊断HIV感染抑或不确定HIV感染，都应在4～6周龄时开始预防PJP
- 确认为HIV阴性（例如，两次PCR阴性；1次为出生14天检测，另1次为1月龄检测）的儿童，可停止预防治疗
- HIV感染的儿童继续预防PJP至1岁。1～6岁的儿童如果CD4 计数<500/μl或比例<15%，应继续预防治疗。WHO建议资源有限的地区，所有<2岁、WHO临床分期2、3或4期或CD4<25%的HIV感染儿童都应预防PJP治疗

2.≥4周龄儿童预防PJP的药物方案：

- **TMP/SMX(150 mg TMP/M2/天)**，每日剂量分两次口服，每周连服3天（如周一、周二、周三）。替代方案：相同的每日剂量每日服用。每日一次的方案依从性更好
- 如果不能耐受TMP/SMX：
  - **氨苯砜2 mg/kg po，每日一次**；或4 mg/kg po，每周一次
  - **（≥5岁儿童）**通过Respirgard Ⅱ吸入器**雾化喷他脒300 mg**，每月一次
  - 1～3月龄儿童，**阿托伐醌30 mg/kg po**，每日一次。4～24月龄儿童，阿托伐醌45 mg/kg po，每日一次

C.儿童的抗逆转录病毒治疗（ART）

1.**何时开始**：儿童治疗结局的资料有限，临床试验尚未明确何时开始治疗。儿童指南的制定基于儿童自然史研究和成人研究的推论。许多因素都支持对儿童进行早期治疗：

- 25%～35%的HIV感染儿童病情进展迅速
- 虽然病毒载量和CD4与快速进展有关，但无法准确判断所有1岁以内的儿童是否为快速进展者
- 南非CHER研究表明，与等待症状出现后开始治疗相比，不到12月龄时开始治疗，可以改善无症状感染婴儿的存活率（*4th AIDS Conference on HIV Pathogenesis*，*Treatment and Prevention 2007 Sydney Abstract LB WES103*）
- 1岁以内病毒很难得到免疫学控制
- 幼年可能会出现HIV脑病、其他神经系统疾病和心脏受累
- **成人的临床研究发现早治疗明显获益。**（*NEJM 373：795 2015*）。**因此无论临床分期，目前建议所有患病儿童均接受ART**

不过儿童也存在特殊性：

- 进展缓慢者即使没有治疗，也可以维持多年良好的免疫功能
- 口服液剂型的抗病毒药物有限
- 依从性差常见，并导致治疗失败
- 儿童治疗方案的选择有限

表8D（3） 儿童：初始评估、启动抗逆转录病毒治疗、PJP预防及支持治疗

目前存在三份指南。它们有一些共性。对确诊HIV感染的婴儿，由于无法识别快速进展者，三份指南均倾向于所有婴儿开始治疗。三份指南对于年龄较大的儿童更倾向于治疗，尤其是当儿童出现免疫力下降的时候。所有指南都强调需要进行依从性教育，并对疗效和安全性进行常规监测：

婴儿及儿童开始治疗的建议

<table>
<tr><th>年龄</th><th>DHHS 2016</th><th>PENTA 2015</th><th>WHO 2013</th></tr>
<tr><td>＜12月</td><td>全部治疗（AⅠ），紧急</td><td>全部治疗</td><td rowspan="2">全部治疗（强烈推荐，中等质量证据）</td></tr>
<tr><td>12～＜24月龄</td><td rowspan="3">治疗
• CDC 3期特有机会性感染（AⅠ）
紧急
• CDC 3期免疫缺陷：CD4＜500/μl（AⅠ），紧急
• CD4 500～999/μl（AⅡ）
• 中度HIV相关症状（AⅡ）
• HIV RNA＞100 000 copies/ml（AⅡ）
• 无症状或症状轻微且CD4≥1000/μl（BⅠ）</td><td rowspan="2">治疗
• CD4≤1000/μl
• CD4%≤25%
• WHO 3/4期
• CDC分期B或C期
• HIV RNA＞100 000 copies/ml
考虑治疗
全部患儿</td></tr>
<tr><td>24～＜36月龄</td><td rowspan="2">治疗全部儿童感染者（有条件推荐，极低质量证据）</td></tr>
<tr><td>36月龄～＜5岁</td><td>治疗
• CD4≤750/μl
• CD4%±25%
• WHO 3/4期
• CDC分期B或C期
考虑治疗
• HIV RNA≥100 000 copies/ml</td></tr>
<tr><td>＞5岁</td><td>治疗
• CDC 3期特有机会性感染（AⅠ）
紧急
• CD4＜200/μl（AⅠ）
紧急
• CD4计数200～499/μl
• 中度HIV相关症状（AⅡ）
• HIV RNA＞100 000 copies/ml（AⅡ）
• 无症状或症状轻微且
• CD4≥500/μl（BⅠ）</td><td>治疗
• CD4＜350/ml
• WHO 3/4期
• CDC分期B或C期
考虑治疗
• HIV RNA≥100 000 copies/ml
• CD4≤500/μl</td><td>治疗
• WHO 3/4期
• CD4＜500/μl
• CD4计数＜350 cells/μl优先强烈推荐，证据质量中级</td></tr>
</table>

DHHS：HIV儿童的抗逆转录病毒治疗小组.儿童HIV感染抗逆转录病毒药物指南。2016年3月5日.见 *http://aidsinfo.nih.gov/ContentFiles/PediatricGuidelines.pdf*

PENTA：PENTA指导委员会。儿童HIV-1抗逆转录病毒治疗指南，PENTA 2015版。HIV medicine（2015），*www.ncbi.nlm.nih.gov/pubmed/25649230*

WHO：世卫组织。ARV指南精要，2013年6月。见 *http://www.who.int/hiv/pub/guidelines/arv2013/art/statartchildren/en/*［DHHS指南中标明了推荐等级（A-C）和证据强度（Ⅰ-Ⅲ）］

*不包括LIP或单次严重细菌感染

2. 推荐治疗

对于所有开始治疗的儿童，**建议至少3种抗逆转录病毒药物的联合治疗**。应当根据现有数据、患儿年龄、本地可获得的药物以及儿童口服液剂型的需要等因素来选择药物。作为成人指南的补充，WHO指南根据成本、本地可获得的药物推荐强调基于NNRTI方案的初始治疗。美国和欧洲指南则建议使用下列表格中的治疗方案，但需知道母亲将NNRTI耐药病毒传给孩子的风险（见下文）。

若条件允许，特别是考虑使用MNRTI时，在开始ART前，应对儿童进行耐药检测。若已知当地耐药情况，可影响耐药检测的需要。

如果考虑使用阿巴卡韦，筛查HLA B * 5701可以有效避免超敏反应，有条件应进行筛查。

表8D（4） 儿童：初始评估、启动抗逆转录病毒治疗、PJP预防及支持治疗

	DHHS 2015	PENTA 15	WHO 2013
首选	**出生14天以内的婴儿**：2种NRTIs加奈韦拉平 **孕周≥42周的新生儿/婴儿以及出生≥14天的婴儿～3岁以下儿童**：2种NRTIs[1]加洛匹那韦/利托那韦 **≥3至<6岁的儿童**：2种NRTIs[1]加阿扎那韦＋低剂量利托那韦或每日两次达芦那韦＋低剂量利托那韦**或**拉替拉韦 **≥6岁至<12岁的儿童**：2种NRTIs加阿扎那韦＋低剂量利托那韦**或**多替拉韦 **≥12岁未性成熟儿童[2]**：2种NRTI加阿扎那韦＋低剂量利托那韦或多替拉韦或每日一次达芦那韦＋低剂量利托那韦**或**埃维雷韦＋考比司他 **≥12岁的性成熟儿童**：请参阅成人指南*表6A*	**1岁以下的婴儿**：2种NRTI加洛匹那韦/利托那韦或2种NRTI加奈韦拉平 **1～3岁儿童**：2种NRTI加洛匹那韦/利托那韦**或**2种NRTI加奈韦拉平 **3～6岁儿童**：2种NRTI加洛匹那韦/利托那韦**或**依非韦伦 **6～12岁儿童**：2种NRTI加阿他扎那韦/利托那韦**或**依非韦伦 **≥12岁的儿童**：2种NRTI加阿扎那韦/利托那韦**或**依非韦仑**或**达芦那韦/利托那韦	**3岁以下的儿童**：2种NRTI加洛匹那韦/利托那韦 **≥10岁的儿童**：2种NRTI加依非韦伦 **青少年**：TDF＋3TC（或FTC）＋依非韦伦
首选的NRTIs	**小于3月龄的婴儿**：齐多夫定＋3TC或FTC **大于3月龄但小于12岁的儿童**：阿巴卡韦[1]＋3TC或FTC或齐多夫定＋3TC或FTC **≥12岁未性成熟儿童**：阿巴卡韦[1]＋3TC或FTC或TAF＋FTC 青少年Tanner 4期或5期：见*表6A*（成人ART）	**3岁以下儿童**：阿巴卡韦[1]＋3TC（如果使用奈韦拉平且病毒载量高，则还需联合齐多夫定） **3～12岁的儿童**：阿巴卡韦[1]＋3TC **>12岁的儿童**：替诺福韦＋FTC**或**阿巴卡韦[1]＋3TC（如果VL <100 000 copies/μl）	**3岁以下儿童**：阿巴卡韦[1]＋3TC或齐多夫定＋3TC **≥3～9岁的儿童**：阿巴卡韦[1]＋3TC **≥10岁的儿童（>35kg）**：替诺福韦＋3TC或FTC
备选的NRTIs	**≥2周的儿童**：齐多夫定＋ddi或ddi＋3TC或FTC **≥3月龄的儿童**：齐多夫定＋阿巴卡韦 **≥13岁的儿童**：齐多夫定＋3TC或FTC **儿童和青少年Tanner 3期**：替诺福韦＋3TC或FTC	**0～12岁儿童**：齐多夫定＋3TC **3～12岁儿童**：替诺福韦＋3TC**或**FTC	**3～9岁儿童**：替诺福韦＋3TC或FTC ≥10岁的儿童：齐多夫定＋3TC
备选方案	**>14天至<3岁的儿童**：2种NRTIs＋奈韦拉平 **≥3月龄至<3岁且≥10 kg的儿童**：2 NRTIs＋阿扎那韦＋低剂量利托那韦 **≥4周且<2岁且≥3kg的儿童**：2种NRTIs＋拉替拉韦 **≥3岁至<6岁的儿童**：2 NRTIs加上EFV或洛匹那韦＋低剂量利托那韦 **≥6岁至<12岁的儿童**：2 NRTIs加上达芦那韦＋低剂量利托那韦**或**EFV或洛匹那韦＋低剂量利托那韦**或**拉替拉韦 **≥12岁且未成年的青少年**：2种NRTI加依非韦伦**或**拉替拉韦**或**利匹韦林	**3～12岁儿童**：2种NRTIs＋达芦那韦/利托那韦或奈韦拉平 **>12岁以上儿童**：2种NRTIs＋洛匹那韦/利托那韦**或**拉替拉韦**或**多替拉韦	2种NRTIs＋奈韦拉平

注：[1]应进行HLA-B * 5701基因检测。如果患儿HLA-B * 5701阳性，禁用阿巴卡韦。

[2]对于达到体重标准的较大儿童，复方制剂能提高依从性，更为合适（如果含有替诺福韦，需达到Tanner 4～5期）。复方制剂包括但不限于TDF/FTC/EFV；TDF/FTC/埃维雷韦/考比司他（COBI）；TDF/FTC/利匹韦林；ABC/3TC/多替拉韦（DTG）；DTG/CCBI；ATZ/COBI。

DHHS：*HIV*儿童的抗逆转录病毒治疗小组.儿童HIV感染抗逆转录病毒药物指南.2015年3月5日.见*http*：*//aidsinfo.nih.gov/ContentFiles/PediatricGuidelines.pdf*

PENTA：PENTA指导委员会.儿童HIV-1抗逆转录病毒治疗指南，PENTA 2015版.HIV medicine（2015），*www.ncbi.nlm.nih.gov/pubmed/25649230*

WHO：世卫组织.ARV指南精要，2015年6月.见 *http*：*//www.who.int/hiv/pub/arv/policy-brief-arv-2015/en/*

表8D（5） 儿童：初始评估、启动抗逆转录病毒治疗、PJP预防及支持治疗

3. 儿童抗逆转录病毒治疗（ART）的监测

开始新抗逆转录病毒治疗后的1～2周应对患儿进行监测，评估依从性和不良反应。开始使用奈韦拉平时，应在第2周和第4周监测血清转氨酶，然后3个月内每月监测

接受ART的儿童应定期随访，一般每4个月随访一次

临床指标：

- 体重和身高增长
- 营养状况（包括维生素D水平）
- 发育情况和神经系统症状
- 依从性与副作用
- DEXA骨密度检测尚无共识，部分专家建议骨密度检测，尤其是青春期前应用TDF的患儿

实验室监测应当包括：血常规、CD4 % & 计数。若条件允许还应监测病毒载量、肝酶、肌酐、葡萄糖、电解质和总胆固醇。如果2～3年后患儿CD4正常、VL抑制良好、依从性好，则可以改为每6个月随访一次。对性活跃青少年还应定期检测性病

4. 治疗药物监测（TDM）

由于年龄相关的药物代谢改变、药物浓度个体差异大，因此PI和NNRTI出现治疗失败时或者少见治疗方案时，治疗药物监测很有帮助。一些欧洲国家中，治疗药物监测已成为常规。有关实验室和实验室参与质量保证项目的信息，请访问*www.hivpharmacology.com*。目标最低谷浓度详*见表6F**和DHHS抗逆转录病毒药物应用指南，网址为www.aidsinfo.nih.gov*

5. 何时调整抗逆转录病毒治疗

初始治疗的目标是将病毒载量抑制到最低水平、最好低于定量检测下限，从而重建免疫系统。对于病毒完全被抑制的儿童，当长大到能够吞服口服药片之后，可改变治疗方案来简化治疗、改善依从性，如每天一次的给药方案

对于初始方案治疗失败的儿童（见下文），二线方案的目标是重新尽可能地抑制病毒。随着更多儿科制剂新药的问世，无法达到病毒抑制的经治儿童有了更多的治疗选择，治疗目的是防止免疫学恶化、减少耐药突变

依从性差是ART失败最常见的原因。如果不解决依从性不佳的行为或社会原因，开始新的治疗方案只会导致更多的耐药。用药剂量不足、吸收不良和病毒耐药可导致治疗失败。何时开始新方案的治疗，取决于依从性教育、治疗药物选择、临床状况、家庭偏好和家庭状况等因素

何时更换方案应当考虑病毒学、免疫学以及临床各个方面的因素。多数情况下病毒学失败是更换方案的主要原因

病毒学失败	• **不完全应答：**治疗8～12周后，病毒学应答未达标［基线HIV RNA水平下降＜10倍（1.0 $\log_{10}$）］ • ART治疗4～6个月后，HIV RNA未被抑制至＜200 copies/ml • **病毒反弹：**经过ART治疗病毒已经检测不到的儿童，多次检测到HIV RNA＞200 copies/ml。如果是暂时的依从性问题造成的反弹，可考虑观察并复查
免疫学失败	• **对治疗的免疫学应答不全：**严重免疫抑制的儿童（CD4百分比＜15%）治疗后，CD4仍处于相应年龄严重免疫抑制水平

（续　表）

临床失败	• 进行性神经发育不良*（以下两项或多项：脑发育受损、认知能力下降或运动功能障碍） • 生长衰竭：足够营养支持的情况下，没有其他原因出现体重增长速度持续下降* • 严重感染或反复感染/患病——艾滋病相关性疾病或其他严重感染复发或持续不缓解*
毒副反应	• 对于某些副作用（例如腹泻、血脂异常、或胃肠道不适），症状缓解后不一定需要更换方案。如果药物不良反应与某个具体药物相关，则可以只更换这一种药物

注：*标注星号的标准源于WHO指南（可与DHHS建议相似）。这些标准在资源有限的地区可能特别实用。

表8D（6） 儿童：初始评估、启动抗逆转录病毒治疗、PJP预防及支持治疗

6.**二线治疗方案**（*表6F*）

HIV感染儿童的二线治疗数据有限。遵从以下基本原则（另*表5B*-成人治疗失败）：

a. 出现治疗失败时，应首先评估治疗的依从性

b. 更换治疗方案前应解决依从性问题

c. 如果依从性良好，则应考虑出现病毒耐药，但不一定所有治疗药物都耐药。条件允许应耐药检测。如果可能，更换方案前应进行耐药检测。如果不进行耐药检测，有条件需换用全部3种药物

d. 应考虑到可能的交叉耐药

e. 如果不能监测药物浓度水平，避免因药物毒副作用而减少药物剂量

f. 吸收不良或药物浓度低可导致治疗失败

g. 考虑参加临床试验

h. **至少使用2种有效的、没有交叉耐药的新药时，疗效最好。避免治疗失败的方案中添加单一药物**

i. **应考虑未来新药的可获得性（或可用性），尽量制定含有2～3种有效药物的治疗方案**

j. 如果无法制定含有2种有效药物的治疗方案或不能保证治疗依从性时，患者临床情况稳定，可考虑观察、继用部分抑制的治疗方案，例如拉米夫定单药治疗

k. 如果依从性良好的患者在没有耐药的情况下治疗失败，应考虑检测药物浓度和解决药代动力学问题

D. 辅助治疗和预防

1. 静脉丙种球蛋白（IVIG）

a. 不常规使用。推荐用于有明确体液免疫缺陷（低丙种球蛋白血症或确诊无法形成特异性抗体反应）的婴幼儿，推荐每28天一次IVIG 400mg/kg

b. 抗逆转录病毒期间出现的血小板减少症（＜20 000/mm^3）：每次IVIG 0.5～1g/kg，连用3～5天（关于*WinRho®*，*表21*）

2. 疫苗接种：见*表19*

3. 肺孢子菌：见*上文*，*A节*

4. 鸟分枝杆菌复合物：晚期免疫抑制患者建议预防治疗*https：//aidsinfo.nih.gov/contentfiles/lvguidelines/oi_guidelines_pediatrics.pdf*。开始治疗：≥6岁儿童CD4＜50；2～6岁CD4＜75；1～2岁CD4＜500；＜1岁CD4＜750。首选口服克拉霉素7.5mg/kg、每日两次，或口服阿奇霉素20mg/kg、每周一次。利福布汀可用于三线预防方案，口服5mg/kg、每日一次（仅适用于≥6岁的儿童）。利福布汀的剂量不应超过300mg/d。如果病毒抑制稳定≥6个月且CD4计数超过预防目标≥3月，则可停用MAC预防治疗

5. 社会心理支持（见*美国儿科学会，红皮书，1994年*）：上学、儿童/寄养、青少年教育

表 8E　婴儿和儿童的临床症状、机会性感染，与成人的差异

感染HIV的婴儿和儿童，疾病的进展表现除了与成年一样的机会性感染以外，还表现为生长和神经发育迟缓（*J Ped 128*：*58*，*1996*）

临床综合征	婴儿/儿童	成　　人	临床特征（儿童）/点评
中枢神经系统			
脑病			概述：HIV脑病是一种见于晚期HIV患者的综合征，表现为运动和认知功能障碍。目前发现患有HIV脑病的儿童应用ART可获益
病情稳定	常见	0	25%的儿童表现为认知和运动障碍。大多数的头围在10%～25%分位数之间。表现为语言表达障碍、注意力缺陷、多动症。下肢反射轻度亢进，甚至痉挛性截瘫。智商正常
发育后停滞	不常见	0	婴儿或儿童的认知或运动技能发育到一定程度后停滞。运动缺陷很常见。智商通常只有50～79
亚急性进展性病程	不常见	AIDS痴呆常见	运动、语言、适应功能进行性下降。早期患儿清醒、瞪眼、表情呆滞。晚期患儿不说话、目光无神、四肢软瘫。脑脊液：白细胞轻度升高，↑蛋白，HIV抗体和病毒可能阳性。CT：脑萎缩，基底节进行性钙化（最常见于婴幼儿）
局灶性脑病：癫痫发作，局灶性神经功能损害			
感染			
弓形虫脑病	非常罕见	常见	弓形虫脑病在婴儿和儿童中并不常见，因为该病一般是由于再激活所致
进展性多灶性白质脑病（JC病毒）	非常罕见	常见	PML在婴儿和儿童中并不常见，因为该病一般是由于再激活所致
内分泌			
发育不良或生长迟缓	常见	消耗综合征常见	33/36名HIV阳性儿童表现为发育不良，不完全由腹泻和营养不良所致。发育不良的已知原因包括生长激素缺乏、甲状腺功能减退和糖皮质激素过多。1/3的HIV阳性儿童存在甲状腺功能异常（↑促甲状腺素，↑TBG），与疾病进展相关（*J Ped* 128：70，1996）。青春期推迟的比例高

（续 表）

临床综合征	婴儿/儿童	成 人	临床特征（儿童）/点评
眼睛			
CMV视网膜炎	不常见	常见	1.6%的儿童患有CMV脉络膜视网膜炎，成人这一比例则为10%～20%（*Arch Ophthal 107*：*978*，*1989*）。儿童CMV脉络膜视网膜炎通常伴有全身CMV感染、病毒血症和多器官受累。CMV脉络膜视网膜炎眼部病变与成人相同，见*表11A*，*92页*
视网膜色素沉着，应用ZDV患者	～5%	0	无症状的周围性视网膜色素沉着（剂量＞每日300mg/m^2）
HIV相关“棉絮”斑	罕见	常见	仅见于8～10岁以上的儿童，见于60%～70%成人
胃肠道			
口腔			
卡波西肉瘤	非常罕见	常见	非洲地区HIV阳性儿童更多见
食道			
吞咽困难、吞咽疼痛	不常见	常见	当出现疼痛/进食困难时，儿童更可能拒绝进食。CMV——吞咽疼痛，念珠菌——吞咽困难
腹泻	常见	常见	最常见的病原体：轮状病毒（24%；住院患者更常见），沙门菌（19%），弯曲杆菌（8%）；（门诊患者更常见）。粪便中血液和/或白细胞的存在对沙门菌或弯曲杆菌的阳性预测值高（*PIDJ 15*：*876*，*1996*）

表8E（2） 婴儿和儿童的临床症状、机会性感染，与成人的差异

临床综合征	婴儿/儿童	成　人	临床特征（儿童）/点评
心脏	常见	常见	55%～93%HIV阳性儿童存在心电图异常（心室肥厚和非特异性ST-T改变）
心肌病	常见	不常见	29%～74%存在左心功能不全（最重要的心脏改变）。20%存在一过性或慢性充血性心衰。8/81发生心源性猝死（*JAMA 269*：*2869*，*1993*）。儿童经常出现心包积液和心包填塞（*PIDJ 15*：*819*，*1996*）
血液系统			
高γ球蛋白血症	**常见**	**不常见**	6月龄时，几乎所有HIV阳性儿童的γ球蛋白水平↑
蛋白S（凝血抑制物）	常见	常见	19/26岁儿童水平↓，但血栓形成的风险很低（*Ped IDJ 15*：*106*，*1996*）。成人蛋白S↑占27%～73%，12%并发血栓事件
肝胆系统	罕见	常见	关于儿童的报道很少。未见诸如AIDS胆管病、肝紫癜（杆菌性血管瘤病）等病因报告。文献报道过2例腺病毒引起的致命性肝坏死（*Rev Inf Dis 12*：*303*，*1990*）
肺部			
结核病	不常见	常见	几乎均为原发感染。临床：发热、咳嗽。胸部X线：常为局灶性浸润伴肺门淋巴结肿大，空洞少见
淋巴细胞性间质性肺炎（LIP）	常见	非常罕见	围产期感染HIV的儿童40%出现LIP。肺组织中可以分离到HIV和EBV的抗原。卡氏肺孢子菌肺炎（PJP）好发于1岁以内儿童，而LIP则通常好发于＞1岁的儿童。LIP的预后比PJP好。诊断PJP儿童的中位生存期比LIP儿童的中位生存期短5倍左右（*Lancet 348*：*866*，*1996*）。临床：缓慢进展的呼吸困难、咳嗽、喘息、低氧血症。肺部啰音少见。杵状指为特征性改变。全身淋巴结肿大、肝脾大和腮腺肿胀。胸部X线：弥漫的网格结节浸润影伴肺门淋巴结肿大。经常合并细菌感染。诊断依赖肺活检。Rx：类固醇激素可能有一定帮助

（续　表）

临床综合征	婴儿/儿童	成　　人	临床特征（儿童）/点评
隐球菌病	不常见		全身播散性感染或肺部局部感染。间断发热是最常见的表现。患者的CD4都很低、既往有机会性感染病史，隐球菌病通常于20来岁发病（*PIDJ 15*：*796*，*1996*）
充血性心力衰竭	常见	不常见	见上“心脏”部分
平滑肌肉瘤	罕见（但在↑）	非常罕见	肿瘤组织中可通过PCR检测到EBV（*NEJM 332*：*12*，*1995*）
肾脏			
肾病	常见	罕见	29%围生期感染AIDS的儿童出现肾病（*Kidney 31*：*1167*，*1987*）。儿童可能以肾病综合征为首发表现，病程在12～18个月左右（*NEJM 321*：*625*，*1989*）。类固醇激素治疗可能有意义
“脓毒症”	常见	不常见	
真菌血症（院内感染）			危险因素：中心静脉导管（＞90天），抗生素暴露史（＞3类不同的抗生素、静脉抗生素风险↑）、静脉高营养、血液透析、长期中性粒细胞减少、念珠菌属定植（*CID 23*：*515*，*1996*）
皮肤			
脓疱疮	常见	不常见	金黄色葡萄球菌或A组链球菌所致。临床：皮肤区域红斑伴有“蜜样皮屑”。病变可泛发并进展为“蜂窝织炎”。MRSA所致皮肤软组织感染的发生率正逐渐增加

表8F　感染HIV儿童的部分常用药物

适应证/药物	剂　量	剂　型	点　评
抗真菌药物			
两性霉素B	0.5～1mg/（kg·d）IV	与成人一致	
两性霉素B脂质体复合物	5mg/（kg·d）IV，与成人一致		
卡泊芬净	负荷量75mg/m² IV qd，然后50mg/m² IV qd	与成人一致	
氟康唑		口服液（橙子味）：50mg/5ml（汤匙）	**成人剂量**　**儿童当量** 100mg　3mg/kg 200mg　6mg/kg 400mg　12mg/kg（每日不超过600mg）
口腔/食道念珠菌病	6～12mg/（kg·d）		
全身念珠菌病	12mg/（kg·d）IV或po		
隐球菌脑膜炎			
治疗	第1天12mg/kg po，然后6（至12）mg/（kg·d）po		
抑菌	6mg/（kg·d）po		
伊曲康唑	3mg/kg po qd（胶囊） 5mg/kg po qd（口服液）	口服液：10mg/ml	尚无有效性和安全性数据药物相互作用常见胶囊的生物利用度低且差异大口服液应空腹服用，与4～6盎司（120～180ml）可口可乐同服
伏立康唑	6mg/kg q12h×2次，然后4mg/kg q 12h（FDA批准用法，实际可能需要用到8～9mg/kg）	胶囊：50mg，200mg口服液：40mg/ml	药物相互作用常见20%出现可逆性视觉障碍监测药物谷浓度：目标为1～6μg/ml

（续 表）

适应证/药物	剂　量	剂　型	点　评
抗HIV药物[1]			
核苷类似物逆转录酶抑制剂（NRTIs）			
阿巴卡韦（Ziagen）	年龄≥3个月：每次8mg/kg不超过300mg，每日两次 新生儿用量尚不明确 按体重给药： 14＜20kg：每早1/2片；每晚1/2片，口服 ≥20～＜25kg：每早1/2片；每晚1片，口服 ＞25kg：每次300mg（1片），每日两次，口服 青少年/成人剂量：每次300mg，每日两次；或每次600mg，每日一次	口服液：20mg/ml 片剂：300mg，300mg商用片剂 复方制剂：600mg ABC与300mg拉米夫定（Epzicom） 复方制剂：300mg ABC与300mg拉多夫定和150mg拉米夫定（Trizivir） 复方制剂：600mg ABC与300mg拉米夫定和50mg多替拉韦（Triumeq）	约5%出现超敏反应，可能难以识别 有超敏反应史再次用药致命超敏反应可能与HLA B * 5701相关 筛查HLA B * 5701可避免超敏反应，有条件应在用药前进行筛查
去羟肌苷（ddI，Videx）	$120mg/m^2$ q12h，每剂不超过200mg 如果＞3岁且未接受过治疗，$240mg/m^2$ qd，每剂不超过400mg 按体重给药： 20～25 kg：200mg每日一次 25～60 kg：250mg每日一次 ＞60kg：400mg每日一次 新生儿剂量（2周～＜3个月）：$50mg/m^2$ q12h 婴儿剂量（3～8个月）：$100mg/m^2$ q12h	儿科粉剂（当用抗酸药复溶时）：10 mg/ml 缓释胶囊（肠溶小珠）：Videx EC 125mg、200mg、250mg、400mg 通用缓释胶囊：125mg、200mg、250mg、400mg 口服混悬液片剂：100mg、150mg、200mg	空腹剂量 如果与替诺福韦合用，去羟肌苷应减量 不要与利巴韦林合用增加胰腺炎的风险 与替诺福韦或司他夫定合用时风险更高 用于制备口服混悬剂的片剂可以嚼服或加到≥1盎司的水中

注：[1] Tanner 4期以上的青少年应按成人剂量用药（*表6B*）。

表8F（2） 感染HIV儿童的部分常用药物

适应证/药物	剂　量	剂　型	点　评
抗HIV药物/核苷类似物逆转录酶抑制剂（NRTIs）（续上表）			
恩曲他滨（Emtriva）（口服液）	≤3个月的新生儿，3mg/kg，每日一次 3月龄至17岁或33kg以内，6mg/kg，每日一次；＞33 kg，200mg，每日一次 青少年/成人剂量，200mg，每日一次	口服液：10mg/ml 片剂：200mg 复方制剂：200mg FTC与300mg替诺福韦（Truvada） 复方制剂：200mg FTC与300mg替诺福韦，600mg依非韦伦（Atripla） 复方制剂：200mg FTC与300mg替诺福韦，25mg利匹韦林（Complera） 复方制剂：200mg FTC与300mg替诺福韦，150mg埃维雷韦，150mg考比司他（Stribild） 复方制剂：200mg FTC与25mgTAF，150mg埃维雷韦，150mg考比司他（Genvoya） 复方制剂200mg含25mgTAF，25mg利匹韦林（Odefsey）	用药前筛查HBV感染。口服液在77 ℉/25℃的温度下可稳定3个月
拉米夫定（3TC，Epivir）	4mg/kg，每日两次（年龄＞30天，最多每次150mg，每日两次） 新生儿剂量（＜30天）2mg/kg，每日两次按体重片剂给药剂量建议 体重 14～20kg：75mg，每日两次，po ＞20～25 kg：早75mg/晚150mg，po ＞25kg：150mg，每日两次，po 青少年/成人剂量（体重＞30kg）：150mg，每日两次；或300mg，每日一次	口服液：10mg/ml（Epivir），5mg/ml（Epivir HBV） 片剂：150mg（划痕片），300mg 复方制剂：150mg 3TC与300mg ZDV（Combivir） 复方制剂：150mg 3TC与300mg ZDV，300mg阿巴卡韦（Trizivir） 复方制剂：300mg 3TC与600mg阿巴卡韦（Epzicom） 复方制剂：300mg 3TC与600mg阿巴卡韦和50mg多替拉韦（Triumeq）	用药前筛查HBV感染。如果＞3岁且病毒载量已经检测不到，可考虑改为8～10mg，每日一次，po（最大量300mg，每日一次，po）

（续　表）

适应证/药物	剂　量	剂　型	点　评
司他夫定（d4T，Zerit）	体重 ＜30kg：1mg/kg，每日两次 ＞30kg：30mg，每日两次 新生儿剂量：出生至13天，0.5mg/kg，每日两次	口服液：1mg/ml 胶囊：15mg、20mg、30mg、40mg（美国已有获批商品在售）	耐受性比齐多夫定好，但容易导致脂肪萎缩、周围神经病变、以及线粒体毒性。与ddI联用增加乳酸酸中毒风险
齐多夫定（ZDV，AZT，Retrovir）	180～240mg/m^2 q12h 青少年/成人：300mg，每日两次 新生儿（EGA 35周至＜6周）：4mg/kg q12h，po；1.5mg/kg q6h，IV 30～35周早产儿：2mg/kg，每天两次，po；或1.5mg/kg q12h，IV。14天龄后可增加至3mg/kg每日两次 po，或2.3mg/kg IV。 小于30周的早产儿：2mg/kg q12h，po 或1.5mg/kg，IV。4周龄后可增加至3mg/kg每日两次 po，或2.3mg/kg IV 按体重给药（一旦达到8～10周龄）： 4～9kg：12mg/kg，每日两次 9～＜30kg：9mg/kg，每日两次 ＞30kg：300mg，每日两次	糖浆：10mg/ml 胶囊：100mg 片剂：300mg 通用糖浆：10mg/ml，片剂：300mg，针剂：10mg/ml 复方制剂：300mg ZDV和150mg 3TC（Combivir） 复方制剂：300mg ZDV和150mg 3TC，300mg阿巴卡韦（Trizivir） 针剂浓度：10mg/ml	

表8F（3） 感染HIV儿童的部分常用药物

适应证/药物	剂量	剂型	点评
抗HIV药物（续上表）			
核苷类似物逆转录酶抑制剂（NRTIs）			
富马酸替诺福韦二吡呋酯（TDF）（Viread）	8mg/kg每日一次，po（年龄≥2岁），最大量300mg 1汤匙粉剂＝40mg ＞17kg可以吞服片剂的儿童可使用片剂 按体重给药： 17～22kg：150mg每日一次 22-＜28kg：200mg每日一次 28-＜35kg：250mg每日一次 ≥35kg：300mg每日一次 成人剂量300mg每日一次 Truvada剂量： 17～22kg：一片FTC 100mg/TDF 150mg片剂，每日一次 22～≤28kg：一片FTC 133mg/TDF 200mg片剂，每日一次 28～≤35kg：一片FTC 167mg/TDF 250mg片剂，每日一次 ≥35kg：一片FTC 200mg/TDF 300mg片剂，每日一次	片剂：150mg，200mg，250mg，300mg 片剂可溶于水、橙汁或葡萄汁粉剂：40mg/g 复方制剂：150mg TDF与100mg恩曲他滨，200mg与133mg恩曲他滨，250mg与167mg恩曲他滨，300mg与200mg恩曲他滨（Truvada） 复方制剂：300mg TDF与200mg恩曲他滨和600mg依非韦伦（Atripla） 复方制剂：200mg TDF与300mg TDF，25mg利匹韦林（Complera） 复方制剂：200mg TDF与300mg TDF，150mg埃维雷韦、150mg考比司他（Stribild）	用药前筛查HBV。监测肾功能。幼小动物中观察到骨密度下降。感染HIV的儿童在治疗前就普遍存在骨密度减低；一项研究发现用药1年后，5/15时BMD出现小幅下降（*Pediatrics 116：e846，2005*）。另一项研究却发现，与对照组相比用药一年后BMD无变化（*JAIDS 40：448，2005*）。谨慎使用，如有肾功能不全应减量使用。ddI与替诺福韦联用时应减量。注意监测维生素D水平，可考虑补充维生素D 治疗期间监测肌酐、尿糖和尿蛋白变化情况
替诺福韦艾拉酚胺富马酸（TAF）	≥35kg的青少年：25mg每日一次（Descovy；Odefsey） 与考比司他（如Genvoya）联用时：10mg每日一次 12岁以下儿童研究不充分，尚未获批使用	片剂：25mg TAF和200mg恩曲他滨（Descovy） 片剂：10mg TAF和150mg埃维雷韦，150mg考比司他，200mg恩曲他滨（Genvoya） 片剂：25mg TAF和25mg利匹韦林，200mg恩曲他滨（Odefsey）	与TDF相比，TAF对BMD和肾功能影响较小。注意监测肾功能不全。CrCl≤30 ml/min时不推荐使用考比司他是一种CYP 3A4抑制剂。使用Genvoya时应注意药物相互作用

（续　表）

适应证/药物	剂　量	剂　型	点　评
非核苷类似物逆转录酶抑制剂（NNRTIs）			
依非韦伦（Sustiva）	10 ～ 15kg，200mg；15 ～ 20kg，250mg；20 ～ 25kg，300mg；25 ～ 32.5kg，350mg；32.5 ～ 40kg，400mg；＞40kg，600mg——均为每日一次 新生儿剂量未知/未获批用于婴儿 成人剂量600mg 每日一次	胶囊：50mg，200mg 片剂：600mg 复方制剂：EFV 600mg/TDF 300mg/恩曲他滨200mg（Atripla） PACTG 382中使用的口服液（请联络BMS确认药物是否可及）	为减少中枢神经系统的副作用可夜间用药。可以将胶囊打开与食物或饮品同服，但胶囊内容物类似胡椒味。Atripla应空腹服用。服用Atriplia体重应当至少达到40kg 与未增敏的PI、LPV/利托那韦、伏立康唑联合使用时会降低其药物浓度。如果与RIF联合使用时需增加EFV的剂量。 妊娠分级为D级。备孕患者应避免使用依非韦伦
依曲韦林（Intelence）	年龄6～17岁：按体重给药： ≥16～＜20kg：100mg 每日两次 20～＜25kg：125mg 每日两次 25～＜30kg：150mg 每日两次 ≥30kg：200mg 每日两次	片剂：25mg，100mg，200mg	与餐同服。片剂可溶于水中服下。饮服后注意用水涮洗水杯，并将洗杯水服下，以免给药量不足。由于相互作用，请勿与依非韦伦、阿扎那韦或替普那韦合用。与多种其他药物均存在相互作用

表8F（4） 感染HIV儿童的部分常用药物

适应证/药物	剂　量	剂　型	点　评
抗HIV药物/非核苷类似物逆转录酶抑制剂（NNRTIs）（续上表）			
奈韦拉平（Viramune）	年龄＜8岁，7mg/kg每日两次或200mg/m² 年龄≥8岁，4mg/kg 每日两次或120～150mg/m² **注意**：开始给药的前14天，每日给药一次；如果没有皮疹，再增加为每日两次给药 **推荐按体表面积给药** 新生儿：6mg/kg 每日两次，34～37周早产儿用药无数据，可按4mg/kg每日两次给药1周，然后改为6mg/kg 每日两次 青少年/成人剂量200mg每日1次×14天，然后200mg，每日两次 新生儿预防：34～37周早产儿出生时予2mg/kg，4mg/kg每日两次，给药一周，然后6mg/kg每日两次，第二剂后96小时	混悬液：10mg/ml 片剂：200mg，400mg 缓释通用：混悬液10mg/ml，200mg速释，400mg缓释	出现皮疹的情况下药物不得加量。如果皮疹伴有发热、口腔黏膜破溃、结膜炎、水疱、或肝炎，需立即停药。严重的胆汁淤积性肝炎和史-约综合征少见，但用药的头6周可能出现致命性并发症。在成人中，CD4＞250/μl的女性和CD4＞400/μl的男性出现严重毒性的风险增加 降低LPV/利托那韦的浓度。CD4％＞15％时，发生皮疹和肝毒性的风险增加
利匹韦林（Edurant）	年龄小于12岁的儿童未获批用药。尚无PK或用药数据 青少年/成人剂量：25mg每日一次，与食物同服	片剂：25mg 复方制剂：25mg 利匹韦林与TDF 300mg/恩曲他滨200mg（Complera/Eviplera） 复方制剂：25mg 利匹韦林与200mgTAF 25mg/恩曲他滨200mg（Odefsey）	与餐同服。通过CYP3A代谢 请勿与利福平、利福布汀、利福喷丁或PPI合用

（续　表）

适应证/药物	剂　量	剂　型	点　评
蛋白酶抑制剂			
阿扎那韦（Reyataz）	年龄≥3月龄:（粉剂） 5kg～＜15kg: ATV 200mg（4包）＋RIT 80mg每日一次 15kg～＜25kg: ATV 250mg（5包）＋RIT 80mg每日一次 年龄＞6岁:（胶囊） 20kg～＜32kg: ATV 200mg＋RIT 100mg每日一次 32kg～＜40kg: ATV 250mg＋RIT 100mg每日一次 ≥40kg: ATV 300mg＋RIT 100mg每日一次 不建议新生儿使用 青少年/成人: ATV 400mg每日一次，或ATV 300mg＋RIT 100mg每日一次	胶囊: 150mg，200mg，300mg 粉剂: 每包50mg 复方制剂: ATV 300mg和考比司他150mg（Evotaz）	与餐同服。将药物粉末与至少一汤匙食物（例如酸奶）混合。儿童未联合使用增敏剂的时候，阿扎那韦的浓度水平差异很大。利托那韦增敏的阿扎那韦药物浓度更加稳定。如果青少年使用未增敏的阿扎那韦，需考虑TDM。婴儿应用ATV可导致胆红素↑，应避免使用。尽可能避免与质子泵抑制剂（PPI）一起使用。如果必须使用PPI，可在阿扎那韦/利托那韦给药12小时后，应用不超过20mg的奥美拉唑。如果与替诺福韦或依非韦伦合用，需用利托那韦增敏 **忌与奈韦拉平合用**

表8F（5） 感染HIV儿童的部分常用药物

适应证/药物	剂　量	剂　型	点　评
抗HIV药物/蛋白酶抑制剂（续上表）			
达芦那韦（Prezista）	FDA批准可用于年龄＞3岁患儿：按体重用药： 体重10～15kg的儿童，剂量按以下计算：达芦那韦（DRV）20mg/kg＋利托那韦（RIT）3mg/kg每日两次 10～＜11kg：DRV 200mg（2ml）＋RIT 32mg（0.4ml） 11～＜12kg：DRV 220mg（2.2ml）＋RIT 32mg（0.4ml） 12～＜13kg：DRV 240mg（2.4ml）＋RIT 40 mg（0.5ml） 13～＜14kg：DRV 260 mg（2.6ml）＋RIT 40 mg（0.5ml） 14～＜15kg：DRV 280 mg（2.8ml）＋RIT 48 mg（0.6ml） 对于＞15kg且能够吞服片剂的儿童： 15～29kg：达芦那韦 375mg＋利托那韦50mg每日两次 30～39kg：达芦那韦 450mg＋利托那韦60mg每日两次 ＞40kg：成人剂量 成人/青少年 600mg＋利托那韦100mg每日两次（经治） 800mg＋利托那韦100mg（仅初治成年患者）每日一次800mg＋考比司他150mg每日一次	片剂：75mg，150mg，400mg，600mg 口服混悬液：100mg/ml 复方制剂：达芦那韦800mg＋考比司他150mg（Prezcobix）	与餐同服。对许多广泛PI耐药的毒株仍具有活性。许多药物都可能存在相互作用。用药时需仔细询问合并用药。对于20～40kg的儿童，可用100mg利托那韦片剂来替代利托那韦口服液。不要用于体重＜10kg的3岁以下儿童，因为大鼠动物实验中发现该药可导致癫痫和死亡。＜12岁的儿童不能使用每天一次的给药频率

（续　表）

适应证/药物	剂　量	剂　型	点　评
夫沙那韦（Lexiva）	仅用于2～5岁初治患儿：30mg/kg每日两次（不超过1400mg 每日两次的成人剂量）。不推荐 仅用于6～18岁初治患儿，无增敏剂30mg/kg（不超过1400mg）每日两次 全部每日两次： ＜11kg：FPV 45mg/kg＋RIT 7mg/kg 11～＜15kg：FPV 30mg/kg RIT 3mg/kg 15～＜20kg：FPV 23mg/kg＋RIT 3mg/kg 20kg FPV 18mg/kg＋RIT 3mg/kg（成人剂量不超过700mg＋利托那韦100mg 每日两次） 不建议用于新生儿 青少年/成人剂量： 初次使用ART： 1400mg 每日两次（＞47kg） 700mg＋100mg 利托那韦 每日两次 1400mg＋100mg或200mg 利托那韦每日一次 经治ART：700mg＋100mg利托那韦每日两次	片剂：700mg（相当于600mg安普那韦） 口服混悬液：50mg/ml	如果单独使用片剂，空腹或与餐同服均可。使用口服液或者与利托那韦增敏剂合用时，应当与餐同服儿童不建议每日一次的给药频率。FDA批准4周龄以上的儿童均可使用，但DHHS小组不建议6月龄以下儿童使用
茚地那韦（Crixivan）	500mg/m^2 q8h（未获批） 青少年/成人剂量800mg q8h或800mg＋利托那韦100mg或200mg 每日两次	胶囊：100mg，200mg，333mg，400mg	药物效果与C_{min}相关（AAC 44：1029，2000）　条件允许应考虑监测C_{min}并根据结果调整剂量。20%儿童出现肾结石注意充分水化

表8F（6） 感染HIV儿童的部分常用药物

适应证/药物	剂　　量	剂　　型	点　　评
抗HIV药物/蛋白酶抑制剂（续上表）			
洛匹那韦/利托那韦（Kaletra）	年龄14日龄～12月龄： 300mg洛匹那韦/75mg r/m^2 每日两次 年龄12月龄～18岁： 如果没有服用依非韦伦、奈韦拉平或夫沙那韦，则230mg洛匹那韦/57.5mg r/m^2每日两次。如果服用上述药物，则增加至300mg/75mg/m^2 每日两次，但也有医生更愿意对所有患儿都应用此剂量 口服液也可按体重给药： ＜15kg：12mg/3mg/kg 每日两次 15～40kg：10mg/2.5mg/kg 每日两次 ＞40kg：成人剂量 片剂剂量： 15～20kg：2片（100mg洛匹那韦/25mg r/m^2）每日两次 20～30kg：3片 每日两次 30～45kg：4片100/25mg剂型或2片200/50mg剂型 每日两次 ＞45kg：成人剂量 成人青少年剂量： 如果没有服用EFV、NVP或夫沙那韦，则400mg洛匹那韦/100mg r/m^2每日两次。如服用NVP、EFV、FPV，则需增加药量	儿童口服液：每毫升80mg洛匹那韦/20 mg利托那韦（含乙醇和聚乙二醇） 片剂：100mg洛匹那韦/25mg利托那韦，200mg洛匹那韦/50mg利托那韦	片剂可空腹或与餐同服。不要切割或压碎后服用。口服液应与食物一起服用。口服液在室温下最多可稳定2个月，应冷藏保存。对于初治成年人，未接受过PI治疗的患者每天可服用400mg/100mg的片剂；青少年对药物的清除率更快，能否如此用药尚无相关评估 对存在PI耐药突变的经治患者应考虑大剂量给药（如300mg/m^2或600mg/140mg每日2次）。经治患者使用230mg/m^2标准剂量的药物，药物谷浓度谷达不到有效治疗的目标值（5.7μg/ml *CROI 2008 abstr 574*）。服用压碎后的片剂达不到有效剂量：不推荐（*CROI 2010 abst 871*） **报告的致死性不良事件包括早产儿出现心脏传导阻滞**。早产儿正常预产期2周内、或14天以内的足月儿均不应使用，除非获益明显大于风险

（续 表）

适应证/药物	剂 量	剂 型	点 评
奈非那韦（Viracept）	2～13岁：每12h 45～55mg/kg（8th *CROI*，*2001*，*Abst. 250*）。按获批剂量30mg/kg q8h给药可能达不到有效浓度 新生儿按体重给药： 1.5～2kg：100mg 每日两次 2～3kg：150mg 每日两次 ＞3kg：200mg 每日两次 青少年/成人：1250mg q12h	口服混悬液粉剂：50mg/量匙 片剂：250mg，625mg	与餐同服可提高药物吸收。药物浓度的变异性很大。压碎或溶解的片剂更易吸收。条件允许应考虑监测C_{min}并根据其调整给药剂量 一项研究发现保证药物谷浓度＞0.8μg/ml可改善治疗效果
利托那韦（Norvir）	350～400mg/m^2 每日2次（不推荐） 用作药物增敏剂	口服液：80mg/ml 胶囊：100mg 片剂：100mg	很少用全剂量的利托那韦，也不建议使用。低剂量应用时可作为药代动力学增敏剂。口服液口味不佳 胶囊需冷藏保存；室温下只能保持30天稳定

表3F（7） 感染HIV儿童的部分常用药物

适应证/药物	剂　量	剂　型	点　评
抗HIV药物/蛋白酶抑制剂（续上表）			
沙奎那韦（Invirase）注：软胶囊已断货	仍在研究中： 未获批用于婴儿或儿童，但沙奎那韦可按体重给药（有限数据）： 5～15kg：50mg/kg＋利托那韦3mg/kg，每日两次 15～40kg：50mg/kg＋利托那韦2.5mg/kg，每日两次 ＞40kg：50mg/kg＋利托那韦100mg，每日两次 青少年/成人剂量：1000mg＋100mg利托那韦，每日两次 使用洛匹那韦/利托那韦：沙奎那韦1000mg＋洛匹那韦/利托那韦400mg/100mg两者均每日两次	硬胶囊：200mg 薄膜衣片剂：500mg	条件允许应监测C_{min}并根据其调整药量。（C_{min}＞100ng/ml才会有效）。只能与利托那韦增敏剂一起使用 不建议用于QT间期延长的儿童
替拉那韦（Aptivus）	未获准用于2岁以下儿童 375mg/m^2＋利托那韦150mg/m^{2}每日两次，按体重给药： 14mg/kg＋利托那韦6mg/kg每日两次 青少年/成人剂量：500mg和200mg利托那韦每日两次	胶囊：250mg 口服液：100mg/ml＋116 IU维生素E/ml	与餐同服。对很多广泛PI耐药的毒株仍有活性，仅用于既往多种抗病毒药物应用的患者（二线治疗）。与其他同时具有抗病毒活性的药物（例如恩夫韦肽）同时使用时效果最佳。PACTG1051研究发现药物的活性和耐受性与成人相似（*Intl AIDS Conf 2006 Abstr WEAB0301*）。可诱导其他PI的代谢，因此不应与其他PI合同可能导致颅内出血
融合酶抑制剂			
恩夫韦肽（Fuzeon）	6～16岁：2mg/kg每日两次，最大剂量90mg（1ml），皮下注射 ＜6岁：未获批 青少年/成人：90mg（1ml）每日两次，皮下注射	针剂：注射冻干粉针108mg恩夫韦肽，用1.1ml灭菌注射用水溶解后浓度为90mg/ml	

表8F（8） 感染HIV儿童的部分常用药物

适应证/药物	剂　量	剂　型	点　评
抗HIV药物（续上表）			
CCR5抑制剂			
马拉维诺（Selzentry）	未获批用于新生儿/婴儿 ≥2岁且体重≥10kg需与CYP 3A抑制剂联用，如低剂量利托那韦 10～＜20kg：50mg 每日两次 20～＜30 kg：75mg 每日两次 30～＜40 kg：100mg 每日两次 ＞40 kg：150mg 每日两次 强效CYP 3A抑制剂不可及时： ＜30kg：不推荐应用 ＞30kg：300mg 每日两次 青少年/成人剂量： 当与强效CYP3A抑制剂（无论是否同时合用CYP3A诱导剂）合用时、包括全部PI（除替普那韦/利托那韦）时：150mg每日两次 当与NRTIs、恩夫韦肽、替普那韦/利托那韦、奈韦拉平、拉替拉韦合用时：300mg每日两次 当与CYP3A诱导剂（包括依非韦伦、利福平、苯巴比妥、依曲韦林、苯妥英钠等）合用时（无同时合用CYP3A抑制剂）：600mg每日两次	片剂：25mg，75mg，150mg，300mg 口服溶液：20mg/ml	处方马拉维诺前应当完善受体亲和性检查，CXCR4辅助受体/双辅助受体毒株不得应用 细胞色素P450底物。CrCl＜30ml/min、接受强效CYP3A4抑制剂的患者禁用

（续　表）

适应证/药物	剂　量	剂　型	点　评
整合酶抑制剂			
拉替拉韦（Isentress）	新生儿可试用以下剂量： 0～7天：1.5mg/kg 每日一次 8～28天：3mg/kg 每日两次 ＞4周：6mg/kg 每日两次 按年龄和体重给药： 6～12岁且＞25kg：400mg片剂每日两次 **或** 2～＜12岁、咀嚼片剂量： 11～＜14 kg：3×25mg 每日两次 14～＜20 kg：1×100mg 每日两次 20～＜28 kg：1.5×100mg 每日两次 28～＜40 kg：2×100mg 每日两次 ＞40 kg：3×100mg 每日两次 ≥4周且3～20kg儿童口服混悬液剂量： 3～＜4 kg：1ml（20mg）每日两次 4～＜6kg：1.5ml（30mg）每日两次 6～＜8kg：2ml（40mg）每日两次 8～＜11kg：3ml（60mg）每日两次 11～＜14 kg：4ml（80 mg）每日两次 14～＜20 Kg：5ml（100 mg）每日两次 青少年/成人剂量：400mg 每日两次	片剂：400mg咀嚼 片剂：25mg和100mg 划痕片颗粒：100mg/包	空腹或与餐同服 咀嚼片可嚼服或吞服 依非韦伦和依曲韦林可能会降低拉替拉韦药物浓度

表8F（9） 感染HIV儿童的部分常用药物

适应证/药物	剂　　量	剂　　型	点　　评
抗HIV药物/整合酶抑制剂（续上表）			
埃维雷韦	当前对体重＜35kg的儿童没有小儿用药 成人和青少年（＞35kg）：每天1片，见*表6A*	片剂：85mg，150mg复方制剂：埃维雷韦150mg，考比司他150mg，TDF 300mg，FTC 200mg（Stribild） 复方制剂：埃维雷韦150mg、考比司他150mg，TAF 10mg，FTC 200mg（Genvoya）	与餐同服
多替拉韦（Tivicay）	30～＜40kg儿童：35mg每日一次 成人及＞12岁且体重＞40kg的儿童： 如果没有用过INSTI，则50mg qd po 如果用过INSTI或与依非韦伦、夫沙那韦/利托那韦、替拉那韦/利托那韦或利福平合用，则50mg bid po	片剂：10mg，25mg，50mg。颗粒制剂正在研发中 复方制剂：DTG 50mg、3TC 300mg和ABC 300mg（Triumeq）	可空腹或与餐同服。已有超敏反应出现的报告。用药前2小时或用药后6小时需避免服用含阳离子的止酸剂或泻药。可引起血肌酐轻度升高，但不影响GFR
抗分枝杆菌药物			
结核分枝杆菌			
乙胺丁醇	每日15～25mg/kg po	没有儿童剂型	虽未获准用于13岁以下的儿童，但可以给药。密切监视视觉变化
异烟肼	新生儿：10mg/kg qd po 婴儿/儿童：10～20mg/kg qd，po（每日最大量300mg）	50mg/5ml糖浆	可以肌注
吡嗪酰胺	20～40mg/kg qd po，或增加给药次数（每日最大量2g）	没有儿童剂型	
利福平	10～20mg/kg qd po（每日最大量600mg）	没有儿童剂型。临时自配药可由药师配置	可以口服或静脉给药。不要与蛋白酶抑制剂合用。可用低剂量利福布汀替代
链霉素	10～20mg IM q12h（每日最大量1g）		

（续　表）

适应证/药物	剂　量	剂　型	点　评
MAC-鸟胞内分枝杆菌复合群			
阿奇霉素	治疗量每日5mg/kg 每周一次20mg/kg，不超过1200mg	口服混悬液100或200mg/5ml，250mg、600mg胶囊	
克拉霉素	每日总量15mg/kg　分2次po（不超过500mg q12h，po）	口服混悬剂颗粒（125或250mg/5ml）（混悬液不可冷藏）	
氯法齐明	每日1～2mg/kg po，每日最大量100mg	没有儿童剂型	
利福布丁	每日10～20mg/kg po（每日最大量300mg）	没有儿童剂型	与蛋白酶抑制剂合用时需减量，与NNRTI合用时需加量
抗真菌药物			
卡氏肺孢子菌肺炎（PJP）			
预防（*表8D*）			
TMP/SMX或	按TMP计算每日总量150mg/m^2，分2次po，每周连续3天给药（如周一、周二、周三）。给药简表：见*表8D*	口服混悬液（樱桃或葡萄味）：40mg TMP/200mg SMX/5ml（茶匙）；片剂：80mg TMP/400mg SMX（单强度片）	预防用药下PJP出现突破：TMP/SMX 3%，氨苯砜15%或更高，雾化喷他脒15%，静脉喷他脒25%（*J Ped 122：163，1993*）
氨苯砜	每日2mg/kg po（不超过100mg）	没有儿童剂型	
只有≥5岁时，方可使用雾化喷他脒	300mg，通过Respirgard Ⅱ吸入器给药，每月1次		可用于8月龄以上儿童（*PIDJ 12：958，1991*）

表8F（10） 感染HIV儿童的部分常用药物

适应证/药物	剂　量	剂　型	点　评
抗真菌药物/肺孢子菌肺炎（PJP）（续上表）			
治疗			
阿托伐醌混悬液	30～40mg/kg po qd。给药间隔尚未确定	未获FDA批准用于儿童	儿童的疗效尚未确定。中枢神经系统药物浓度＜1%
喷他脒羟乙磺酸盐	每日4mg/kg，IV或IM，疗程12～14天		
TMP/SMX	＞2月儿童每日总量 20mgTMP/100mgSMX/kg，分4次q6h po 或同等剂量IV q6～8h		除轻症之外均应静脉用药
抗病毒药物－其他非抗HIV药物			
巨细胞病毒			
西多福韦	儿童无相关研究	只有静脉制剂	必须遵循水化和丙磺舒的应用原则 肾病需调整剂量
诱导期	5mg/kg，每周一次，2次给药		
维持期	5mg/kg，每14天一次		
磷甲酸			儿童无相关研究。动物实验发现药物会沉积在牙齿和骨骼中。肾病需调整剂量
诱导期	每日总量180mg/kg，分3次q8h给药		
维持期	90～120mg/kg IV qd		
缬更昔洛韦	诱导期$7mg/m^2$，每日两次（最大量900mg）	片剂：450mg 口服液：50mg/5ml	肾病需调整剂量
诱导期	900mg po，每日两次，疗程21天		
维持期	900mg po qd		
更昔洛韦		成人用胶囊或静脉溶液	有潜在致癌可能。肾病需调整剂量
诱导期	5mg/kg IV q12h		
维持期	5mg/kg IV qd		

（续　表）

适应证/药物	剂　量	剂　型	点　评
单纯疱疹病毒			
阿昔洛韦	30mg/kg IV q8h（年龄＜12 岁） 15mg/kg IV q8h（年龄＞12 岁）	如果适用，有200mg/5ml的口服混悬剂（香蕉味）	每日尿量应为1ml/1.3mg阿昔洛韦
流感			
奥司他韦	＜1 岁：3mg/kg po q12h ≥1 岁且 ≤15kg：30mg po q12h 16～23kg：45mg po q12h 24～40kg：60mg po q12h ＞40kg：75mg po q12h	胶囊：30mg，45mg，75mg 口服混悬液：12mg/ml	
带状疱疹（＜2岁）			
阿昔洛韦	500mg/m^2 IV q8h		

注：更多控制疼痛和/或营养管理的药物信息，见 *www.aidsinfo.nih.gov/guidelines*，*Supplements to Pediatric Guidelines Mar 2008*。

表8G 感染HIV婴儿和儿童预防首次机会性感染的方案

病原	适应证	预防方案*	
		首选	次选
肺孢子菌（PJP）	1～12月龄HIV感染或HIV不确定婴儿	每日总量**TMP/SMX** 150/750mg/m^2，分两次po，每周连续3天给药（A2）	雾化喷他脒（≥5岁儿童），300mg 每月一次，通过Respirgard II雾化器给药（C3）；氨苯砜（年龄≥1月龄儿童），2mg/kg（最大量10mg），po qd（C3）；阿托伐醌：1～3月龄及24月龄以上：30mg/kg po qd；4～24月龄：45mg/kg po qd；如果无其他药物可用，可予喷他脒 4mg/kg IV，每2～4周给药一次（C3）
	1～5岁的HIV感染儿童，CD4计数＜500/μl或CD4%＜15%	也可如此给药：（A2）单剂量每周连续3天给药，或每日给药	
	6～12岁的HIV感染儿童，CD4＜200/μl或CD4%＜15%	每日剂量分2次口服，qd；分2次口服，每周3次隔天口服	
结核分枝杆菌			
异烟肼敏感	TST反应≥5mm，或TST曾经阳性但未经治疗，或与活动性结核病有接触史	**异烟肼**10～20mg/kg（最大量300mg）po或IM qd，疗程9个月（A1）；或20～40mg/kg（最大量900mg）po，每周两次，疗程9个月（B3）	**利福平**10～20mg/kg（最大量600mg）po或IV qd，疗程12个月（B2）（1999年USPHS指南指出，利福平的疗程为4～6个月）
异烟肼耐药	同上；暴露于异烟肼耐药结核病的可能性很高	**利福平**10～20mg/kg（最大量600mg）po或IV qd，疗程12个月（B2）	不确定
多耐药（异烟肼及利福平）	同上；暴露于耐多药结核病的可能性很高	用药方案需咨询公共卫生机构	无
鸟分枝杆菌复合群	≥6岁儿童，CD4＜50/μl；2～6岁，CD4＜75/μl；1～2岁，CD4＜500/μl；＜1岁，CD4＜750/μl	**克拉霉素**7.5mg/kg（最大量500mg）po q12h（A2），或**阿奇霉素**20mg/kg（最大量1200mg）po，每周1次（A2）	≥6岁儿童，**利福布汀**300mg po qd（B1）；＜6岁，如有口服悬液，5mg/kg po qd（B1）；阿奇霉素5mg/kg（最大量250mg）po qd（A2）
带状疱疹病毒	无症状HIV感染儿童，且无免疫抑制	带状疱疹疫苗	
	与带状疱疹有明确接触，没有水痘、带状疱疹病史或带状疱疹疫苗接种史	带状疱疹免疫球蛋白（VZIG），1安瓿（1.25ml）/10kg（最大量5安瓿）IM，暴露后96小时之内应用，最好48小时之内应用（A2）	无

注：*HIV分期见表*4A*。

表9　HIV-HCV共感染

- 所有HIV患者均筛查丙型肝炎（HCV）抗体
- ART对宿主抵抗丙肝病毒也有帮助
  - **在开始抗丙肝病毒治疗前，所有HIV-HCV共感染患者应当开始ART**
  - 选择药物相互作用小的方案；比如基于DTG、BIC或RAL的治疗方案
- 避免以下情况：
  - **含利巴韦林的HCV治疗方案与ART治疗合用**
- 随着新型直接作用药物（DAA）的出现，HCV治疗的推荐也不断在更新。最新的治疗建议，可见《桑福德病毒性肝炎治疗指南》网络版；*webedition.sanfordguide.com*或*www.hcvguidelines.org*
- 监测对HCV治疗的反应
  - 基线时、治疗结束时、以及治疗结束后的12～24周时（SVR或“治愈”）都应检测HCV RNA

表10　青少年和成人预防机会性致病菌的主要抗微生物药物

预防疾病的首次发作（预防第二次发作，见表*12*）。见 *http*：*//aidsinfo.nih.gov/guidelines*

CD4计数最低值	病原体	预防方案		点评
		首选	次选	
全部患者无论CD4计数水平	**结核分枝杆菌**：TST[1] ≥ 5mm或TST曾经阳性但未经治疗，或与活动性结核病有接触史。IGRA阳性。排除活动性结核病	［每日INH 5mg/kg po，最大量300mg po＋**吡哆醇**50mg po qd，疗程9个月］或［INH 900mg po＋**吡哆醇**100mg po，每周两次，疗程9个月］	RIF **600mg qd po或RFB ** 300mg po qd，疗程4个月[2]。或INH 900mg＋RFP 900mg＋吡哆醇50mg，每周一次，疗程12周	见表*11A*，第*102*页 该方案为成人剂量包括正在接受ART的患者在内，INH＋RFP既可以自行服药，也可以在督导下服药。利福喷丁和依非韦伦或拉替拉韦没有明显的药物相互作用［*MMWR*，*67*（*25*）：*723*和*http*：*//www.who.int/tb/publications/2018/executivesummary_solidated_guidelines_ltbi.pdf*］
	同上，但暴露于异烟肼耐药结核病可能性很高暴露于耐多药结核病	RIF **600mg po qd或RFB **300mg po qd，疗程4个月		
	同上；暴露于耐多药结核病的可能性很高	建议请会诊		
CD4＜200/mm^3	**卡氏肺孢子菌性肺炎（PJP）**：（*表11A*，*第103页*） **当ART起效后，CD4计数＞200且超过12周时，可停用预防治疗**	**TMP/SMX-双强度片**，1片po qd或每周三次，或**TMP/SMX-单强度片**，1片po qd，或氨苯砜100mg po qd	**雾化喷他脒**，300mg每月1次，通过Respirgard Ⅱ雾化器给药（如耐受不佳，见下文）或**阿托伐醌**混悬液1500mg po qd	实际工作中，TMP/SMX优于其他预防方案（失败发生率0.0002/100人年），而氨苯砜、或吸入喷他脒、或阿托伐醌的失败率则为（0.001/100人年）。预防效果阿托伐醌＝喷他脒，但不良反应较多限制了其应用

（续　表）

CD4计数最低值	病原体	预防方案		点评
		首选	次选	
CD4＜100/μl	**弓形虫：**（患者弓形虫IgG或抗体滴度阳性）当ART起效后，CD4计数＞200且超过12周时，可停用弓形虫Ab＋患者的预防治疗	**TMP/SMX-双强度片**，1片po qd	**氨苯砜**100mg po qd＋**乙胺嘧啶**50mg po 每周一次＋**亚叶酸**（叶酸）25mg po每周一次	其他选择：阿托伐醌750mg po q6～12h＋乙胺嘧啶25mg qd＋亚叶酸10mg po qd
	组织胞浆菌病：不建议常规使用。因职业暴露危险性高、或居住在组织胞浆菌病高发地区（≥10例/100人年）的患者可考虑预防	**伊曲康唑200mg，每日两次**		对于预防用药等患者，ART起效CD4计数＞150且超过6个月时，可停用预防治疗，如果CD4再次低于150/μl需重新预防治疗

注：** 同时使用蛋白酶抑制剂和RIF/RFB的用药选择，见*表12，第115页*。

[1] TST＝结核菌素皮肤试验（Mantoux）。

[2] 需考虑与蛋白酶抑制剂之间的相互作用；见*表12，第115页*。

表10（2） 青少年和成人预防机会性致病菌的主要抗微生物药物

CD4计数最低值	病原体	预防方案		点评
		首选	次选	
CD4＜50/μl	**鸟胞内分枝杆菌**[3]**（MAC）**（见*表11A，第106页*） **当ART起效后，CD4计数＞100/μl且超过3个月以后，可停用预防治疗。**如果CD4降至＜50～100/μl，需重新启动预防治疗	［克拉霉素500 mg po q12h，或阿奇霉素1200 mg po 每周一次（两种方案都可导致呼吸道耐药菌的出现）］	**利福布汀**300mg po qd[4]，或阿奇霉素600mg po 每周两次	见*表12，第115页*
	巨细胞病毒（CMV）：（见*表12，第129页*） 仅有CMV病毒血症而无脏器受累表现的患者不建议进行抢先治疗当ART起效，CD4计数＞100～150/μl、且HIV病毒载量受抑制＞6个月时，**可以停用CMV预防治疗**。如果CD4降至≤100～150/μl，需重新启动预防治疗	慢性抑制：缬更昔洛韦900mg po qd（见点评）最好的预防是ART治疗，可以将CD4提升至＞100/μl	口服**更昔洛韦**1g po q8h	见*表12，第129页*，首选预防措施如果血浆中CMV-PCR阳性，43%有进展为CMV病的风险（口服更昔洛韦风险↓到26%）；如果PCR阴性，进展为CMV病的风险则为14%（口服更昔洛韦风险↓到1%）。因此，部分医生在PCR阳性时会对MSM进行预防用药
	念珠菌属，隐球菌：无真菌感染史的患者不建议进行预防		如果CRAG阳性，即使滴度很低但存在其他隐球菌病的证据时，也应针对隐球菌感染进行治疗	

注：** 同时使用蛋白酶抑制剂和RIF/RFB的用药选择，见*表12，第115页*。
[3] 作者认为，需密切观察患者。如果强烈怀疑或系活动性MAC感染，需将慢性预防治疗改为标准治疗（见*表12，第115页*）。
[4] 需考虑与蛋白酶抑制剂之间的相互作用；见*表12，第115页*。

表11A　临床综合征、机会性感染和肿瘤的诊断及鉴别诊断

（*治疗见表12*）

临床综合征，病因，流行病学	临床表现，诊断方法，病程
急性HIV感染（急性HIV感染，急性逆转录病毒综合征） 鉴别诊断包括：EBV相关单核细胞增多症、CMV相关单核细胞增多症、弓形虫病、风疹、病毒性肝炎、梅毒、原发性单纯疱疹病毒感染、药物反应 **怀疑单核细胞增多症但血清学筛查阴性时，应考虑急性HIV感染。** 注意：急性逆转录病毒综合征期，患者血浆及生殖道分泌物HIV病毒载量很高且**具有性传播及针刺传播高传染性** 15%～20%急性逆转录病毒综合征患者为耐药病毒（至少一种药物）感染	**症状**：50～90%患者有临床症状，一些患者会出现无症状性血清转换；急性期诊断率<10%症状出现于性暴露后2～6周 症状 频率（%）：发热 >95；淋巴结增大 75；咽炎 75；斑疹或丘疹 70；肌痛/关节痛 80；恶心、呕吐或腹泻 30～60 症状 频率（%）：头痛 33；肝脾大 15；神经病 6；口腔/外阴溃疡 <5；食道溃疡 <5；可触性紫癜 <5；结膜炎 <5 实验室检查异常 频率（%）：ALT、AST↑ 50；PLT↓ 45；CD4＋T淋巴细胞↓ 35；不典型淋巴细胞 35；CD8＋T淋巴细胞↑ 35 高达50%患者会出现神经系统受累表现，包括严重头痛、脑膜炎、脑炎。出现急性神经系统综合征的患者脑脊液病毒载量为没有神经系统综合征表现者的10倍。机会性感染少见 **病程/预后**：症状一般在1～2周缓解，少数未经治疗患者症状持续长达10周推荐立即开始ART；可快速缓解症状。出现急性逆转录病毒综合征、出现症状（发热、乏力、肌痛）的潜伏期短、急性症状表现持续>14天与快速进展至AIDS相关

症状	频率（%）	症状	频率（%）	实验室检查异常	频率（%）
发热	>95	头痛	33	ALT、AST↑	50
淋巴结增大	75	肝脾大	15	PLT↓	45
咽炎	75	神经病	6	CD4＋T淋巴细胞↓	35
斑疹或丘疹	70	口腔/外阴溃疡	<5	不典型淋巴细胞	35
肌痛/关节痛	80	食道溃疡	<5	CD8＋T淋巴细胞↑	35
恶心、呕吐或腹泻	30～60	可触性紫癜	<5		
		结膜炎	<5		

表11A（2） 临床综合征、机会性感染和肿瘤的诊断及鉴别诊断

<table>
<tr><th>临床综合征，病因，流行病学</th><th colspan="3">临床表现，诊断方法，病程</th></tr>
<tr><td colspan="4">中枢神经系统　中枢神经系统侵犯发生于HIV感染早期。ART降低AIDS标志性中枢神经系统事件（Eur J Neurol18：527，2011），但存在中枢神经系统侵犯的患者病死率高且其他中枢神经系统疾病增多（免疫重建性白质脑炎、慢性“耗竭型”水痘带状疱疹病毒脑炎、弓形虫病、进展性多灶性脑白质病）</td></tr>
<tr><td colspan="4">认知功能障碍，弥漫性脑功能障碍</td></tr>
<tr><td colspan="4">精神敏锐度下降但觉醒功能保存</td></tr>
<tr><td rowspan="7">HIV-1相关痴呆（HAD或HIVD），也称为AIDS相关痴呆综合征（ADC），多核巨细胞脑炎，或HIV-1相关认知/运动复合障碍。发生率：AIDS患者中，成人1/3，儿童1/2。全球年龄＜40岁成人痴呆的最常见病因。
0期：正常
1期：轻度异常，能正常工作
2期：中度异常，不能正常工作
3期：严重，无法正常工作，严重智力障碍
4期：植物人（AIDS痴呆综合征中，“植物人”患者可被激发起来进入一种警觉状态。这是AIDS痴呆综合征和其他病因引起痴呆的重要鉴别点）
综述：Topics Antiviral Med 22：594，2014</td><td colspan="3">短期记忆功能下降、专注力下降、笨拙、反应迟钝、淡漠、易激惹，&人格改变
病情进展缓慢，一般经历数周至数月（一般发生于AIDS定义疾病诊断之后）。CD4阳性T细胞计数通常＜200/μl
智能减退程度&ADC分期与脑脊液HIV-RNA载量相关。脑脊液高水平HIV-RNA载量预示神经功能损伤；尸检证实HIV脑炎</td></tr>
<tr><td>神经检查：非局灶性</td><td>早期</td><td>晚期</td></tr>
<tr><td>认知</td><td>注意力不集中
注意力下降
健忘，思维缓慢</td><td>全面性痴呆</td></tr>
<tr><td>运动</td><td>运动缓慢
笨拙
共济失调</td><td>截瘫</td></tr>
<tr><td>行为</td><td>淡漠
性格改变
焦虑不安</td><td>缄默</td></tr>
<tr><td colspan="3">脑脊液：30%～50%脑脊液正常，WBC升高（单核为主）5%～10%（30%无症状HIV感染者出现脑脊液异常：白细胞增多，蛋白升高或免疫球蛋白升高）</td></tr>
<tr><td colspan="3">MRI：早期正常。脑萎缩、枕叶弥漫性病变（“打翻牛奶状”）、窦白质和基底节水肿，T2加权像可更好地显示病变。没有占位效应。正常钆显像可排除原发中枢淋巴瘤和弓形虫病，但是不能除外其他感染（神经梅毒、隐球菌脑膜炎、MAC脑炎）</td></tr>
<tr><td></td><td colspan="3">接受ART患者较未治疗患者认知功能障碍减少，&出现认知障碍的患者在接受治疗后症状可明显改善。急性脑膜脑炎症状可能提示ART治疗失败及脑脊液HIV病毒载量升高。更改ART方案可能有效</td></tr>
</table>

（续　表）

临床综合征，病因，流行病学	临床表现，诊断方法，病程
精神敏锐度下降伴间断觉醒功能下降（没有局灶性功能异常）	觉醒功能下降仅见于进展期疾病
AIDS痴呆综合征（ADC）（*如上，4期和4期*）	晚期：脑脊液高通透性抗逆转录病毒药物无法防止痴呆（*Neurology 83：109&134，2014*）
隐球菌病（见*脑膜炎，70页；眼，68页*）	通常有脑脊液压力升高
弓形虫脑炎	通常有局灶性病灶
进展性多灶性脑白质病（PML）（见*87页*）	**患者通常在早期表现为易激状态，晚期表现为抑制状态**
原发中枢神经系统淋巴瘤（见*87页*）	较少没有局灶性症状，常出现于深部脑组织结构受累时

表11A（3） 临床综合征、机会性感染和肿瘤的诊断及鉴别诊断

临床综合征，病因，流行病学	临床表现，诊断方法，病程
中枢神经系统/认知障碍，弥漫性脑功能障碍/精神敏锐度下降伴间断觉醒功能下降（续）	
巨细胞病毒（CMV）脑炎（CD4＜50/μl）	
发病率尚不明确。总CMV感染率约20%，其中临床脑炎发生率约1%。**PCR方法在脑脊液中检测到CMV-DNA可以确立诊断**。药物治疗反应有差异。CMV可引起中枢神经系统的神经元细胞、神经胶质细胞和内皮细胞凋亡（*J.Clin Viro 32*：*218*，*2005*）	亚急性起病：谵妄/精神错乱90%，淡漠/戒断症状60%，局灶性神经损伤表现50%。之前有CMV病者常见。代谢异常，低钠血症、高钾血症、低渗透压、继发于脱水的高钠血症。非特异性脑脊液改变：无白细胞增多或轻度细胞增多、蛋白升高，轻度糖降低。典型中枢神经系统损伤为脑室脑炎伴随脑室周围坏死性病灶。脑实质、小脑、脊髓常出现微结节脑炎伴小胶质细胞结节表现，脑膜也可受累。**增强MRI：钆造影剂增强显影下，脑膜强化，局灶性边缘强化病灶，或脑室周围强化；敏感性低，即使为进展期CMV病，MRI也可正常。CMV-DNA PCR检测敏感性约90%，特异性90%**
结核 见*脑膜炎*，*70页*	在第三世界国家（尤其是非洲）或对于来自于结核高流行地区的移民，如患者出现意识状态改变、头痛、嗜睡或昏迷等症状时，需考虑结核可能
神经梅毒（麻痹性痴呆，脑膜血管性梅毒）	＞90%患者血清VDRL&FTA/ABS阳性。有相应临床表现和/或血清FTA-ABS阳性的患者出现脑脊液淋巴细胞性白细胞增高、蛋白升高或脑脊液血清学阳性可明确诊断。脑脊液VDRL敏感性10%～89%。脑脊液FTA-ABS在HIV阴性患者者高度敏感（＞95%），HIV阳性患者敏感性相似。MRI：皮质梗死（*Clin Radiol 61*：*393*，*2006*）。脑脊液检查指征：神经系统、眼、耳症状；急性三期梅毒证据；治疗失败（非梅毒螺旋体抗体滴度治疗后4倍以上升高或在12月内未达到4倍以上下降）。常规CSF检查不改变预后。脑脊液检查适用于有梅毒血清学证据且有神经系统症状、孤立眼梅毒或治疗后RPR低度下降＜4倍患者。（*MMWR 59/RR-12*，*2010*；*CID 53*：*S110*，*2011*）
单纯疱疹病毒脑炎 发病率&影响作用尚不明确，发病率可能与非AIDS人群相似（*Clin Raiolo 61*：*393*，*2006*）	临床表现：思维混乱，发热&头痛，紧张&焦虑，记忆丧失，失语。脑脊液：病毒培养通常阴性。确诊依靠脑组织活检或脑脊液PCR HSV DNA阳性（发病第1周敏感性98%）。HSV-2脑炎也有报道（*AIDS Reader 17*：*67*，*2007*）

临床综合征，病因，流行病学	临床表现，诊断方法，病程
局灶性脑功能障碍：癫痫发作和/或局灶性神经系统病变（偏瘫，脑血管异常，失明）	ART降低局灶性脑损伤风险，但原发中枢神经系统淋巴瘤和弓形虫病大大增加局灶性脑损伤风险，PML轻度增加
突发起病 脑血管事件：短暂性脑缺血发作（TIA），脑血管事件（中风，CVA）；缺血性/出血性中风可能在接受ART后增加	引起缺血事件的原因包括动脉粥样硬化、血栓、血管炎、高凝状态（*Neurol 17：1257，2007*），除脑膜血管性梅毒、VZV、淋巴瘤、隐球菌脑膜炎、可卡因引起血管痉挛性缺血事件之外。ART延长生存期&药物引起的代谢性不良反应导致动脉硬化风险增加；预期会导致中风发病率升高
亚急性起病	
弓形虫脑炎（TE）。常见于未经治疗的AIDS，为AIDS标志性疾病，即使在接受ART后也可出现。使用TMP/SMZ预防耶氏肺孢子菌肺炎和ART可降低发病率。血清学阳性率在不同国家差异很大：从10%～20%至50%或更高，特别是在非洲国家	症状：头痛50%～70%，意识状态改变70%，偏瘫和/或其他局灶性症状60%，癫痫发作30%。也可出现发热、意识障碍和昏迷。即使给予有效针对弓形虫的药物治疗，在ART后的免疫重建期也会出现症状反复。**实验室检查：80%患者CD4＜100/μl**。几乎所有（85%～99%）出现弓形虫脑炎患者均有弓形虫血清IgG阳性，抗体滴度对是否进展为疾病有预测作用：弓形虫IgG＞150U/ml且CD4＜200/μl的相对风险升高。特异性预防治疗有保护作用 **影像学：**MRI较CT更为敏感 **多发边缘强化圆形病灶，**皮髓质连接处、基底节、丘脑为常见受累部位并且占位效应常见。有时影像学存在病灶，但患者无明显神经功能损伤表现病程：特异性抗弓形虫治疗对＞85%患者有效（*Cochrane Database System Rev Jul 19：CD005420，2006*），多数在7天内起效。**如果经过7～10天特异性治疗后临床仍无改善，建议脑组织活检。**无治疗反应患者中，原发中枢神经系统淋巴瘤常见。对于CD4＞100/μl或弓形虫抗体阴性、孤立病灶&抗弓形虫治疗过程中病变进展的患者建议尽早（＜7d）行脑组织活检。如临床改善，无需行活检。神经功能损伤常持续存在（*Clin Microbiol Infect 13：510，2007*）

表11A（4） 临床综合征、机会性感染和肿瘤的诊断及鉴别诊断

临床综合征，病因，流行病学	临床表现，诊断方法，病程
局灶性脑损伤/亚急性病程（续）	
原发中枢神经系统淋巴瘤 发病率从ART前8.0/1000人年降低至ART后2.3/1000人年。几乎所有患者均合并有EBV-DNA阳性	症状：通常无发热；头痛、意识障碍、局灶性神经功能损伤、癫痫发作。常出现应激，占位效应可导致更广泛神经损伤 **实验室检查**：脑脊液：30%～50%正常，蛋白质10～150mg/dl，细胞（单核为主）0～40/mm^3，细胞学阳性＜5%。脑脊液EBV-DNA PCR敏感性＞90%，**但特异性不高且阳性预测值不佳**（*CID 38：1629，2004*） **影像学**：白质较灰质易受累。一个或几个弱强化不规则病灶，主要位于脑室周围区域伴占位效应。活检病理是确诊的依据 **病程**：平均生存期短（＜3m）；ART可改善预后
结核/非结核分枝杆菌脑脓肿（见*脑膜炎，70页*）——*结核球*	**不常见**
隐球菌瘤（*脑膜炎，70页*） 可能与弓形虫病同时存在或与弓形虫病难以鉴别	通常与隐球菌脑膜炎相伴随出现，血清及脑脊液隐球菌抗原（CRAG）阳性，但如果为孤立隐球菌瘤，血清及脑脊液隐球菌抗原（CRAG）可阴性
水痘带状疱疹病毒（VZV）脑炎（*AIDS Reader 17：64，2007*） ART治疗过程中皮肤带状疱疹较少见的并发症	常同时合并皮肤带状疱疹或水疱疹。症状和体征：头痛、意识状态改变、癫痫发作、颅神经麻痹。脑脊液：白细胞0～300，淋巴细胞为主，轻度蛋白升高。**脑脊液PCR检测到VZV-DNA诊断敏感性及特异性均高** 影像学：非特异性多发白质病变。抗病毒治疗后＞50%患者痊愈
曲霉菌病 • 血白细胞降低&使用糖皮质激素治疗患者发病率高 • 从鼻窦或眼部侵犯至中枢——也可以经血行由肺部感染播散	非特异性中枢神经系统症状包括头痛、颅神经或自主神经损伤或偏瘫，意识状态改变，癫痫发作。高病死率；内科治疗通常无效。 影像学：CT表现为低密度病灶
单纯疱疹病毒（HSV）脑炎	见*86页*
汉赛巴尔通体，合并神经系统并发症	脑炎，痴呆。影像学：强化肿物性病灶
奴卡菌脑脓肿	少见；可能与结核难以鉴别

（续　表）

临床综合征，病因，流行病学	临床表现，诊断方法，病程
慢性病程（几周）	
进展性多灶性脑白质病（PML） AIDS患者人群中发病率4%～7%。由JC病毒（乳头多瘤空泡病毒）感染中枢少突角质细胞、髓鞘生成细胞引起。CD4通常≤100/mm³。部分患者可在高效抗逆转录病毒治疗后获得长生存或缓解。尽管典型病变为非炎症性，ART治疗后的免疫重建导致炎症病变加重会引起临床病情加重甚至导致死亡（*Scand J Infect Dis 39：347，2007*）	**症状：单病灶隐匿进展**（肢体无力1/3，共济失调13%，视力缺损1/3，意识状态改变1/3），但无发热&可唤醒（直到疾病晚期才出现觉醒功能损伤）。随着病情进展，可出现多发病灶。一个病例队列中20%患者有癫痫发作 **实验室检查：**脑脊液：正常（20%出现白细胞升高，30%蛋白升高）。CSF JC IgM抗体及PCR检测JCV核酸敏感性82%、特异性100%。如CD4＜100/μl，脑脊液JC病毒载量对疾病状态和进展有预测作用，但应除外已接受ART（*CID 40：738，2005*）且CD4＞100/μl的患者 **MRI：皮层下白质内多发弥漫、无强化低密度病灶，无占位效应。**T2加权像呈边界不清的半球白质高信号病灶。（CT/MRI-临床分离，影像学较患者症状重）。在ART后出现免疫重建相关炎症反应综合征时会出现病灶强化。有时在没有接受ART时也会出现炎症。脑活检病理是确诊的依据（脱髓鞘，电镜下找到JCV），敏感性40%～96%，但如MRI已有典型表现且CSF JC PCR阳性无需行脑活检亦可诊断 **病程：**患者通常在6m内死亡，但自发持续缓解发生于5%～10%患者。**ART后免疫重建会导致PML病灶炎症反应加重从而引起严重不良结果。目前尚无统一治疗PML方案**

表11A（5） 临床综合征、机会性感染和肿瘤的诊断及鉴别诊断

临床综合征，病因，流行病学	临床表现，诊断方法，病程
中枢神经系统（续）	
不同分期HIV感染者常见外周神经综合征	
HIV/AIDS患者中外周神经病常见（6%～13%）。最常累及感觉神经，可由HIV、机会性感染、药物或特发性原因引起。可作为不同综合征的部分表现，因疾病分期不同而不同	
急性逆转录病毒综合征 神经损伤（6%～8%）	见*急性逆转录病毒综合征，84页* 头痛/眼后痛，常随眼球运动疼痛加重（30%），畏光。脊髓病，外周神经病，臂神经炎，面瘫，马尾综合征，吉兰-巴雷综合征 **病程：通常为自限性，也有持续性病例报道**
早期（无症状HIV：CD4＞200）	
炎性脱髓鞘性多发神经病（IDP）（发生率＜5%）（见下）	
亚急性（吉兰-巴雷综合征）或急性炎性脱髓鞘多发神经根病（AIDP）	上行性瘫痪但感觉功能存在——四肢无力 可能为自身免疫损伤表现，神经传导检查提示脱髓鞘特点。一例CMV感染相关的吉兰-巴雷综合征患者对更昔洛韦联合ART有效。可能与免疫重建有关
慢性（慢性炎性脱髓鞘多神经病）（CIDP或IDP）（也可以在晚期发病）	进展性上、下肢无力，偏瘫伴轻微感觉损伤，可为非对称性的，深部腱反射消失 脱髓鞘多神经病，脑脊液蛋白↑↑，轻至中度淋巴细胞增多（10～50cells/mm^3），EMG提示脱髓鞘改变
多发性单神经炎（MM）（也发生于晚期病程）（罕见）	面部无力，足部及腕部下垂 EMG：多灶性轴突神经损伤，多发颅神经&外周神经损伤，被认为是免疫介导损伤或血管炎
多发性硬化样综合征（罕见） （*Neurologist 13*：*154*，*2007*）	起伏、反复过程，多灶性损伤，很少表现为免疫重建炎症反应综合征（IRIS）

（续　表）

临床综合征，病因，流行病学	临床表现，诊断方法，病程
晚期（有症状HIV），CD4 < 200/μl	
无力/痉挛	
空泡性脊髓病（尸检中多达40%患者存在）&是HIV感染者中最常见的脊髓病；尚不被临床所完全认知。脊髓病的感染性病因：HTLV-1，水痘病毒（VZV、HSV2、CMV），肠病毒，梅毒，结核，多种真菌&寄生虫	进展性无痛性步态异常伴共济失调&痉挛。较少累及上肢 脑脊液正常或蛋白↑，细胞5～10/mm^3。影像通常正常。体感诱发电位是存在右踝关节深部腱反射消失患者的有效诊断方法，且能够用于鉴别脊髓病和神经病
CMV，进展性腰骶多神经根病/脊髓炎（鉴别诊断：VZV，梅毒，脊髓淋巴瘤）	亚急性起病。背痛&神经根痛，上行性乏力，反射消失，膀胱&括约肌功能障碍，多种感觉损伤但可产生“鞍麻醉”。可快速进展成迟缓性瘫痪 血和脑脊液CMV PCR阳性
CMV引起多发性单神经炎	外周大神经或颅神经多灶性感觉&运动损伤（尤其是喉神经&上肢>下肢——急性起病，持续1个月以上），通常有疼痛感。CD4 < 50/μl 血和脑脊液CMV PCR阳性

表11A（6） 临床综合征、机会性感染和肿瘤的诊断及鉴别诊断

临床综合征，病因，流行病学	临床表现，诊断方法，病程
不同分期HIV感染者常见中枢神经系统/外周神经综合征（续）	
麻木感/烧灼感：远端感觉神经损伤伴神经痛（最常见神经损伤）。症状：疼痛（常被描述成极度不适的持续疼痛），感觉异常，踝反射减退，振动及针刺感	
远端为主对称性感觉性多发神经病（DSP）（晚期HIV感染者发生于高达50%）（*Neurology 66：1679，2006*）。危险因素包括年龄＞40岁，糖尿病，白人，最低CD4＜50/μl &50～199/μl，首次检测的VL＞10 000 copies/ml，酒精依赖，药物（长春新碱，异烟肼&沙利度胺&利巴韦林）（*CID 40：148，2005；Neurology66：1679，2006*）。ART使发病率↓（*CID 40：148，2005*）	感觉亢进，**双足"烧灼感"**，远端麻木感伴踝腱反射减退，手套/袜套样感觉缺失 症状（疼痛）严重程度与血浆HIV-1 RNA水平相关。抑制HIV能改善症状
抗逆转录药物导致神经毒性（TNA）（ddI＞d4T＞3TC）（发生率＞5%），使用ddI治疗的患者发生率高达30%。发生率与剂量&药物暴露时间相关：d4T联合ddI增加风险。FDA警告利巴韦林＋ddI±d4T与线粒体毒性相关 疾病进展&宿主因素（线粒体单倍体&年龄）均与抗逆转录药物治疗患者出现神经系统毒性相关（*CID 40：148，2005*）。蛋白酶抑制剂也可引起神经损伤&神经毒性（*Ann Neurol 59：816，2006*）。选择性抑制γ-DNA聚合酶的NRTI导致线粒体DNA耗减&神经元和施万细胞的线粒体变性	**双足疼痛，烧灼感** 血浆乳酸水平升高可区分d4T神经损伤和DSP神经损伤（敏感性90%，特异性90%） EMG：轴突损伤；症状（疼痛）可在停用药物治疗4周后仍持续加重。一些患者可继续原剂量或减量使用药物&神经损伤可能改善或消失；然而，大部分患者的疼痛症状会减弱 **拉莫三嗪**（一种抗惊厥药物）在一项227例患者的研究中与安慰剂比较可减轻疼痛。92例接受ART的患者中，皮疹是常见不良反应。135例未接受ART的DSP患者，拉莫三嗪与安慰剂比较无差异。辅酶Q加重疼痛。在21例合并TNA的HIV阳性患者中，乙酰左旋肉碱（1500mg 口服 q12h）治疗33个月可减轻症状&外周神经功能损伤&外周神经损伤（*HIV Clin Trials 6：344，2005*）
无力/肌痛	
药物引起肌肉损伤：HIV，齐多夫定［ZDV＋ddC＞ZDV＋ddI］	无感觉异常的肌无力，腱反射正常的肌痛 EMG：刺激性肌痛，CPK↑，肌活检，肌原纤维变性和炎症

表11A（7） 临床综合征、机会性感染和肿瘤的诊断及鉴别诊断

临床综合征，病因，流行病学	临床表现，诊断方法，病程
内分泌系统	
肾上腺（最常受累的内分泌器官） 原发肾上腺损伤；病因包括：低激素水平： • CMV肾上腺炎（33%～88%AIDS患者活检诊断） • 肾上腺HIV感染 • 卡波西肉瘤、淋巴瘤或感染（MAC、隐球菌、组织胞浆菌、肺孢子菌）侵犯 • 药物性：酮康唑（损伤激素合成），氟康唑（1例病例报告：氟康唑800mg q24h×68d，*J Microbiol Immun Inf 37：250，2004*）；使用利托那韦治疗的6例患者在停用吸入糖皮质激素治疗（氟替卡松）后出现明显艾迪生病（*J Clin Endocrinol Metab 90：4394，2005*），甲地孕酮（长期使用）（*AnIM 122：843，1995*） • 垂体功能下降（*上文*） 激素过高 • 医源性库欣综合征 　○ 使用糖皮质激素和利托纳韦增强的蛋白酶抑制剂（*J Asthma 47：830，2010*） 　○ 使用利托纳韦和即使为吸入性激素导致骨缺血性坏死（*Int J STD AIDS：458，2014*）	**艾迪生病：发热，低血压，腹痛，低钠血症，高钾血症** 明显艾迪生病不常见，尽管对ACTH刺激反应不佳常见。过度应激反应和酮康唑可导致艾迪生危象。如ACTH刺激反应不佳且应激性血浆皮质醇水平下降时，应该在有感染、创伤等应激状态下给予应激剂量皮质醇激素

（续　表）

临床综合征，病因，流行病学	临床表现，诊断方法，病程
胰腺炎	
与CD4计数相关的胰腺炎病因 • CD4计数≤200/μl ○ 播散性感染或肿瘤侵犯 ○ 感染：CMV、隐球菌、分枝杆菌 ○ 肿瘤：卡波西肉瘤或淋巴瘤	• CD4计数＞200/μl ○ 感染不常见 ○ 药物性胰腺炎：如去羟肌苷、司他夫定、喷他脒、利托纳韦、磺胺嘧啶。机制可能为线粒体毒性 ○ 其他病因与HIV阴性患者相似，如结石、狭窄、酒精、高甘油三酯血症
男性性腺功能减退：*J Clin Endocrin Metab 95*：*2536*，*2010*	
• 睾丸疾病导致的原发性性腺功能减退；垂体或下丘脑功能障碍导致继发性性腺功能减退。接受ART患者，继发性病因更常见。早期接受ART患者，发病率较低 • 年龄＞49岁男性，低睾酮水平与病毒载量相关，与CD4细胞计数无关（*CID 41*：*1794*，*2005*）。ART控制的HIV患者，低睾酮水平可能与肥胖和胰岛素抵抗（*Nat Rev Endocrin 5*：*673*，*2009*），HCV，酒精，阿片类药物（包括美沙酮），大麻和精神类药物有关 • 睾酮水平随年龄增长逐步下降。一些证据证明有年轻男性HIV患者即使给予有效ART，仍出现睾酮加速下降（*PLoS One 6*：*e28512*，*2011*）	• 可同时表现为面部&体部毛发量减少，肌力下降，性欲下降，睾丸萎缩和女性乳腺发育 • **总血浆睾酮水平作为筛查方法；＜300ng/dl为异常；可同时确认游离睾酮水平。**睾酮水平采样时间为8am • 如果存在血浆睾酮水平**降低**，建议评估LH和FSH水平（*J Clin Endocrin Metab 92*：*405*，*2007*） • **如升高**，符合原发性腺功能减退。建议睾丸超声 • **如正常或降低**，符合继发性腺功能减退。建议垂体及下丘脑MRI **睾酮替代治疗指征：** • 在低HIV病毒载量情况下出现性欲减退，骨密度减低，体重下降 • 可通过经皮方式（贴剂或凝胶）或注射方式给予睾酮（*J Clin Endocrin Metab 95*：*2536*，*2010*） • 乳腺癌或前列腺癌患者不适用（*Endocrinol Metab Clin North Am 43*：*709*，*2014*） • 替代治疗可能增加心血管疾病风险（*Hosp Pharm 52*：*712*，*2016*）

表11A（8） 临床综合征、机会性感染和肿瘤的诊断及鉴别诊断

临床综合征，病因，流行病学	临床表现，诊断方法，病程
眼：HIV患者眼部疾病发生率45%（AIDS期患者发病率更高）。临床表现可为眼部发红、眼球疼痛和视力损伤。可按照临床综合征进行解剖学分类：前眼结构（眼睑、结膜、角膜和前葡萄膜），后眼结构（后葡萄膜和视网膜）和球后（视神经）。常见问题按照频率粗略总结。梅毒可累及眼的各个部位，对其认识不断增加（*MMWR 64*：*1150*，*2015*；*Curr Inf Dis Rep 18*：*36*，*2016*）	
前眼综合征	
水痘带状疱疹：水痘皮疹在皮肤的分布包括眼睑、结膜和角膜。是HIV感染者眼病最常见的前眼问题（*Int Ophthal 32*：*145*，*2012*）	急性起病痛性水疱 诊断：依据临床表现诊断；2/3患者出现角膜炎；2/5出现虹膜炎 需要咨询眼科医生，系统性抗病毒药物，局部滴用糖皮质激素
睑板炎：眼睑红痒。内、外表面均可受累	外睑板炎常为金黄色葡萄球菌感染引起。也可出现表现像头皮屑样脱屑的脂溢性睑板炎。内侧睑板炎因睑板腺功能障碍引起
干燥性角膜结膜炎（KCS）（干眼症）。多因素泪膜功能下降。HIV感染患者更常见。常与睑板炎同时存在	KCS表现为眼睛干涩。可通过检测泪液产生证实。人工泪液治疗有效。埃塞俄比亚研究证实，KCS与CD4计数无关（*BMC Ophthalmol 13*：*20*，*2013*）
结膜炎：眼睛发红，有/没有渗出。可因细菌感染、病毒感染或过敏引起。常有红眼病患者接触史。微孢子虫病为AIDS患者结膜炎少见病因	诊断依据临床表现。如不确定，可对分泌物进行培养鉴定。如伴随疼痛，应评价是否有角膜受累产生角膜炎。腺病毒感染是红眼病的常见病因。
单纯疱疹病毒1型（HSV-1）角膜炎：HIV感染者较正常人发病率无明显升高，但症状更为严重。表现为红眼、眼痛和和视力下降	HSV-1角膜炎：荧光染色证实树枝状角膜溃疡。HSV-1 PCR阳性可确诊。治疗：局部抗病毒治疗。一些患者需要同时激素治疗。需要咨询眼科医生。能引起明显角膜瘢痕
前葡萄膜炎（虹膜&睫状体）：疼痛，红眼，不同程度视力损伤。可伴有后葡萄膜炎（脉络膜&视网膜）：视力损伤是更主要的症状	很多病因：机会性感染，药物毒性，IRIS：需要咨询眼科医生

（续 表）

临床综合征，病因，流行病学	临床表现，诊断方法，病程
后眼综合征	
HIV视网膜病变/HIV微血管炎：引起视力损伤。AIDS患者更常见。常伴有认知功能损伤	检查发现：棉絮斑，缺血性微血管病，视网膜出血，微血管瘤。HIV相关神经视网膜变性伴微小病变（*AIDS Patient Care STDs 29：519，2015*）。与对照相比，HIV患者黄斑视网膜厚度增加，圆锥密度减低（*PLos One 10：e0132996，2015*）
巨细胞病毒（CMV）视网膜炎：严重程度与免疫抑制程度相关。ART明显降低发病率。不同程度视力损伤。早期症状包括“漂浮物”、闪光、盲点。无症状型CMV视网膜炎可在ART后加重（IRIS）	常在视网膜外周起病，然后进展至黄斑区和/或视盘。受累病变部位表现为苍白合并出血（“乳酪”和“番茄酱”征）。可出现视网膜脱落。无红眼或眼球痛 诊断：临床表现和血清CMV-DNA PCR阳性 视野永久性损伤风险（*Ophthal 118：895，2011*）
水痘/水痘带状疱疹视网膜炎：主要见于AIDS患者。可引起快速进展性外周视网膜坏死伴闭塞性血管损伤和玻璃体及前房炎症。也可在起始ART治疗后IRIS时出现	进展性外侧视网膜坏死可快速进展至中心结构引起视力完全丧失 诊断：视网膜表现；玻璃体液水痘病毒PCR
弓形虫脉络膜视网膜炎：常见于AIDS患者。欧洲发病率高，尤其是法国。在南美洲，弓形虫毒力更强且更容易出现有症状疾病。表现为红眼、眼痛。可同时出现脑内炎性病灶	葡萄膜炎。视网膜病变可单发或多发；血管周围病变。视力不同程度损伤 多数患者合并弓形虫脑炎 诊断：血清弓形虫抗体滴度可能较低或仅在未稀释标本表现为阳性；葡萄膜炎患者玻璃体吸取物弓形虫PCR阳性。通常抗弓形虫治疗联合ART有效
眼梅毒：眼梅毒在HIV患者表现更为严重。可累及葡萄膜、视网膜和/或视神经。临床表现多样：疼痛、视物模糊、红眼、盲点。HIV患者出现葡萄膜炎应考虑梅毒。球后视神经炎的唯一症状可能是视力损伤	可有红眼或没有红眼。可引起与CMV视网膜炎相同的坏死性视网膜炎 诊断：抗密螺旋体抗体/RPR 青霉素治疗有效，但可出现复发（*CID 51：468，2010*）。有男同性恋者群聚性眼梅毒报道（*MMWR 64：1150，2015*）

表11A（9） 临床综合征、机会性感染和肿瘤的诊断及鉴别诊断

临床综合征，病因，流行病学	临床表现，诊断方法，病程
眼（续）	
眼后段感染	
巨细胞病毒（CMV）视网膜病变：治疗见*表12，130页* **ART明显改善生存率&抗CMV治疗有效**，但是免疫重建炎症反应性葡萄膜炎（视网膜前膜，黄斑囊样水中或白内障）会导致视力损伤 ART能降低另一只眼受累的发生率，但如CD4持续＜50/μl也可出现双眼受累（*Ophthalmology 111：2232，2004*）	**外周视网膜炎，CD4计数＜50/μl** 病程：常有单侧“漂浮物”至视力下降，发展至失明 **眼科检查：损伤常从外周开始，逐渐向中心发展至黄斑受累&/或视盘受累。为大片乳白色病变伴颗粒状边缘&血管周围渗出&出血（“乳酪和番茄酱”表现），较少有玻璃体损伤。如出现红眼或眼痛、畏光或不规则瞳孔，需考虑除CMV之外的感染导致视网膜病变** 诊断：依靠临床表现，血浆CMV-DNA阳性；抗CMV治疗有效（*CID 15：1756，2001*）。CMV特异性CD4&/或CD8阳性T细胞增加提示ART后应预防复发（*AIDS Res Hum Retrovir 17：1749，2001；JID 184：256，2001*），提升CMV特异性CD4反应失败与多次复发相关（*JID 183：1285，2001*）
原发CMV乳头炎	**视力快速下降。**视神经头水肿，4周内出现萎缩。使用系统性更昔洛韦或磷钾酸（*Ophthalmol 103：1476，1996*）；可考虑脉冲式系统性激素（*Am J Ophth 108；691，1989*） 诊断&治疗：见CMV外周视网膜炎，见*上*，*表12，130页*
水痘带状疱疹/单纯疱疹病毒（VZV）视网膜炎（平均CD4 24/μl）	**可能无黏膜疱疹表现** （1）**急性视网膜坏死（ARN）综合征**：快速进展外周视网膜坏死（通常360°）伴闭塞性血管病变、明显玻璃体/前房炎症、视神经炎和巩膜炎。病眼视力完全丧失。可能伴随球后视神经炎（*Am J Neuroradiol 25：1722，2004*） （2）**进展性外层视网膜坏死（PORN）**：边界不清边缘视网膜无颗粒白色病灶，少有玻璃体反应，无疼痛或中心凹陷（易与CMV混淆）。有使用ART、系统性或玻璃体内抗病毒药物治疗的报道（*J Clin Virol 38：254，2007*）。PORN主要发生于极低CD4水平时，也有在ARV治疗后发生的报道（如，VZV阳性快速进展性坏死不伴有玻璃体炎，在起始抗病毒治疗后当CD4细胞为127时发生）（*J Med Assoc Thai 92；Suppl 3：S52，2009*）

（续　表）

临床综合征，病因，流行病学	临床表现，诊断方法，病程
HIV相关"棉絮"斑（CWS） 50%非感染性微血管视网膜病变会出现CWS。非特异性表现&可见于很多其他情况（*Med 82*：*187*，*2003*）	通常无症状但发生于疾病晚期 眼科检查：小绒毛样、白色病变，边界不清，无渗出或出血。病变无进展&通常可自发好转，无需治疗。CWS可能预示CMV视网膜炎发生↑
西多夫韦继发虹膜炎（*CID 25*：*337*，*1997*；*CID 28*：*156*，*1999*）	常见于玻璃体注射，但静脉用药后复发病例也有报道
视网膜色素减退	5%使用ddI治疗的儿童发生视网膜色素减退，剂量常＞300mg/（m^2·d）。成人有脉络膜视网膜萎缩的报道（*JAMA Ophthalmol 12*：*255*，*2013*）
利福布丁相关葡萄膜炎 1%～2%患者使用600mg qd剂量，少见情况下300mg qd也可发生	多见于同时使用蛋白酶抑制剂者（利福布丁血浆浓度↑）
梅毒：虹膜睫状体炎，葡萄膜炎，视神经炎，脉络膜视网膜炎，或合并出现 **HIV患者葡萄膜炎：应考虑梅毒**（*Int J STD AIDS 12*：*754*，*2001*）80%为双侧葡萄膜炎；50%有视神经炎证据。梅毒引起的前睫状体炎伴视网膜炎在免疫重建时显现（*Clin Exp Ophthalmol 32*：*526*，*2004*）	**HIV阳性者，梅毒性眼病更常见、更严重，常为双眼受累。**症状包括视物模糊或视力下降、盲点、红眼、疼痛（*Amer J Med 119*：*448*，*2006*）。**坏死性视网膜炎合并出血可能易于CMV混淆。2期梅毒皮肤黏膜病变同时出现乳白色后斑。可表现为双侧渗出性视网膜剥脱**（*Ocul Immunol Inflamm 13*：*459*，*2005*）。CSF检查提示合并/无神经梅毒 检查：梅毒血清型阳性 病程：青霉素静脉治疗2周有治疗失败或复发的报道（*CID 51*：*468*，*2010*）。治疗效果通常较好，但决定于起始治疗前视力损伤情况（*Invest Ophthalmol Vis Sci 57*：*404*，*2016*）

表11A（10） 临床综合征、机会性感染和肿瘤的诊断及鉴别诊断

临床综合征，病因，流行病学	临床表现，诊断方法，病程
眼/后段感染（续）	
弓形虫脉络膜视网膜炎 AIDS患者眼受累少见。可为单发病变或多灶性病变，常为分离的血管周围病变	通常无先前存在的脉络膜视网膜瘢痕。出血少见或少量出血。晶状体炎或虹膜睫状体炎（红眼、眼部疼痛）常见。可在无颅内病变情况下出现 实验室：玻璃体液弓形虫抗体PCR有诊断价值（*Ophthal 106*：*1554*，*1999*；*Ophthal 111*：*716*，*2004*） 病程：治疗反应好，需长期抑制治疗。不需系统性激素治疗

不明原因发热：*Infect Dis Clin N Amer 21*：*1013*，*2007*；*Eur J Int Med 20*：*474*，*2009*

定义：HIV/AIDS患者

- 患者多次体温＞38.3℃（100.9F），门诊患者持续＞4周或住院患者＞3天
- 经过3日评估仍不能明确诊断

影响感染性病因分布的**因素**

- 免疫抑制的程度
- 暴露国家
- 抗生素预防
- 免疫抑制程度

（续　表）

临床综合征，病因，流行病学	临床表现，诊断方法，病程
鉴别诊断	
• 感染（82%～91%） 　○ 分枝杆菌：结核分枝杆菌或MAC；局灶性或播散性；为最常见病因 　○ 耶氏肺孢子菌肺炎（PJP）（5%～13%） 　○ CMV（5%） 　○ 地方性真菌病：组织胞浆菌病（7%）或球孢子菌病（不常见） 　○ 内脏利什曼病（欧洲西南部） 　○ 隐球菌病、马内菲篮状菌、弓形虫病、巴尔通体病（细菌性血管瘤）、奴卡菌病、红球菌、巴贝虫病、神经梅毒 　○ 原发HIV 　○ IRIS	• 肿瘤（8%）：18F-FDG PET/CT可作为有效评估手段（*Nucl Med Comm 37：57，2016*） 　○ 非霍奇金淋巴瘤 　○ 内脏卡波西肉瘤 • 药物相关： 　○ TMP/SMX、异烟肼、利福平、吡嗪酰胺 　○ ART药物：阿巴卡韦、齐多夫定、奈韦拉平 • 其他： 　○ 多中心卡斯尔曼病 　○ 圣路易斯脑炎病毒性脑炎 　○ 人工热 • 病因不清6%～14%
• 诊断：不同患者诊断不同 • **诊断方法**：不同患者诊断方法不同；不是每个患者均进行所有检查 • **推荐的评价**： 　○ 详细病史&体格检查 　○ 回顾所有用药史 　○ 血培养：标准血培养&分枝杆菌培养 　○ 血清隐球菌抗原 　○ 血CMV PCR 　○ 弓形虫抗体	 　○ 痰或BAL找肺孢子菌；PCR 　○ 尿组织胞浆菌抗原（如可能） 　○ CT：胸腹部 　○ 氟脱氧葡萄糖PET（*Am J Roentgenol 197：248，2011*）（某些病例） 　○ 活检：皮肤、淋巴结、肝脏、骨髓 　○ 超声心动图

表11A（11） 临床综合征、机会性感染和肿瘤的诊断及鉴别诊断

临床综合征，病因，流行病学	临床表现，诊断方法，病程
胃肠道（**综述**：*Gut 57*：*861*，*2008*）	
口腔（*Bull World Health Organ 83*；*700*，*2005*，*Top HIV Med13*；*143*，*2006*；*Adv Dent Res 19*：*63&57*，*2006*）。世界范围内口腔病变是HIV感染者常见并发症	
无疼痛口腔病变（或轻度疼痛）	
急性逆转录病毒综合征	口腔溃疡（阿弗他溃疡）、黏膜疹和口腔念珠菌病
念珠菌病（大多数患者CD4＜200/μl）	ART治疗有效伴随CD4↑与口咽念珠菌病↓相关
卡波西肉瘤（100%患者CD4＜200/μl）	红色或紫色斑疹、丘疹或结节，有时病变颜色与周围组织相同，可发生在舌、上颌或颊黏膜。通常无症状，但在产生溃疡或炎症时出现疼痛感 检查：活检病理为确诊依据，因细菌性血管瘤病表现可类似
毛白血病（HLP）（绝大多数患者CD4＜200/μl） 原位杂交免疫组化可检测到EBV或病变部位EBV-DNA PCR接近100%阳性（*J Oral Pathol Med 29*：*118*，*2000*；*Am J Clin Pathol 114*：*395*，*2000*）	**病变通常无症状。口腔黏膜苍白增厚&/或舌侧缘有垂直褶皱或波纹。**病变大小从几毫米至覆盖整个舌背侧表面，吸烟者发病率增高（*J AIDS 21*：*236*，*1999*）。不能被刮掉 **检查：活检；上皮增生伴角蛋白层增厚及毛发样突起&空泡刺细胞**
疣［人乳头状瘤病毒（HPV）］ ART治疗有效，口腔疣大小&数量↑	通常无症状。表现为单发或多发乳头状疣伴多发白色钉突样突起，或粉色菜花样肿物，或扁平样病变提示局部上皮增生 检查：活检HPV 7、13&32型与生殖器疣相关，HPV 6、11、16&18型通常与生殖器疣无关 无有效治疗方案，可考虑手术治疗（*aidsinfo.nih.giv/contentfiles/lvguidelines/adult_oi.pdf*） 局部使用1%西多夫韦凝胶成功治疗一例顽固性病例（*Cutis 73*：*191*，*2004*）
二期梅毒（通常多发）（*Med Oral 9*：*33*，*2004*）	诊断已依靠梅毒血清学检查和RPR，和/或活检
淋巴瘤	牙槽嵴分界不清肿胀病灶&/或离散性口腔肿物 检查：活检。EBV可阳性（*Oral Oncol 38*：*96*，*2002*） 浆母细胞淋巴瘤常有口腔病变（*Am J Hematol 83*：*804*，*2008*）
癌，鳞状细胞：风险↑	HIV患者有舌鳞状细胞癌报道 检查：活检
巨细胞病毒（CMV）口腔溃疡	CMV感染少见表现。通常伴播散性感染 检查：活检&免疫组化
组织胞浆菌、地霉菌病、隐球菌病、马内菲篮状菌、利什曼病	少见。无痛性病变，上颚、牙龈和/或口咽部清洁溃疡病变 检查：活检；培养&涂片分离鉴定出病原体

（续　表）

临床综合征，病因，流行病学	临床表现，诊断方法，病程
无病变性口腔疼痛 **HIV相关齿龈炎&牙周炎**：常见于进展期HIV感染者。各期HIV感染均可有齿龈中性粒细胞和肥大细胞数量增多、齿龈上皮下巨噬细胞增多（*AIDS 16*：*235*，*2002*） 慢性牙周炎伴细胞增多和HIV受体/共受体/α防御素表达增多可能增加经口腔途径HIV感染易感性（*J Dent Res 83*：*371*，*2004*） ART改善治疗效果（*Eur J Med Res 11*：*232*，*2006*）	严重口臭，自发出血、齿龈深部疼痛常见。齿龈表现为牙间乳头的伴火红色边缘坏死&溃疡。可快速进展为齿龈软组织缺失、支持骨破坏导致牙齿脱落以及坏死性口炎。同坏疽性口炎相似。需与甲基苯丙胺使用导致的口腔疾病（口干症、广泛龋齿、牙周疾病、疼痛）相鉴别（*Oral Dis 15*：*27*，*2009*） 诊断：基于临床表现。培养无诊断意义 治疗：起始治疗为刮除/清创术，继而局部用聚乙烯吡咯烷酮碘（必达净）冲洗，葡萄糖酸氯己定（Peridex）口腔冲洗＋对厌氧菌治疗有效的口服抗生素（甲硝唑、克林霉素、阿莫西林/克拉维酸）

表11A（12） 临床综合征、机会性感染和肿瘤的诊断及鉴别诊断

临床综合征，病因，流行病学	临床表现，诊断方法，病程
胃肠道/口腔（续）	
口腔病变，疼痛性	
复发性阿弗他溃疡（RAU） HIV患者更常见，较免疫正常人群持续时间更长&疼痛症状更重	复发性非角化口腔及口咽部黏膜表浅疼痛性溃疡（1mm至1cm） 诊断：活检，仅表现非特异性炎症 见*表12，133页*
单纯疱疹病毒（HSV）-见*治疗，131页* HSV-1为最常见病因，HSV-2少见；均可存在于口腔分泌物中（*Sex Trans Inf 80：271，2004*）	复发性有溃疡变的疼痛性小水疱，通常位于上颌或牙龈。可自愈但易复发。疱疹性几何形舌炎尤易形成纵行裂隙性病变，静脉阿昔洛韦治疗有效 检查：病变涂片可见多形核巨细胞，HSV免疫组化染色阳性
口干症	
干燥综合征：可能为药物相关	临床：使用去羟肌苷（ddI）的患者口干症的发病率2%。蛋白酶抑制剂为基础的ART是HIV感染女性涎腺增大的危险因素（*Oral Dis 15：52，2009*）。见后文*涎腺增大* 治疗：唾液替代治疗（羧甲基纤维素碱电解质液）&鼻腔喷雾可能有效
涎腺增大	
良性腮腺淋巴上皮病变（弥漫性CD8淋巴细胞浸润综合征或DILS；可能有系统性症状）（*Arthr Rheum 55：466，2006*） CD4计数200～500/μl 非洲裔HIV感染者发生率增高	表现为（80%）由CD8＋T淋巴细胞浸润导致双侧无痛性腮腺肿大。下颌下腺不受累。80%患者合并双侧颈部弥漫性淋巴结肿大。表现为干燥综合征样表现（口干症和干眼症）。伴随症状包括淋巴细胞间质性肺炎（60%），无菌性脑膜炎。大多数非洲裔患者为HLA-DR5。与干燥综合征相比，患者没有抗Ro/SSA或抗La/55-B抗体阳性，类风湿因子常阴性。诊断依靠细针穿刺抽吸活检。儿童更常见
其他病因：CMV（17%），念珠菌，卡氏肺孢子菌肺炎，流行性腮腺炎病毒，副流感病毒，腺病毒，淋巴瘤，卡波西肉瘤，结核；10例报道（*J Oral Pathol Med 34：407，2005*），鸟胞内分枝杆菌复合体，肉瘤	单侧或双侧疼痛性腮腺肿。卡波西肉瘤表现为腮腺或下颌腺无痛性肿块

（续 表）

临床综合征，病因，流行病学	临床表现，诊断方法，病程
食管。常见食管运动功能障碍（16/18，88%），伴吞咽困难或咽痛（*Dig Dis Sci 48*：*962*，*2003*）	
吞咽困难（食物卡顿感）	
念珠菌 发生率50%～70%；ART后下降（*Am J Gastro 100*：*1455*，*2005*） HIV感染者吞咽困难最常见病因（42%～79%）	治疗见*表12*，*121页*。如抗念珠菌治疗无效，建议内镜检查除外CMV、HSV或阿弗他溃疡 X线：吞钡实验；典型斑块＆溃疡（“虫蚀样”表现）。表现支持诊断但不能作为确诊依据 内镜：整个食道分布的大黄白斑块 活检/毛刷：可见组织侵袭性假菌丝 二级预防：如ART不成功，45～90天内复发率（20%～80%） 见*表12*，*121页*
吞咽痛（吞咽时疼痛）或食管痉挛（阵发性非吞咽时胸骨后疼痛）	
巨细胞病毒（CMV）食管炎	症状主要为吞咽痛，通常无吞咽障碍及体重减轻 内镜：食管远端单发、较大、浅表溃疡（病变面积＞$10cm^2$）、浅表溃疡 组织病理是确诊依据。如没有包涵体及免疫组化阳性证据，治疗同阿弗他溃疡
特发性（阿弗他）食管溃疡	患者常有吞咽痛。鉴别诊断：CMV、HSV、药物诱发溃疡 内镜：大分散性溃疡，可对ART治疗有效 治疗：口服泼尼松40mg qd，每周减量10mg，总疗程4周。沙利度胺（200mg qd×14d）非FDA推荐治疗方案。见**黑框警告**。必须除外妊娠（*JID 180*：*61*，*1999*）

表11A（13） 临床综合征、机会性感染和肿瘤的诊断及鉴别诊断

临床综合征，病因，流行病学	临床表现，诊断方法，病程
胃肠道/食管/吞咽痛或食管痉挛（续）	
单纯疱疹病毒（HSV）食管炎	临床：急性起病，剧烈疼痛，广泛受累。CD4＜100/μl的患者可能伴随口腔疱疹。偶见于无免疫功能抑制患者 食管镜：浅糜烂性溃疡（类似反流性食管炎病变） 治疗：阿昔洛韦
急性HIV感染者食管溃疡	临床：急性逆转录病毒综合征（发热、肌痛、斑疹和丘疹）（*84页*）＋吞咽痛或吞咽困难 病变可自发愈合。患者一般不会出现复发性食管溃疡 内镜：一个或多个离散型溃疡。活检：逆转录病毒颗粒 治疗：利多卡因凝胶可减轻症状
其他：淋巴瘤、卡波西肉瘤、鳞状细胞癌、组织胞浆菌病、利什曼病。非感染性病因包括克罗恩病、贝赫切特综合征、药物（双膦酸炎类、四环素类）	
腹痛，急性起病（*J Emer Med 213：111，2002*）	
见胰腺炎	预后同非HIV感染人群胰腺炎
肠穿孔/腹膜炎 晚期HIV感染者（AIDS）最常见病因为CMV	肠穿孔AIDS患者常表现为发热、板状腹、反跳痛。肠穿孔常发生于大肠。也可由淋巴瘤、盲肠炎、卡波西肉瘤、沙门菌病引起。ART后引起免疫重建也可导致回盲部结核穿孔（*Dis Col Rect 15：977，2002*）
小肠疾病：痉挛性脐周痛、体重减轻、大量腹泻	
腹泻是常见并发症且为HIV感染者较特异症状。腹泻持续5日以上应予以内镜检查评估（等孢子虫、溶组织性阿米巴湿片检查、改良抗酸染色找隐孢子虫或孢子虫、改良三色染色找小孢子虫）；沙门菌、志贺菌、弯曲杆菌和肠致病性大肠埃希菌培养；难辨梭菌PCR或毒素检测；贾第鞭毛虫、隐孢子虫和溶组织性阿米巴便抗原检测。如检查为阴性需考虑上消化道内镜检查和结肠镜检查评估CMV、MAC、KS、淋巴瘤。非感染性病因包括抗逆转录病毒治疗（尤其是蛋白酶抑制剂）、HIV肠病、胰腺功能异常（*CID 55：860，2012*）	

（续　表）

临床综合征，病因，流行病学		临床表现，诊断方法，病程	
急性感染性腹泻（特异性治疗，见*表 12*）			
病原	**发病率 /CD4 水平**	**临床表现**	**诊断线索 / 注解**
空肠弯曲杆菌，结肠弯曲杆菌	任何 CD4 水平	水样或血样腹泻，发热，粪便 WBC±	选择性培养基进行便培养
难辨梭菌	**任何 CD4 水平患者最常见的细菌性腹泻病因**	水样腹泻，粪便 WBC，发热，白细胞增多，肠痉挛，低白蛋白血症；疾病表现：恶心腹泻，结肠炎，巨结肠。内镜检查通常提示伪膜性肠炎，也可为正常。难辨梭菌毒素 PCR 是目前诊断的选择。CT 表现为结肠炎伴肠黏膜增厚。可表现为类白血病反应	抗生素暴露史：常见：头孢菌素、克林霉素、氟喹诺酮类抗生素、氨苄西林；少见：TMP/SMX、齐多夫定、阿苯达唑、利福平 质子泵抑制剂也是危险因素
肠病毒 诺如病毒、轮状病毒、冠状病毒、星形病毒、小核糖核酸病毒 & 杯状病毒	4% ～ 15% 任何 CD4 水平 患者表现为急性胃肠炎，综合检查发现诺如病毒（26%）和轮状病毒（18%）是最常见病原（*JID 205: 1374, 2012*）	急性水样腹泻，1/3 可表现为慢性	诺如病毒 PCR 检查、轮状病毒抗原检测已可广泛获得

表11A（14） 临床综合征、机会性感染和肿瘤的诊断及鉴别诊断

病原体	发病率/CD4水平	临床表现	诊断线索/注解
胃肠道/腹泻/急性感染性腹泻（续）			
肠黏附性大肠埃希菌 肠聚集性大肠埃希菌 肠侵袭性大肠埃希菌	任何CD4水平	水样泻，体重下降，D-木糖吸收下降，急性但可能变为慢性，主要累及右侧结肠，多数患者在接受TMP/SMX预防治疗。2011年欧洲发生了由O104：H4大肠埃希菌引起的大暴发感染，是一种产致贺毒素的肠聚集性菌株，通常高比例患者会出现溶血尿毒综合征（*NEJM 365：1771，2011*）	PCR方法可在粪便中检测到致贺毒素。一些普通商业化鉴定系统可检测到肠聚集性大肠埃希菌
特发性	25%～40%。不同CD4水平。非感染性病因；排除其他药物、饮食、炎症性肠病、焦虑、食物中毒	慢性，水样泻最常见，可能与感染性病因类似	培养、寄生虫卵和寄生虫评价、难辨梭菌毒素检查均阴性
伤寒 肠炎沙门菌 伤寒沙门菌	5%～15% 发病率为普通人群100倍↑，任何CD4水平，低CD4水平患者更易患	水样泻，发热，粪便WBC阳性或阴性	血培养，便培养（敏感性接近90%）
志贺菌	2%，HIV感染者发病率升高，MSM，直接口腔-肛门接触或出国旅游（*CID 44：327，2007*） 任何CD4水平	水样泻或血便，发热，粪便WBC阳性	便培养。纽约市（2013～2015）分离的20%菌株对阿奇霉素敏感性下降（MIC≥32mg/ml）（*Emerg Inf Dis 23：332，2017*）
某些寄生虫可能导致急性腹泻，包括贝氏等孢球虫&痢疾阿米巴/迪斯帕阿米巴（*Int J STD AIDS 14：487，2003*）			

（续　表）

病原体	发病率/CD4水平	临床表现	诊断线索/注解
慢性感染性腹泻			
10%CD4＜200/μl的患者：发病率不随ART改变但因病因不同而不同：机会性感染下降（53%降至13%）& 非感染性病因上升（30%升至70%）			
隐孢子虫 在男同性恋患者中通过性途径传播	CD4＜150/μl	肠炎；水样泻，非炎症性腹泻（粪便WBC阴性），无发热，吸收不良，消耗，大量腹泻伴腹痛，症状可持续数月或数年缓解	经水源传播，低感染剂量（健康成人仅132卵泡），便抗酸染色涂片可见**4～6μm卵泡**。直接荧光检测法可获得。CD4＞180/μl患者，微小隐孢子虫可在7～28天自发清除；CD4＜180/μl患者，87%呈持续感染 治疗：见*表12*
圆孢子菌	美国＜1%，海地11% CD4＜100/μl	肠炎，水样泻，腹泻次数多达18次/24小时，可持续10月	便抗酸涂片，卵泡8～10μm，类似于隐孢子虫
巨细胞病毒（CMV） 通常结直肠感染	13%～20% CD4＜100/μl	发热，粪便WBC阳性，血阳性或阴性，肠炎、结肠炎，肠穿孔伴巨结肠，孤立性直肠溃疡，小肠肿物 下消化道出血最常见病因	乙状结肠镜和直肠活检（最佳初始侵袭性检查方法），10%～30%CMV肠炎只累及右半结肠，进一步检查方法包括结肠镜和活检，如可能应做到末端回肠。CT显示节段性病变或全结肠炎 治疗：见*表12*

表11A（15） 临床综合征、机会性感染和肿瘤的诊断及鉴别诊断

病原体	发病率/CD4水平	临床表现	诊断线索/评论
胃肠道/腹泻/急性感染性腹泻（续）			
溶组织阿米巴	1%～3% 任何CD4水平	结肠炎，血便，痉挛，粪便WBC阳性，大多数为无症状带虫者。可为持久性病程	旅行史（拉丁美洲、东南亚）。大便找虫卵&寄生虫。97%侵袭性阿米巴（IA）对甲硝唑或替硝唑治疗有效。丙型肝炎病毒抗体阳性为复发性IA的危险因素；新诊断梅毒可能与复发IA相关，提示重新获得感染的可能性（*PLoS Negl Trop Dis 5*：*1318 2011*）
贾第鞭毛虫	1%～5% 任何CD4水平	肠炎，水样泻，胀气，肿胀，吸收不良	饮用山溪水的病史。粪便找虫卵&寄生虫；直接荧光检测法可获得
特发性	更常见于低CD4水平（＜200/μl）患者	水样泻，吸收不良，粪便WBC	病理提示绒毛萎缩，隐窝增生，病因不清，尽管内镜及活检&电镜检查可见微孢子虫
贝氏等孢子球虫	美国1.5%，发展中国家10%～12% CD4＜100/μl	肠炎，水样泻，消耗，非炎症性腹泻（粪便WBC阴性），无发热	大便抗酸染色，可见20～20μm卵泡，或者在肠道分泌无或活检组织中观察到卵泡
微孢子虫 肠脑炎微孢子虫 脑炎微孢子虫属 巴氏微孢子虫 海勒姆微孢子虫	20% CD＜50/μl	肠炎；水样泻，非炎症性腹泻（粪便WBC阴性），发热不常见，疾病持续数年缓解，吸收不良、消耗常见。患者可在ART有效后症状改善。可播散至肾脏、脑、肺等其他器官	食物/水源途径感染，孢子1～2μm，氟化钙荧光（非常好的筛查方法），吉姆萨染色可确诊。特殊的三色染色也可帮助诊断。并发症：播散性疾病，胆道疾病
鸟胞内分枝杆菌复合体（MAC） （腹泻病因&影响不清）	10% CD4＜50/μl	肠炎，水样泻，粪便WBC阴性，发热&消耗常见（*Curr Opin Gastroenterol 22*：*18*，*2006*），疾病晚期出现弥漫性腹痛	便培养不可靠，可有定植但没有腹泻 诊断：便培养阳性，活检病理显示病变类似惠普尔病，肝脾大，肾上腺病变，小肠增厚

表11A（16） 临床综合征、机会性感染和肿瘤的诊断及鉴别诊断

临床综合征，病因，流行病学	临床表现，诊断方法，病程
胃肠道（续）	
直结肠疾病	
巨细胞病毒（CMV）	内镜：局灶性缺血性结肠炎伴黏膜下出血，结肠远端黏膜离散型溃疡
单纯疱疹病毒（HSV）1型&2型	直肠周围区域反复痛性小溃疡至持续进展大的坏死性溃疡。治疗可产生阿昔洛韦耐药 检查：病变涂片可见多核巨细胞，HSV PCR或DFA阳性
组织胞浆菌病（*Diag Microbiol Infect Dis 55：193，2006*）	腹泻、发热、腹痛、体重减轻。常累及结肠和盲肠。病变活检阳性率89%，血液或其他组织培养阳性率72%。平均CD4 34/μl
结核分枝杆菌	回盲部&结肠结核可发生于胸部X没有肺结核表现的HIV感染者
其他病因：特发性炎症性肠病（溃疡性结肠炎），卡波西肉瘤，淋巴瘤，表皮状癌&其他肿瘤	卡波西肉瘤可只累及结肠&表现为出血性直结肠炎
直肠炎：鉴别诊断 淋病奈瑟菌 单纯疱疹病毒 梅毒，Ⅰ期和Ⅱ期 性病淋巴肉芽肿 沙眼衣原体（非性病肉芽肿免疫型） 人乳头瘤病毒 巨细胞病毒 肠道病原，如志贺菌、溶组织内阿米巴、弯曲杆菌属	实验室：渗出物涂片可见大量中性粒细胞。特异性诊断依靠实验室检查。尿全自动核酸扩增实验（NAAT）用于检测淋病奈瑟菌&沙眼衣原体。推荐NAAT检测直肠沙眼衣原体［*MMWR 64*（*RR-3*）：*1，2015*］ 也应考虑到疱疹&梅毒。治疗LGV需多西环素治疗3周［*MMWR 59*（*RR-12*）：*1，2010*］
生殖道/性传播疾病［见*CDC指南*，*MMWR 64*（*RR-3*）*1，2015*］	
宫颈炎/阴道炎：淋病奈瑟菌和/或沙眼衣原体 如治疗失败，应考虑治疗生殖器支原体 假定两种感染并存。参考：*CID 61：S774，2015*	**男性**：尿痛和脓性尿道分泌物；革兰染色敏感性（>95%）和特异性（>99%） **女性**：可没有宫颈分泌物。革兰染色可靠性降低 **男性和女性均适用**：尿NAAT，尿道或宫颈毛刷检测淋病奈瑟菌和沙眼衣原体

（续　表）

临床综合征，病因，流行病学	临床表现，诊断方法，病程
生殖器溃疡（单纯疱疹病毒，见*生殖器疱疹*）	
软下疳：杜克雷嗜血杆菌：离散式暴发；HIV传播的协同因素；10%与梅毒或HSV共感染	**痛性**生殖器溃疡＋痛性化脓性淋巴肿大。暗视野检查除外梅毒。即使使用特殊培养基，培养敏感性＜80%。治疗3个月后再次进行梅毒检查。有软下疳表现患者的性伴侣如果存在疾病表现或与源头患者在10天内有过性行为者均应接受检查和治疗
腹股沟肉芽肿（杜诺凡病，第五性病）：克雷伯菌（以前称为鞘杆菌属）肉芽肿炎。美国少见	**无痛性**进展性溃疡性病变不伴区域性淋巴结肿大。溃疡易出血。难以培养；诊断依靠活检观察到杜诺凡小体。须排除梅毒
性病淋巴肉芽肿：沙眼衣原体 沙眼衣原体可分为L1、L2和L3三种血清型。NAAT检测沙眼衣原体可呈阳性（*CID 61：S865，2015*）	非对称性腹股沟/股淋巴结肿大。接种部位自限性丘疹/溃疡。直肠暴露导致直肠炎（直肠分泌物、疼痛、便秘、发热和/或里急后重感）（*Dis Colon Rectum 52：507，2009*）。可导致瘘和狭窄 **诊断**：基于血清学诊断方法；活检禁忌，因存在窦道形成风险

表11A（17） 临床综合征、机会性感染和肿瘤的诊断及鉴别诊断

临床综合征，病因，流行病学	临床表现，诊断方法，病程
生殖道/性传播疾病（续）	
盆腔炎症性疾病（PID） 急性：淋病奈瑟菌，沙眼衣原体—尤其是初次感染 急性或复发：阴道定植菌（厌氧菌、肠道革兰阴性杆菌、无乳链球菌）。*NEJM 372：2039，2015*	可以同时有**子宫内膜炎、输卵管炎、输卵管－卵巢脓肿和盆腔腹膜炎**。早期诊断及治疗能避免上生殖道瘢痕形成从而减少并发症（不孕、性交疼痛） 诊断：宫颈举痛和子宫触诊痛或子宫附件双合诊压痛。大多数患者会出现宫颈黏膜化脓性渗出。尿淋病奈瑟菌和沙眼衣原体核酸扩增实验可用于诊断
肝周围炎（Fitzhugh-Curtis综合征）：淋病奈瑟菌或沙眼衣原体	右上腹痛。尿液或宫颈毛刷淋病奈瑟菌和沙眼衣原体核酸扩增实验
直肠炎，直结肠炎 **直肠炎**：淋病奈瑟菌、沙眼衣原体，包括腹股沟淋巴肉芽肿、梅毒螺旋体&单纯疱疹病毒 **直结肠炎**：弯曲杆菌、志贺菌、溶组织内阿米巴&腹股沟淋巴肉芽肿少见 **AIDS患者**：巨细胞病毒、鸟胞内分枝杆菌（MAI）、隐孢子虫和等孢子虫	直肠炎：直肠肛门疼痛，里急后重和/或直肠分泌物 直结肠炎：直肠炎、腹泻及腹部绞痛 尽可能作出明确诊断：尿淋病奈瑟菌和沙眼衣原体核酸扩增实验、便培养/涂片、便找虫卵及寄生虫、隐孢子虫抗原检测、全血CMV-PCR
生殖器疣：人乳头状瘤病毒（HPV）——多种血清型，但血清型6&11最常见；应警惕致癌血清型感染	诊断通常依靠临床表现：生殖器黏膜扁平、丘疹或带蒂生长湿疣。可引起各个部位疣和/或肿瘤：宫颈、阴道、外阴、阴茎、肛门、口咽部
肝脏疾病（2%～3.8%无症状感染者出现转氨酶↑：综述*Hepatology.2015 Dec；62（6）：1781-1782*	
药物相关肝脏损伤 （避免对乙酰氨基酚） 很多HIV患者用药都可引起转氨酶升高：TMP/SMZ（1/2患者）、阿昔洛韦、奈韦拉平、去羟肌苷（ddI）、齐多夫定、扎西他滨、所有蛋白酶抑制剂、更昔洛韦、膦甲酸、酮康唑、氟康唑、异烟肼、利福平（见*表12*）。 如果肝酶升高至正常值上限5倍以上，多数患者需要减少药量和停用药物	**临床**：药物性肝脏毒性的预测指标：基线转氨酶升高、合并肝脏毒性药物治疗、血小板降低、肾脏损伤、丙型肝炎病毒共感染（OR 2.7）（*J Acq Imm Def Synd 43：320，2006*）。**使用阿扎那韦或印地那韦治疗患者出现轻度直接胆红素升高** 有使用奈韦拉平治疗的患者出现肝脏坏死&死亡的报道。**奈韦拉平引起严重肝脏毒性，尤其是在高CD4计数患者（女性患者CD4＞250/μl；男性患者CD4＞350/μl）。乙型肝炎病毒&丙型肝炎病毒共感染，基线ALT升高&既往肝脏疾病增加药物性肝脏毒性风险**

（续　表）

临床综合征，病因，流行病学	临床表现，诊断方法，病程
细菌性血管瘤病。AIDS患者亨氏巴尔通体感染表现	**临床**：发热、腹痛、体重下降、肝脾大。约1/2患者可出现皮肤表现（类似于卡波西肉瘤）：无痛性红斑样扁平疹或结节。1/2患者有淋巴结肿大。2/3患者有猫咬伤或抓伤病史 实验室检查：碱性磷酸酶↑＞肝细胞酶。致病病原体：亨氏巴尔通体（常见），五日热巴尔通体（不常见）。可从血液中分离，培养5～15天后，在有CO_2条件下使用含血琼脂培养基进行溶血离心。治疗：*表12，115页*
病毒性肝炎	
甲型病毒性肝炎（HAV） HIV感染和非HIV感染者甲型病毒性肝炎临床表现无明显差别，HIV感染者病毒血症持续时间更长且碱性磷酸酶水平更高（*CID 34*：*380*，*2002*）。危险因素包括同性性行为、静脉药物使用、无家可归者。建议无免疫男同性恋者进行甲型病毒性肝炎及乙型病毒性肝炎疫苗接种	**HIV/HBV共感染＆肝脏疾病进展/HIV**： • 共感染患者肝硬化风险增高 • 共感染患者无HIV加速进展 • 免疫重建炎症反应综合征（IRIS）；ART治疗共感染患者会出现IRIS；如残存肝功能有限，IRIS可为致死性 • 如无免疫性建议予甲型肝炎病毒疫苗接种

表11A（18） 临床综合征、机会性感染和肿瘤的诊断及鉴别诊断

临床综合征，病因，流行病学	临床表现，诊断方法，病程

肝脏疾病/病毒型肝炎（续）

乙型病毒性肝炎（HBV）：*JAC 65：10，2010*；*见表9G-9J*

诊断问题：检测&结果解读在HIV感染者及非感染者中无差别

孤立抗HBc抗体阳性：（*JID 195：1437，2007*）

- HIV感染者更常见，尤其是HBV/HCV共感染
- 不清楚是否发生了隐匿性HBV病毒血症
- 不清楚是否应给予HBV疫苗接种

发病机制&HIV

- 急性疾病恢复后，可通过PCR检测到HBV核酸
- 细胞&体液免疫控制HBV
- 免疫抑制时出现HBV震荡
- HIV感染者较单纯HBV感染者HBV-DNA水平和复发率高；HIV患者更容易进展为慢性感染

HBV感染的血清学标记和HBV DNA表现*

HBsAg	HBeAg	IgM Anti-HBc	IgG Anti-HBs	Anti-HBs	Anti-HBe	HBV DNA	解读
急性乙型病毒性感染							
+	+	+				+++	早期感染期
		+				+	空窗期
			+	+	+	±	恢复期
慢性乙型病毒性肝炎							
+	+		+			+++	活动复制期
+			+		+	±	低/无复制
+	±	+	+			+	慢性HBV震荡
+			+		+	++	pre-core/core突变
			+			++/−	“隐匿性乙型病毒性肝炎”

*空白表格提示阴性检测结果。丁型肝炎病毒不包括在内

HIV/HBV共感染&ART相关肝脏毒性

也可应用于HIV/HCV共感染

①肝硬化和细胞色素p450活性降低决定药物毒性水平；②可发生IRIS；③停用任何有抗HBV活性的药物（如TDF、TAF、3TC、FTC或恩替卡韦）可导致乙型病毒性肝炎震荡

（续 表）

临床综合征，病因，流行病学	临床表现，诊断方法，病程
丙型病毒性感染（HCV）/HIV 共感染	
• HCV 可导致肝脏损伤使 HIV 治疗变的复杂：伴发 HIV 加速 HIV 相关肝脏损伤（*LnID 9：775，2009*） • 每 6 ～ 12m 行肝脏超声检查评估肝细胞癌 • 明确 HCV 病毒载量、血清型和肝硬化分期 • HCV 感染增加 ART 肝脏毒性：见上述*乙型病毒性肝炎*；另见：*CID 38（Suppl.2）：S90，2004* • 当给予 HIV-HBV-HCV 三重感染患者 HCV 治疗而尚未开始针对性抗 HBV 治疗时会发生肝脏失代偿。**所有 HIV-HBV-HCV 三重感染患者必须在起始 HCV 治疗时先开始 HBV 治疗**（尤其是应该使用以替诺福韦为基础的治疗方案）	• 筛查患者既往感染 HAV&HBV 病史。**如没有既往感染证据，给予 HAV&HBV 疫苗接种** • 筛查隐匿性 HBV 感染——完善乙型肝炎病毒核心抗体检测（抗 HBc IgG）。HBV/HCV 共感染增加肝细胞肝癌发生风险 • 使用非侵袭性肝硬化指标评价肝纤维化程度：如常用实验室检测系列、肝硬化弹性成像（Fibroscan）或如果无法进行这些评估，考虑进行肝脏活检 • HCV/HIV 共感染患者肾小球疾病的鉴别诊断，见 *NEJM 362：636，2010* • 新兴研究数据：与 IL28B 毗连的基因多态性决定自发清除和对干扰素治疗的反应（*Nature 461：399，2009*；*Nature 461：798，2009*）
丁型病毒性肝炎（delta agent）：缺陷病毒；与慢性 HBV 共感染，HDV 抗体阳性患者中 25%HIV 阳性，HBV 阴性	进行基线和 / 或出现肝炎震荡时抗 HDV 血清学检测。参见：*CID：44：988，2007*
戊型病毒性肝炎（HEV）：通常为急性感染或自限性病程。可引起 AIDS 患者慢性感染&肝硬化（*NEJM 361：1025，2009*）	使用酶联免疫试验方法检测男同性恋者 HEV 抗体，阳性率 33/162（20%）（意大利），50/198（30%）（西班牙）（*Ln 344：1433，1994*；*Ln 345：127，1995*）。美国，HEV 感染率＜1%

表11A（19） 临床综合征、机会性感染和肿瘤的诊断及鉴别诊断

临床综合征，病因，流行病学	临床表现，诊断方法，病程
肝病/病毒性肝炎（续）	
庚型肝炎 • 与丙型肝炎相关 • 在淋巴细胞内复制；在肝细胞内低复制 • 2%献血者存在病毒血症；13%存在抗体	至今为止，该病毒与临床疾病无关。性途径传播，可通过血液传播和母婴垂直传播。（既往或现症）**HGV感染与CD4细胞计数升高相关；合并血友病HIV感染者无AIDS相关疾病表现生存率更高**（*AnIM 132：959，2000*）；缓慢进展；其他患者死亡率下降
肝炎，病毒性，其他	有其他病毒引起肝炎的报道：EBV，CMV
脂肪瘤病/脂肪萎缩（见*表6C*）	
肺部病变最常见病因包括卡氏肺孢子菌肺炎、细菌性肺炎、结核。病毒性肺炎诊断在老年人更常见而非HIV感染者特有的。在ART时代，发病率降低（0.8/100人年）。危险因素：年龄增长，静脉药物应用（IDU），吸烟，ART依从性不好	
肺炎	
• 临床表现从突发寒战、发热和咳嗽、咳痰至持续数周咳嗽、发热、盗汗和体重减轻至持续数月缓慢进展呼吸困难 • 临床表现因病原、基础疾病（除HIV外）和特别是患者CD4阳性T细胞计数水平有关 • 需要收集详细流行病学史，如TB暴露史、流感史、免疫接种史、深部真菌病的流行地区暴露、ART治疗情况等 • 疾病表现与免疫抑制程度相关	• CD4水平越低，鉴别诊断越广，疾病严重程度越重且诊断措施的安排越迫切 • 临床表现可为急性或慢性 • 感染方式随CD4计数降低而改变。CD4低水平导致抗逆转录病毒治疗诱发的IRIS风险增加 • 潜在病原体谱变宽，因AIDS患者易患机会性病原体感染和肿瘤性疾病

临床综合征，病因，流行病学	临床表现，诊断方法，病程
任何CD4细胞计数水平（高或低）：	
肺结核（结核分枝杆菌）	
常见： **任何疑似感染TB的患者应被隔离**［单间，负压，医务人员（HCW）&任何进入房间者均需要佩戴高效防护一次性口罩］。同时感染HIV和结核分枝杆菌仍是发展中国家的主要问题，是引起死亡的重要原因，尤其是那些多耐药和广泛耐药菌株感染者（*CID 48*：*829*，*2009*；*CMR 24*：*351*，*2011*）。需注意的是，在一些特定的地区（如加拿大和墨西哥），约25%HIV相关TB感染因牛结核分枝杆菌引起（尤其是腹腔结核）而不是结核分枝杆菌（*CID 51*：*1343*，*2010*）	**临床表现因HIV感染分期不同而不同：** ● **早期HIV感染**（CD4＞400/μl）：再活化。典型表现为上叶空洞性病变。肺外结核不常见。80%患者PPD（5TU）阳性（≥5mm硬结）。慢性咳嗽患者总是需考虑诊断 ● **晚期HIV感染**（CD4＜400/μl）：可为再活化或进展性原发疾病（30%～50%）。临床：发热、咳嗽（可无）、气短、体重下降、盗汗，一小部分HIV感染患者（尤其是在发展中国家）可有很轻症状或无TB症状［*CID 50*（*Suppl.3*）：*S223*，*2010*］
在资源缺乏国家，结核&HIV紧密相联：HIV和TBc共感染发生率高达50%（*CID 50*：*1377*，*2010*）。2008年，南非德班市接近20%起始ART治疗的患者合并未诊断的培养阳性的结核（*CID 51*：*823*，*2010*）	**X线：纵膈－肺门淋巴结肿大常见，伴弥漫浸润影，粗糙的间质病变或局灶性浸润影，**尤其是在中下肺。10%～20%患者有胸腔积液。播散性（网状结节浸润影，不是经典"粟粒性"，因"粟粒"为肉芽肿，通常不见于低CD4的HIV感染者）为CD4＜200/μl最常见表现。肺门/支气管旁淋巴结肿大在耶氏肺孢子菌肺炎或细菌性肺炎患者少见，TB常见 痰：40%～50%肺结核患者抗酸染色涂片阳性，50%～60%患者BAL抗酸染色阳性，80%～90%培养阳性
结核通常发生于无AIDS定义性疾病表现时，ART显著降低风险。大多数病例为感染再活化，但原发结核发生率不断增加。多耐药和泛耐药TB不断威胁撒哈拉以南非洲地区（*Trop Med Int Health 15*：*1052*，*2010*）	总体来说，HIV合并肺结核患者，早期ART改善预后，但需要平衡IRIS风险。推荐如CD4＜50/μl，在起始抗结核治疗2周内起始ART治疗。如CD4＞50/μl，开始抗TB治疗8～12周内起始ART 治疗：*表12*，*115页*

表11A（20） 临床综合征、机会性感染和肿瘤的诊断及鉴别诊断

临床综合征，病因，流行病学	临床表现，诊断方法，病程
肺/任何CD4细胞计数水平（高或低）（续）	
社区获得性肺炎 • 细菌性肺炎可发生于任何CD4计数水平	
CD4计数≤200/μl:	
卡氏肺孢子菌肺炎（PJP） • 持续数周干咳、发热和进展性呼吸困难 • 有效ART显著降低PJP发病率。大多数病例为先前尚未诊断HIV/AIDS患者或不依从ART治疗者 • 须警惕，可与TB共感染 • 一些病原体，如肺炎链球菌，常见于非HIV/AIDS患者，同样常见于HIV/AIDS患者	**临床表现：**干咳、进展性呼吸困难和发热 **胸部X线：**最常见－双侧对称性弥漫细网状浸润影。少见：无空洞性局灶结节、厚壁囊、肺气肿/气胸 **肺部检查：**低PaO_2，肺活量和弥散功能降低 **诊断：**诱导痰或BAL中存在病原体；PCR方法敏感。β-D-葡聚糖检测筛查敏感（*J Clin Microbio 150: 7-15，2012*）

细菌性肺炎（Bact Pn）、PJP和结核（TBC）比较（*AIDS 16：85，2002*）

临床表现	诊断（n）					
	细菌性肺炎（94）		耶氏肺孢子菌肺炎（PJP）（101）		结核（37）	
（OR＝比值比）	%	OR	%	OR	%	OR
发热＞7天	11%	1.0	34%	4.3†	54%	9.9†
咳嗽＞7天	20%	1.0	50%	3.9†	51%	4.2†
黄绿色痰	54%	2.8†	30%	1.0	30%	1.0
劳力性呼吸困难（DOE）	43%	1.5	81%	9.0†	32%	1.0

（续　表）

临床表现	诊断（n）					
	细菌性肺炎（94）		耶氏肺孢子菌肺炎（PJP）（101）		结核（37）	
体重减轻	23%	1.0	44%	2.2†	68%	6.8†
盗汗	23%	1.0	46%	2.7†	54%	3.9†
心悸	57%	2.8†	39%	1.3	32%	1.0
肺部听诊异常	77%	3.5†	62%	1.8	49%	1.0
LDH＞400	29%	1.0	62%	4.0†	43%	1.9
PO_2＜75	36%	1.8	66%	6.0†	24%	1.0
肺间质浸润影	17%	1.3	69%	14.5†	14%	1.0
大叶性浸润影	54%	59†	22%	1.0	32%	24.8†

OR：95%CI（如标记†则不包含1.0）

表11A（21） 临床综合征、机会性感染和肿瘤的诊断及鉴别诊断

临床综合征，病因，流行病学	临床表现，诊断方法，病程
肺/CD4≤200/μl（续）	
卡波西肉瘤（KS）（肺部） 病因为HHV-8（KS相关疱疹病毒）	**临床：**通常并不总是与黏膜/皮肤KS伴随出现。表现为咳嗽（92%）、呼吸困难（82%）&发热（67%）；较少表现为像合并机会性感染时那样发热＞38.3℃ &RR＞20bpm。症状可持续时间很长 X线：表现可为独特的：**整个肺野粗糙的、边界不清的结节样病变伴肺门区粗糙线性实变。**结节缓慢增大，快速增大常提示出血。胸腔积液常见（高达50%）。肺门淋巴结肿大少见（＜10%） 诊断：支气管镜通常表现为典型紫红色支气管内病变 治疗：*表18.*可能对抗逆转录病毒或特异性抗病毒治疗有效（*Curr Top Microbiol Immunol 312：289，2007*）
淋巴瘤：HHV-8也被证实与体腔淋巴瘤相关——见*上*	进展期HIV感染患者相关淋巴瘤越来越常见，通常为B细胞型非霍奇金淋巴瘤，常有淋巴结外器官受累。胸腔受累不常见（10%），一旦有胸腔受累，50%合并胸腔积液，1/4患者有肺门&纵膈淋巴结增大&网织结节样间质浸润或肺泡实变占25%
淋巴样间质性肺炎（LIP）（儿童）（*Chest 112：2150，2002*）	儿童HIV感染者表现为气短的一种病因未明的疾病（见*表8E*） **X线：类似PJP的弥漫性或局灶性细至中等网状间质浸润影。肺部表现在数月内逐渐加重** 诊断：诊断依靠肺活检；病理表现为肺间质淋巴细胞和浆细胞聚集 治疗：糖皮质激素治疗可能有效
CD4细胞计数＜100/μl	
隐球菌（新生隐球菌）	入侵途径通常为肺&有隐球菌肺炎的报道 X线：表现多样：单个或多发边界清楚结节伴或不伴空洞或弥漫性网状浸润影和/或肺门、纵膈淋巴结肿大。偶可表现为网状结节样表现或孤立胸腔积液。 诊断：气道分泌物或血培养分离到新生隐球菌。血清隐球菌抗原检测可为阳性 治疗：*表12，122页*

（续　表）

临床综合征，病因，流行病学	临床表现，诊断方法，病程
球孢子菌病（粗球孢子菌）（常见于流行地区） 高危因素包括非洲裔美国人&免疫抑制水平↑ “球孢子菌带”（美国西南部）CD4＜150/μl的患者感染复燃或原发感染	**临床表现与组织胞浆菌相似－发热、寒战、盗汗&体重减轻；严重呼吸困难常见。**黏膜病变常见：广泛、结节红斑、肉芽肿性皮炎和急性发热性嗜中性皮肤病 X线：与组织胞浆菌病相似的弥漫双侧网状结节浸润影（65%）或局灶性肺部浸润影（14%）或正常（16%） 诊断：尽管补体结合抗体检测通常阳性（68%），诊断建立在痰、BAL、活检组织或培养中找到大粗球孢子菌内包囊 治疗：*表12，121页*
组织胞浆菌病（组织胞浆菌）（常见流行地区） “组织胞浆菌带”（俄亥俄州－密西西比河谷、美国东北部、圣劳伦斯河谷、美国中部&南美洲北部）旅居史的CD4＜200/μl患者感染再活化	临床表现为非特异性系统性症状：发热、体重减轻、盗汗和呼吸困难。可表现为肝脾大&局灶性黏膜脓疱或溃疡。患者也可表现为败血症休克（包括DIC）。CD4细胞计数＜150/μl X线：常表现为弥漫性、双侧分界不清小结节（1～2mm）浸润伴/或不伴肺门/纵膈淋巴结肿大。诊断：95%患者尿组织胞浆菌抗原阳性（*Mira Vista*：*Tel 866-647-2874*）。有时可在患者外周血或骨髓中通过PAS染色或银染色观察到病原体。血清学检测方法常可获得
芽生菌病（不常见）	肺部，播散性，和/或中枢神经系统疾病

表11A（22） 临床综合征、机会性感染和肿瘤的诊断及鉴别诊断

临床综合征，病因，流行病学	临床表现，诊断方法，病程
肺/CD4细胞计数＜100/μl（续）	
副球孢子菌病（南美洲）	病例报告来自巴西。淋巴结大，间质性肺病，中心溃疡的斑疹-结节样皮肤改变，口腔溃疡性病变（*Clin Dermatol 30：616，2012*）
堪萨斯分枝杆菌（可发生于高CD4计数水平时） 区分鉴别结核分枝杆菌和堪萨斯分枝杆菌很重要，所有堪萨斯分枝杆菌对吡嗪酰胺耐药	临床：发热、干咳、体重减轻、呼吸困难、盗汗 X线：不典型浸润影，肺泡、间质或弥漫性肺实质损害或胸腔积液。上叶空洞。1/2有肺外播散。空洞性病变更常见于CD4计数↑，肺门淋巴结大伴播散性病变更多见于CD4计数↓
马尔尼菲篮状菌	主要表现为发热、贫血、体重下降&皮肤损害（70%）伴淋巴结肿大，1/2患者有咳嗽症状&15%肺部标本培养阳性。肺部病变（实变、脓肿&空洞）可见。**重要的是所有病例均来自于东南亚。**诊断依靠皮肤、血液、骨髓培养分离到病原体。 治疗：*表12，124页*
马红球菌（不常见） 可能与结核相混淆	红球菌表现多样：缓慢进展肿物性病变伴空洞，实变伴/或不伴空洞，磨玻璃影，气管周围结节和小叶中心结节（“树芽征”）。治疗：*119页*
刚地弓形虫病（不常见，发病率和背景人群发病率相当）	美国少见，在法国疑似PJP患者中占5%。发热性疾病，咳嗽较轻，呼吸困难重。 胸部X线：弥漫性间质或弥漫性粗糙结节浸润影（类似PJP），可有胸腔积液 实验室：转氨酶↑，LDH↑。痰：BAL找弓形虫＋。治疗：*表12，127页*
CD4＜50/μl	
曲霉菌（不常见） • 曲霉菌为常见分离病原体但侵袭性少见。AIDS&中性粒细胞缺乏者风险增加	发热、咳嗽、咯血、真菌侵袭血管和肺部浸润影和/或空洞 **诊断**：血清或BAL半乳聚糖；气道分泌物培养；有时需要活检

临床综合征，病因，流行病学	临床表现，诊断方法，病程
巨细胞（CMV） • CMV肺炎少见	诊断CMV肺炎需要肺活检组织观察到CMV包涵体而没有找到其他病原体 血RT-PCR CMV-DNA阳性支持诊断
肺门淋巴结肿大，纵膈淋巴结肿大 结核分枝杆菌、鸟胞内分枝杆菌（MAI，MAC） 真菌：组织胞浆菌病、球孢子菌病、隐球菌病、芽生菌病 淋巴瘤、卡波西肉瘤	ART后及CD4↑，IRIS会导致MAC，M.Tbc、隐球菌&其他病原体感染所致的肺门淋巴结增大 110例HIV阳性患者临床病因预测： • 咳嗽＋淋巴结坏死＝分枝杆菌（$n=51$） • 症状≤7天，呼吸困难，气道疾病＝细菌性肺炎（$n=26$） • 症状＞7天，无咳嗽或肺部结节＝淋巴瘤（$n=2$） （*J AIDS 31*：*291*，*2002*）
肿物病变±坏死（脓肿） 组织胞浆菌病、球孢子菌病、隐球菌病、厌氧菌、金黄色葡萄球菌、堪萨斯分枝杆菌、马红球菌、结核分枝杆菌、卡氏肺孢子菌、淋巴瘤、卡波西肉瘤、曲霉菌、鸟胞内分枝杆菌、星形奴卡菌、铜绿假单胞菌、巨细胞病毒均为可能病因	需要拓宽鉴别诊断 常见病因：曲霉菌、分枝杆菌、细菌（如铜绿假单胞菌、马红球菌） 少见病因：隐球菌、球孢子菌、组织胞浆菌和其他

表11A（23） 临床综合征、机会性感染和肿瘤的诊断及鉴别诊断

临床综合征，病因，流行病学	临床表现，诊断方法，病程
肺/CD4＜50/μl（续）	
鸟胞内分枝杆菌复合体（MAI，MAC） • 通常表现如FUO，患者表现为发热、盗汗和体重减轻	**诊断**：分枝杆菌血培养阳性 起始ART后，MAC患者有发生IRIS风险。表现为：广泛痛性淋巴结肿大，巨大腹腔内＆胸腔内淋巴结，肺部浸润影，发热，白细胞增多＆皮肤结节（*表11B*）
非结核分枝杆菌，非MAC：日内瓦分枝杆菌	除肺部外多种表现，包括皮肤黏膜、骨关节、深部组织或播散性疾病
胸腔积液（*Sex Trans Infect 76*：*122*，*2000*） **感染**（66%～70%）： 细菌性肺炎 31%～57% 肺孢子菌肺炎 15% 结核 8%～16% 其他（每种＜5%）：脓毒性栓塞，曲霉菌，新型隐球菌，MAC，奴卡菌，均少见 **非感染性疾病**（31%）：（*Curr HIV Res 1*：*385*，*2003*） 卡波西肉瘤 10%～40% 低白蛋白血症 19% 心衰 5% 其他：卡波西肉瘤（一个患者队列中占10%），非霍奇金淋巴瘤（一个患者队列中占18%），肺膨胀不全，尿毒症，ARDS，肺栓塞（4%）	大量积液＆双侧胸腔积液提示卡波西肉瘤＆淋巴瘤。胸腔积液合并肺部粟粒样结节或纵膈淋巴结肿大提示结核可能。诊断依靠胸腔积液穿刺行培养＆病理检查
气胸 • 在雾化喷他脒后更常见	如伴PJP，死亡率很高
肺嗜酸性粒细胞增多症（莱夫勒综合征）	可因HIV阳性患者常用治疗药物引起：磺胺嘧啶、氨苯砜、青霉素
肺结节（CT扫描上可表现为1个或多个）	**鉴别诊断**很广：肿瘤，细菌，分枝杆菌和真菌均有可能。痰及血培养。可能需要组织培养

（续　表）

临床综合征，病因，流行病学	临床表现，诊断方法，病程
某些病毒性病因	
腺病毒（不同血清型可引起严重程度不同的病毒性肺炎——冬季、春季）	腺病毒-14引起重症肺炎暴发。HIV患者发病率并不比普通人群更高
人疱疹病毒6型（HHV-6）	9/9例尸检患者有HHV-6直接感染细胞证据。可能为1例致命肺炎患者的原发病因。HHV-6感染可使用更昔洛韦&膦甲酸钠治疗（*Ln343：577，1994*）
流感病毒A或B常引起暴发；疫苗预防有效：疫苗接种发病率6.1%*vs*未接种疫苗患者发病率21.2%（$P = 0.001$）；CD4计数＞200/μl或接受ART后抗体反应↑；推荐免疫接种	没有证据证明HIV阳性患者较普通患者更严重 **诊断**：快速鼻/口咽拭子敏感性仅50%。需要鼻RT-PCR以增加敏感性
水痘	肺炎常伴典型弥漫性网织结节样浸润

表11A（24） 临床综合征、机会性感染和肿瘤的诊断及鉴别诊断

临床综合征，病因，流行病学	临床表现，诊断方法，病程
淋巴结	
广泛淋巴结增大 **（适用于没有明显原发病因的淋巴结增大）** 病因：急性HIV感染，TB，非典型分枝杆菌，组织胞浆菌病，球孢子菌病，淋巴瘤，卡波西肉瘤，梅毒，EB病毒，弓形虫，兔热病，结节病，CMV&卡斯尔曼病	病史&体格检查直接评估。如果淋巴结有波动感，针吸穿刺及诊断基于革兰染色和快速抗酸染色 合并MAC感染且接受ART患者会在快速$CD4^+$ T细胞↑后出现发热和广泛淋巴结肿大；**免疫重建炎症反应综合征（IRIS）**
肌肉骨骼系统	
化脓性肌炎 葡萄球菌；需氧G-杆菌（不常见）	可能继发于运动、局部创伤及注射治疗后。肌肉区域肿胀，局部疼痛、发热 ESR通常升高。通常无红斑，可为无痛性的。HIV感染者双侧受累↑。血WBC可正常&血培养常为阴性。诊断：CT和MRI
骨坏死（缺血性坏死）：骨质疏松，骨质减少，与进展期HIV相关&经典危险因素（体量↓，体重下降，糖皮质激素治疗，&吸烟）。可能为HIV本身并发症，而非ART治疗不良反应。可作为HIV持续复制的并发症。抗逆转录病毒药物：替诺福韦、阿扎那韦、依非韦仑	对于有持续腹股沟&髋关节疼痛的患者应评价骨质疏松。X线平片通常无法有效评估病情；常需要完善MRI以确定诊断 危险因素：高脂，嗜酒，胰腺炎，**糖皮质激素治疗**，高糖状态。多关节受累常见。MRI是最好的诊断方法。常需要髋关节置换术改善预后。一项41例接受ART患者的前瞻性、多中心、随机对照试验中，52周阿伦膦酸盐70mg qw＋维生素D 500国际单位 q24h&钙1000mg q24h改善腰椎骨密度&降低股骨密度流失 *vs* 仅给予维生素D&钙治疗（*HIV Clin Trials 5*：*269*，*2004*）。其他研究证实使用双磷酸盐有效而激素治疗雷洛昔芬、睾酮和生长因子释放激素可能改善骨密度；但需要更多研究证实（*见CID42*：*108*，*2006*）
关节炎，多关节 赖特综合征；赖特关节炎：尿道炎或宫颈炎，结膜炎，关节炎，皮肤黏膜病变（环状龟头炎，脓溢性皮肤角化病）	典型的，非细菌性尿道炎发生于性活动后7～14天。非对称性关节炎累及下肢大关节，包括脚趾关节，持续数周。可在3～4个月时间内缓解，但约50%会复发。HLA-B27在非洲患者不常见，但在HIV＋活动性骨关节病患者中仍很常见 实验室检查：关节滑囊液通常为半透明的，2000～10 000cells/ml，多核细胞＞50%，培养阴性，糖低于血糖水平＜50mg/dl 治疗：因常与沙眼衣原体相关，经验性治疗衣原体是合理的 在非HIV感染患者，常使用氨甲蝶呤或叶酸拮抗剂，但通常不用于HIV感染者

（续　表）

临床综合征，病因，流行病学	临床表现，诊断方法，病程
肌病（进展性近端肌无力）	
HIV-1相关肌病	近端肌无力，肌酸激酶水平↑。肌肉活检：炎症浸润。排除他汀类药物毒性；特别是辛伐他汀和利托那韦合用（增加辛伐他汀药物浓度）
药物相关：齐多夫定（ZDV），去羟肌苷ddI&双脱氧胞嘧啶ddC，可能与司他夫定相关，乳酸酸中毒和线粒体毒性	齐多夫定治疗＞6月可出现远端肌无力&肌萎缩（下肢＞上肢，"下垂臀部"综合征）。肌酸激酶↑。主要与既往使用大剂量齐多夫定相关 肌活检：病理表现为"参差不齐红色纤维"，电镜下线粒体异常。停用齐多夫定后症状可改善，再次使用药物后症状反复。ddC以外的其他NRTIs可以在体外引起选择性线粒体DNA缺失。横纹肌溶解症少见情况下与TMP-SMX相关
多肌炎——也有IRIS引起的报道（*Clin Exp Rheumatol 22*：*651*，*2004*；*Sex Trans Inf 80*：*315*，*2004*）	AIDS患者也可出现皮肌炎样疾病

表11A（25） 临床综合征、机会性感染和肿瘤的诊断及鉴别诊断

临床综合征，病因，流行病学	临床表现，诊断方法，病程
肾脏。综述HIV相关肾脏疾病，见 *Curr HIV/AIDS Rep 9：187，2012*	
HIV相关肾脏损伤（肾小球硬化）（HIVAN） HIV阳性患者HIVAN发病率为8/1000人年，而AIDS患者发病率为26.4/1000人年。ART降低HIVAN风险。病因可能为HIV病毒直接感染肾脏细胞。HIV也可以感染肾脏小管上皮细胞并产生多种促炎症介质	**HIVAN是立即起始ARV治疗的指征**。通常发生于进展期HIV感染者伴病毒载量↑（*CID 43：377，2006*）。突然出现大量蛋白尿，低白蛋白血症，快速进展至终末期肾病的肾功能损伤。外周水肿＆轻度或无高血压。推荐肾脏活检以区分其他病因引起的GN 肾脏诊断：局灶性肾小球硬化伴系膜C3&IgM沉积，肾小管扩张＆小管－间质疾病。抗肾小球基底膜抗体的意义不明（*Am J Kidney Dis 48：e55，2006*） 治疗：**抗逆转录病毒治疗是迫切需要的！**泼尼松60mg治疗1个月，后两个月逐渐减量，血清肌酐↓，蛋白尿↓，＆肾功能在6个月恢复，7/13患者接受治疗后改善 *vs* 0/8对照（*Kidney Int58：1253，2000*）。血管紧张素转化酶（ACE）抑制剂也有一定的治疗效果（*Pharmaco Therapy 25：1761，2005*）。ART治疗改善HIV相关肾脏损伤预后，但对HIV患者其他病因引起的肾脏疾病无效（*Clin Nephrol 64：124，2005*） **肾脏移植**：HIV阳性移植受者1年和3年生存率为95%和88%；移植物成活率为分别为90%和74%。存活率与非HIV感染者相似，排异率略高（*NEJM 2010；363：2058-2059*）。HIV阳性供者移植给HIV阳性受者是允许并鼓励的
HIV相关IgA肾病 较HIV肾小球硬化少见。大多数患者为白人	镜下血尿、少量蛋白尿。血清IgA↑。疾病进展慢。被认为是免疫复合物疾病（*Kid International 81：833，2012*）
肾脏毒性药物：喷他脒、膦甲酸、氨基糖苷类、两性霉素B；替诺福韦（TAF肾脏毒性较TDF明显降低）、西多福韦、阿德福韦	引起肾小管损伤。可比司他增加血清肌酐0.1%～0.4mg/dl，但不同时引起GFR降低（使用iohexol清除率评价）。可比司他抑制近端小管多药及毒物外排转运蛋白1（MATE1）且不影响肾脏功能。多替拉韦和比卡格韦抑制一种不同的近端小管挤压分子（OCT2）导致血清肌酐轻度升高，不影响肾小球滤过率
免疫重建炎症反应综合征（IRIS）（*表11B*）	ART引起的炎症反应出现在起始治疗后的8周。粟粒性肺结核的患者伴尿脱落细胞抗酸染色阳性，进展为急性肾功能损伤（*CID 38：e32，2004*）
鼻窦，副鼻窦，鼻窦炎［*Otolaryngol Head Neck Surg 2015，152（Suppl 2）：51*］	
病因（CD4＞200/μl）：肺炎链球菌、流感嗜血杆菌、卡他莫拉菌、金黄色葡萄球菌（少见） **病因（CD4＜200/μl）**：同上，增加曲霉菌属，其他真菌，卡波西肉瘤、淋巴瘤，其他机会性致病菌（少见）	**治疗（CD4＞200/μl）**：症状持续10天，如盐水冲洗；如症状持续10天以上，或出现发热、局灶疼痛和化脓性分泌物，经验性抗生素治疗 **治疗（CD4＜200/μl）**：鼻窦影像学；需考虑培养/活检鼻窦内容物；如发热，应等待培养结果的同时予经验性抗生素治疗

（续　表）

临床综合征，病因，流行病学	临床表现，诊断方法，病程
皮肤/毛发（见 *Dermatol Clin 24*：*473*，*2006*，为较好综述）。HIV 患者皮肤状态：*Topics Antiviral Med 22*：*680*，*2014*	
HIV 相关皮肤瘙痒 病因：皮肤感染；丘疹鳞屑性异常；光敏性皮炎；干燥；药物反应；少见淋巴增殖障碍	HIV 感染者最常见的症状。诊断包括详细皮肤、指甲、毛发、黏膜检查建立初始皮肤科诊断；必要时行皮肤活检。ART 可改善特发性 HIV 皮肤改变但一些患者会出现免疫重建
嗜酸性毛囊炎（见 *J Am Acad Dermatol 55*：*215*，*2006*）低 $CD4^+$ T 细胞计数 & 离散分布于躯干、头、颈部、四肢近端的明显瘙痒，红斑性荨麻疹，滤泡性无痛丘疹，90% 在乳头水平以上。嗜酸性粒细胞↑，IgE↑。CD4 通常 $<250/\mu l$。甲硝唑 250mg q8h，口服，疗程 3～4 周。可能为对皮质自身免疫的反应。难以与感染性滤泡炎区分；活检有意义。ART 可减少滤泡炎	

表11A（26） 临床综合征、机会性感染和肿瘤的诊断及鉴别诊断

临床综合征，病因，流行病学	临床表现，诊断方法，病程
皮肤/毛发（续）	
斑疹或丘疹病变（见下文*丘疹鳞屑性病变鉴别*）	
急性逆转录病毒综合征	病变直径5～10mm，对称性分布，主要在面部或躯干（可累及手掌和足底），红斑，无瘙痒。“单核细胞增多症”样表现：发热（87%），皮肤红斑（68%）。平均症状/体征时间21天。见*84页*
药物：皮疹常见病因（尤其是，TMP/SMX&奈韦拉平） HIV＋患者对大多数药物的皮肤反应发生率↑	药物相关皮疹在起始ART患者的发生率为5%。总的来说，ART↓皮肤表现
传染性软疣 年轻女性更常见（*CID38：579，2004*）	AIDS患者的发生率为8%～15%。面部、肛门与生殖器2～5mm大小珍珠色丘疹，通常中心有脐凹。播散性隐球菌病、马尔尼菲篮状菌、环状肉芽肿可能有类似表现 治疗：见*表12，132页*
梅毒，二期	见*上*，*生殖道*。治疗：见*表12，120页*
念珠菌 （在一个患者队列中47%AIDS患者有皮肤黏膜念珠菌病）	儿童：尿布疹样皮疹，累及躯干&四肢 成人：红色、出血性斑丘疹病变：治疗：见*表12，120页*
隐球菌病	常见。广泛分布皮肤颜色、圆顶状半透明丘疹，直径1～4mm。类似传染性软疣。治疗：见*表12，122页*
金孢子菌属	HIV患者可出现播散性感染，尤其是南非，伴丘疹（通常中心坏死）、斑疹（*Emerg Inf Dis 20：2164，2014；ID Cases 2：35，2015*）
组织胞浆菌	浅粉色2～6mm皮肤丘疹至较大红色丘疹&多发结痂浅溃疡，通常发生于有发热患者。治疗：见*表12，123页*
分枝杆菌感染：结核分枝杆菌、鸟胞内分枝杆菌、堪萨斯分枝杆菌、海分枝杆菌、嗜血分枝杆菌、日内瓦分枝杆菌	皮疹表现多样，从痤疮痒丘疹、脓疱、硬结性脓疱丘疹至溃疡结节病变 见*102页* 播散性结核分枝杆菌或BCG引起的寻常狼疮
马尔尼菲篮状菌 （*Curr Opin Infect Dis 21：31，2008*）	临床表现为发热、体重下降、小的中心有脐凹的斑丘疹性皮肤损害（2/3患者）、肝脾大、淋巴结肿大。几乎所有患者均有东南亚居住及旅居史。治疗：见*表12，124页*

（续　表）

临床综合征，病因，流行病学	临床表现，诊断方法，病程
人乳头瘤病毒（疣，尖锐湿疣）	弥漫扁平&纤维状病变，常分布在不常见部位。见*胃肠道&消化道*，*上述*。治疗：见*表12*，*132页*
卡波西肉瘤（$CD4^+$ T细胞：平均87/μl，中位数37/μl）	早期病变为圆形或不规则粉红色至紫红色斑丘疹，通常无压痛 常在皮肤伸侧对称分布。见*表18*
结节样，疣和/或溃疡性病变	
分枝杆菌感染	见*上述*
细菌性血管瘤（*Clin Dermatol 27*：*271*，*2009*）	易碎血管丘疹、蜂窝织炎、丘疹&皮下结节，常有压痛。患者可发热。可能与卡波西肉瘤混淆。病因：亨氏巴尔通体或五日热巴尔通体。可能从血液中分离（溶血离心后，5%CO_2血培养基孵育5～15天）和/或嗜银染色法鉴定到病原体。血清学检查已可获得 治疗：见*表2*，*115页*
隐球菌病	见*上*
组织胞浆菌病	见*上*
疖病可非常严重	多数由MRSA引起。从家庭看护和家庭成员间接触传染

表11A（27） 临床综合征、机会性感染和肿瘤的诊断及鉴别诊断

临床综合征，病因，流行病学	临床表现，诊断方法，病程
皮肤/毛发/结节、疣和/或溃疡性病变（续）	
卡波西肉瘤：卡波西相关疱疹病毒（KSHV）目前称为HHV8，可在AIDS相关或经典卡波西肉瘤患者活检组织或外周血单核细胞中被分离	皮肤常为最早出现表现的部位。病变为可触及、质硬、有压痛结节。早期病变类似于淤斑。典型紫色、颜色较深的病变，可累及头、颈部。晚期病变融合，形成大肿瘤或累及整个身体。高达40%患者有消化道受累。口腔病变可早于皮肤病变出现。ART有效但通常需要化疗
非霍奇金淋巴瘤	15%非霍奇金淋巴瘤患者有皮肤受累。病变通常为丘疹或结节
鸟胞内分枝杆菌（MAI/MAC）	发热&广泛皮肤结节（肉芽肿或局灶坏死）可见于ART治疗后出现**免疫重建反应**（$CD4^+$ T细胞计数↑及病毒载量↓）的MAC感染患者。糖皮质激素治疗可能有效（*表11B*）
利什曼原虫	可产生多样局灶或播散性皮肤、黏膜病变或播散性病变。大多数病变为较伴溃疡形成的小丘疹，HIV患者可广泛播散成几百个病灶。常见于伊拉克及其他流行地区
水泡性大疱或脓疱性病变	
单纯疱疹病毒	红斑基底上圆形水泡性病变可快速进展至溃疡或裂隙性病变。可持续成慢性大溃疡性病变，如肛周区域。治疗：见*表12，131页*
带状疱疹：常见于HIV感染者&常在AIDS之前出现；总体上发病率10%～20%	红色基底上圆形水泡病变。可为疣状。慢性病变类型可呈持续过度角化病变。皮节分布。可呈多皮节分布。治疗：见*表12，133页*
巨细胞病毒	少见。小红紫色斑疹伴溃疡。可表现为肛周不愈合溃疡 治疗：见*表12，129页*
葡萄球菌脓疱病	质地偏脆、容易破裂大疱样病变。无特异性分布特点
“典型疥疮”（见下文*结痂疥疮*）	极其瘙痒、丘疹&水泡病变，典型病变为线性或弯曲性深凿样病变，最常分布于手部、腕部、肘部、踝部。平均螨虫数为11
史-约综合征	大多数为药物相关性：TMP/SMX，氟康唑，ddI，抗结核药物
迟发性皮肤卟啉症	有HIV相关的报道，但是同时发病可能反映存在共同危险因素（如饮酒，丙型肝炎）存在，而不是因果关系。病变多分布在阳光暴露区域

（续　表）

临床综合征，病因，流行病学	临床表现，诊断方法，病程
丘疹鳞屑性的病变	
脂溢性皮炎	HIV感染者发病率20%～80%，皮屑、色斑；无明确界限的红斑；毛发区域的黄色鳞片。马拉色菌可能为潜在致病菌
干燥性湿疹（干皮综合征）。$CD4^+$ T细胞计数↓发生率高	HIV感染者发病率5%～20%，通常为严重瘙痒病变，且抗组胺药物无效
皮肤癣菌病（红色毛癣菌最常见，其次是须癣毛癣菌/絮状表皮癣菌）	HIV感染者发病率20%～35%。广泛分布，通常皮疹严重，有皮屑红色瘙痒丘疹或斑块
结痂型疥疮（“挪威疥”） 发生于1.3%～5%HIV感染者 其他：银屑病，扁平苔藓，二期梅毒	密切接触者（健康护理工作者）有**高传染性**。通常发生于严重免疫抑制患者。典型表现为红斑、过度角化/结痂。痒感通常发生于过度角化表现者，结痂表现者通常无痒感。深凿性病变少见。严重指甲增厚&甲下碎屑多见。脱发、色素沉着、脓皮症&嗜酸性粒细胞增多可见。诊断依靠证实刮削物中高螨虫负荷（1000s）*vs* 疥疮病变中螨虫负荷低。结痂型疥疮对治疗耐药且治疗失败率高。同时进行口腔和局部治疗有效：5%氯菊酯乳膏＋口腔伊维菌素或局部使用苯甲酸苄酯乳液和伊维菌素

表11A（28） 临床综合征、机会性感染和肿瘤的诊断及鉴别诊断

临床综合征，病因，流行病学	临床表现，诊断方法，病程
皮肤/毛发（续）	
毛囊炎	
葡萄球菌毛囊炎	少见表现为腹股沟、腋窝&头皮的紫色丘疹
嗜酸细胞性毛囊炎	见*上*，*皮肤*，*嗜酸细胞性毛囊炎*
脾大	70例HIV感染者中有23%查体时存在脾大&66%超声检查提示脾大。有肝脏基础疾病的患者更容易出现脾大（$RR=1.84$，$P<0.001$）。脾大无论是在1年随访及进展性AIDS患者的6年随访中均无任何临床事件预测作用 **严重脾大：应考虑利什曼原虫病**
系统性，消耗综合征 “消瘦”疾病（肠病AIDS），需排除： 隐孢子虫及慢性腹泻其他病因 鸟胞内分枝杆菌复合体（MAC） 结核分枝杆菌 荚膜组织胞浆菌 卡波西肉瘤 非霍奇金淋巴瘤	体重减轻很常见（一个患者队列中占29%）。病因：机会性感染、慢性腹泻、精神心理因素、药物相关、未明确原因。快速体重下降（在＜4个月时间内体重下降＞4kg）伴恶心通常提示继发感染，缓慢体重下降（在＞4个月时间内体重下降＞4kg）通常为消化道疾病伴腹泻引起，不明显体重下降通常由低能量摄入引起。ART有效。对于有严重营养不良和体重减轻的患者，**警惕“再喂养综合征”**［*PLoS ONE5*（*5*）：*e10687*，*2010*］

表11B　免疫重建炎症反应综合征（IRIS）

诊断标准　发生于接受ART且出现免疫功能改善的患者

- 之前存在的已知感染加重（自相矛盾的IRIS）或未被发现的已存在感染出现临床表现
- 常见特点（*CID 49*：*1424*，*2009*）
  - CD4细胞计数通常＜100/μl；在同时治疗TB时，IRIS可发生于$CD4^+$ T细胞计数＞200/μl
  - 血浆HIV病毒载量下降$CD4^+$ T细胞计数升高
  - 临床表现与急性炎症反应一致
  - 没有明显ART不良反应证据
  - 发生于起始ART后30～100天（*AIDS 22*：*601*，*2008*）
- IRIS发病率接近13%（*LnID 10*：*251*，*2010*）

已知机会性感染和初始ART**治疗时机**，机会性感染诊断：

- 在机会性感染确诊后尽早开始针对性治疗
- 总体来说，在开始治疗机会性感染2周后启动ART（*JAMA 312*：*410*，*2014*）

常见免疫重建炎症反应综合征处理：IRIS并发特殊机会性感染的治疗参考成人和青少年HIV感染者机会性感染预防及治疗指南，网址：*http*：*//aidsinfo.nih.gov/guidelines/html/4/adult-and-adolescent-oi-prevention-and-treatment-guidelines/O*

病原体	临床表现	治疗
巨细胞病毒（CMV）（*HIV Clin Trials 6*：*136*，*2005*）	起始ART后4周～4个月进展为视网膜炎和/或葡萄膜炎 少见：肺炎、结肠炎、胰腺炎、胆管病	继续ART。起始抗CMV治疗 起始系统性糖皮质激素［泼尼松1mg/（kg·d），10～14天内逐渐减停］。如在ART前已存在CMV眼病，推迟ART治疗时间应不＞2周（*adisinfo.nih.giv/guidelines*）
隐球菌（*JAIDS 45*：*595*，*2007*；*JID 202*：*962*，*2010*）	起始ART后2～6月。脑膜炎，空洞性肺炎	对于隐球菌脑膜炎，试图在起始抗真菌治疗后延迟起始ART应＞5周（*NEJM 370*；*2487*，*2014*）。IDSA指南推荐的时间间隔为2～10周。严密控制颅内压。短程糖皮质激素治疗可有效
单纯疱疹病毒（HSV），**水痘带状疱疹病毒**（VZV）	肛周疱疹，局灶性带状疱疹	继续ART，起始阿昔洛韦或泛昔洛韦或伐昔洛韦
乙型肝炎病毒（HBV）	乙型病毒性肝炎	应在鉴别诊断中考虑ART引起的肝毒性。对于HBV/HIV共感染患者使用有抗HBV活性的ART方案
JC病毒	进展性多灶性脑白质病（PML），增强MRI有炎症反应表现	继续ART。可尝试使用糖皮质激素治疗。多数患者稳定，少数患者严重。（*CID 36*：*1047*，*2003*；*Acta Neuropath 109*：*449*，*2005*）
卡波西肉瘤（KS），由HHV-8引起	起始ART后临床表现进展	糖皮质激素治疗加速病程（*Int J STD AIDS 27*：*1026*，*2016*）且可能成为死亡的危险因素（*AIDS 30*：*909*，*2016*）
结核分枝杆菌（MTBc） **鸟胞内分枝杆菌复合体**（MAC，MAI）	可发生于HIV感染或非HIV感染者。起始ART后60天内。发热和体重减轻。肺部或肺外感染部位炎症反应加重	对于$CD4^+$ T细胞＜50/μl患者，研究证实在起始抗分枝杆菌治疗2周内起始ART可提高生存率。治疗后预后获益高于IRIS（*NEJM 365*：*1471*，*1482&1492*，*2011*）。否则，8周内起始ART。对于TB脑膜炎患者，特别早期起始ART可能增加预后不良风险（*aidsinfl.nih.gov/guidelines*）
耶氏肺孢子菌肺炎（PJP）	肺炎	在PJP诊断2周内起始ART（*aidsinfo.nih.gov/guidelines*）.对于中度及重度疾病，在TMP/SMX治疗同时加用糖皮质激素治疗。继续ART

表11C 起始ART后新症状

机会性感染	常见临床表现	起始ART后表现
卡斯尔曼病（HHV-8）	发热，淋巴结肿大	ART和更昔洛韦可使多中心卡斯尔曼病临床缓解。使用利妥昔单抗治疗能减少复发
新型隐球菌	脑膜炎常为隐匿性的，脑脊液白细胞增多不常见	明显脑膜炎，显著脑脊液白细胞增多。13%隐球菌脑膜炎患者会出现IRIS且伴发基线血清隐球菌抗原水平升高（*CID 49*：*931*，*2009*）
隐孢子虫病 小孢子虫病	腹泻	在病毒载量明显下降后临床表现及微生物学缓解
巨细胞病毒	视网膜炎，玻璃体炎，葡萄膜炎少见	CMV非典型（非视网膜炎）表现，包括肺炎、伪膜性结肠炎、腺体炎、病毒血症症状。免疫重建虹膜炎
嗜酸细胞性毛囊炎	炎症反应可累及新生毛囊——尤其是面部及躯干	病因之一是对蠕形螨的炎症反应。伊维菌素治疗可能有效（*Clin Exper Dermatol 34*：*e981*，*2009*）
乙型病毒性肝炎（慢性）	无症状或无特异性症状	ART后5～12周出现急性暴发性肝炎。通常不需要调整治疗方案即可缓解
丙型病毒性肝炎（慢性）	无症状	在起始ART后1～9月出现急性肝炎、肝硬化或HCV相关异常如冷球蛋白血症
单纯疱疹（会阴部）	痛性溃疡性病变	复发性会阴部病变
带状疱疹	严重可伴并发症	轻度表现，无并发症。起始ART后带状疱疹的发病率增高，可能因CD8⁺T细胞↑
荚膜组织胞浆菌	肺部感染	包括喉部播散性皮肤感染（*S Afr HIV Med 18*：*693*，*2017*）
HIV-1相关肾病	肾功能损伤	病理改变逆转，功能恢复
HIV相关非霍奇金淋巴瘤	Ⅰ～Ⅳ期淋巴瘤	临床预后和生存率改善
女性人乳头瘤病毒（HPV）感染	生殖器疣，宫颈鳞状上皮内病变（SILs），宫颈癌	有效且依从性好的ART降低HPV感染的负担和SILs（*JID 201*：*681*，*2010*）
卡波西肉瘤（HHV-8）	皮肤病变，播散性疾病，口腔病变	病毒载量明显下降是病变好转。因黏膜水肿导致的喉部梗阻是ART少见并发症。ART降低了美国卡波西肉瘤发病率（*JAMA 305*；*1450*，*2011*）
腮腺淋巴上皮囊肿	腮腺囊肿	抗逆转录病毒治疗后缓解
传染性软疣	播散性皮肤病变	在CD4⁺ T细胞10倍升高后严重疾病可缓解
鸟胞内分枝杆菌复合体	播散性疾病，体重下降，腹泻，分枝杆菌血症	局灶性淋巴结炎，肉芽肿性肿物，支气管内膜增生性病变，腹腔内淋巴结肿大/腹痛，乳糜性腹水，未经抗分枝杆菌治疗而清除菌血症，肺结节进展为空洞性病变。尽管给予阿奇霉素预防治疗，仍出现免疫重建淋巴结炎（*CID 42*：*418*，*2006*）。腹腔内疾病较外周淋巴结炎病死率高
结核分枝杆菌	亚临床疾病	可在起始ART后出现"明显的TB-IRIS综合征"（*JID 199*：*437*，*2009*），也可发生于耐药菌感染的患者（*CID 48*：*667*，*2009*）

（续　表）

机会性感染	常见临床表现	起始ART后表现
口腔念珠菌病	口腔和眼部黏膜白斑（鹅口疮）	可在不给予抗真菌治疗而仅在ART的条件下缓解，早期研究证实病情好转为蛋白酶抑制剂治疗效果而不是因$CD4^+$ T细胞恢复（*JID 185：188，2002*）；但后期研究没有证实这种相关性（*J Microbiol Immunol Infect 46：129，2013*）
口腔疣	相对较少的口腔病变	在ART后口腔疣可增加；前瞻性研究并没有证实疣的发病率增加，但是证实在起始ART后口腔HPV DNA增加（*AIDS 30：1573，2016*）

表11C（2） 起始ART后新症状

机会性感染	常见临床表现	起始ART后表现
慢性细小病毒B_{19}感染	贫血；AIDS消耗综合征；脑炎	各种综合征患者对ART有效
进展性多灶性脑白质病（JC病毒）	神经损伤，MRI可表现为局灶性或多灶性病变，增强扫描无强化	神经损伤；MRI典型表现为皮层下白质区域T1↓和T2↑信号病变。IRIS可在增强MRI表现为强化病灶。长期随访观察，50%患者会有神经系统症状缓解、影像学表现改善、生存率改善。糖皮质激素可能有效（*aidsinfo.nih.gov/guidelines*） 在开始ART不久的患者中可观察到致命、矛盾的病情加重
肺结核	肺部浸润影	发热，淋巴结肿大，肺部浸润影加重。警惕：ART降低Tbc发病率
结节病	皮肤表现；弥漫性肺部受累；淋巴结肿大	接受ART患者出现先前病变加重或新发结节病
系统性红斑狼疮	在免疫抑制的AIDS患者中，SLE发病率降低	较少有ART后出现的新发SLE或之前存在的SLE加重
皮肤利什曼病	没有病变或少数红斑丘疹	之前病变加重或发展为播散性病变
内脏利什曼病	发热，肝脾大	长期缓解；皮肤利什曼病进展而来

注：**AIDS相关机会性感染发病率的影响**。ART引起的免疫重建综合征可明显导致AIDS相关机会性感染发病率降低，尽管总体来说这些疾病的疾病谱并没有改变。发病率在开始起始ART后最高，之后逐渐下降。在ART后AIDS定义的肿瘤性疾病发病率会显著下降（*JAMA 305*：*1450*，*2011*）。与机会性病原体感染比较，ART可能是引起腹泻的更常见病因。

表12 常见机会性感染或疑似感染的治疗

病原体 / 疾病	特定情况	推荐治疗方案		备注
		首选	备选	
细菌感染				
巴尔通体				
杆菌性血管瘤；肝炎性紫癜-艾滋病患者（*Guidelines at AAC 48：1921，2004 or http：//aidsinfo.nih.gov/contentfiles/lvguidelines/glchunk/glchunk_329.pdf*）	病原学：汉塞巴尔通体，五日热巴尔通体	**多西环素** 100mg po/IV q12h，或**红霉素** 500mg po/IV q6h	**阿奇霉素** 500mg po qd，或**克拉霉素** 500mg po q12h（均不能用于中枢神经系统感染或心内膜炎）	确诊的心内膜炎：多西环素＋庆大霉素 1mg/kg IV q8h，2周，然后多西环素治疗；中枢神经系统感染：多西环素＋利福平 300mg po 每日两次（也可用于心内膜炎的治疗）。疗程3个月 CD4细胞计数小于200 /μl的患者使用大环内酯类或者多西环素抑菌治疗。抑菌治疗3个月以上，且CD4细胞计数大于200 /μl至少6个月以上，可以停止长期抑菌治疗
艾滋病患者的长期抑菌治疗	CD4细胞＜200 /μl			
治疗，活动性结核				
在发展中国家，结核（特别是多耐药结核）和HIV重叠感染仍然是个大问题。 **必须隔离！** 参见 *http：//aidsinfo.noih.gov/contentfiles/lvguidelines/adult_oi.pdf*				**HIV共感染患者的结核病治疗的基本原则（见*2012 DHHS 指南*）：** • HIV患者结核病的治疗应与非HIV感染者遵循同样的原则 • 活动性结核病应该立即开始抗结核治疗。所有并发活动性结核的HIV感染者均应接受抗逆转录病毒治疗（ARV） • 尚未开始ARV的患者，ARV推迟到抗结核治疗后2～4周，减少药物的不良反应和炎症反应综合征。但是数据显示，抗结核治疗的同时开始ARV明显提高生存，尽管有炎症反应综合征的风险（*NEJM 365：1471，1482 & 1492，2011*） • ARV时机的特别推荐 　• CD4＜50μl的患者，开始抗结核治疗后2周内开始ARV 　• CD4＞50μl且疾病较重，开始抗结核治疗后2～4周内开始ARV 　• CD4＞50μl且疾病不重，ARV可推迟至抗结核治疗2～4周后开始，但不要超过8～12周 　• 感染HIV的孕妇合并活动性结核病应尽早开始ARV 　• 确诊的MDR-TB或XDR-TB的HIV感染者，应在确定结核耐药性，开始二线抗结核治疗后2～4周内开始ARV • HIV/TB共感染者强烈推荐督导治疗 • CD4＜100/μl的患者接受利福平/利福布丁为基础的治疗方案，每周至少用药3次。服用蛋白酶抑制剂的患者，利福霉素首选利福布丁 • 尽管存在药物间的相互作用，接受ARV的患者也应使用利福霉素，根据需要调整剂量 • 炎症反应综合征应继续抗结核治疗和抗HIV治疗，同时使用非甾体抗炎药 • 重症炎症反应综合征建议使用大剂量泼尼松 **多耐药结核（MDR）：**同时耐异烟肼和利福平 **超级耐药结核（XDR-TB）：**耐异烟肼和利福平＋任何一种氟喹诺酮＋至少一种三线药物（卷曲霉素、卡那霉素或阿米卡星）

表12（2） 常见机会性感染或疑似感染的治疗

细菌感染/治疗，活动性结核病（续）

注	已知异烟肼的耐药率＜4%（敏感株）	初始阶段			维持治疗（已知体外敏感性）				备注
		剂量见备注							
		方案	药物	间隔/剂量（最短疗程）	方案	药物	间隔/剂量（最短疗程）	总计剂量的范围（最短疗程）	
1.临床与微生物学疗效与HIV阴性患者相似 2.对于敏感株，不需要治疗后长期抑菌治疗 3.HIV感染者不推荐每周两次的方案		1	异烟肼 利福平 或利福布丁* 吡嗪酰胺 乙胺丁醇	7天/周，56剂量（8周），或 5天/周，40剂量（8周）	1a	异烟肼 利福平 或利福布丁	7天/周，126剂量（18周），或 5天/周，90剂量（18周）	182～130（26周）	
					1b	异烟肼 利福平 或利福布丁	3天/周，54剂量（18周）	92～76（26周）	
		2	异烟肼 利福平* 吡嗪酰胺 乙胺丁醇	7天/周，14剂量（2周），然后，2天/周，12剂量（6周），或 5天/周，10剂量（2周），然后2天/周，12剂量（6周）	2	异烟肼 利福平 或利福布丁	3天/周，54剂量（18周）	62～58（26周）	

*关于蛋白酶抑制剂与利福平或利福布丁合用见本表最后部分

备注：

剂量，mg/kg（每日最大剂量）

方案	异烟肼	利福平*	吡嗪酰胺	乙胺丁醇	链霉素	利福布丁*
每日：						
儿童	10～20	10～20	15～30	15～25	20～40	10～20
	（300）	（600）	（2000）	（1600）	（1000）	（300）
成人	5	10	15～30	15～25	15	5
	（300）	（600）	（2000）	（1600）	（1000）	（300）
3次/周（督导治疗）：						
儿童	20～40	10～20	50～70	25～30	25～30	NA
	（900）	（600）	（3000）	（2000）	（1500）	
成人	15	10	50～70	25～30	25～30	
	（900）	（600）	（3000）	（2000）	（1500）	NA

所有含异烟肼的方案均包含维生素B_6

方案1和1a最佳，因为剂量大，不易出现治疗失败

如果肺结核在治疗2个月时痰培养仍阳性，以及骨关节结核，异烟肼＋利福平（或利福布丁）的疗程延长至9个月，中枢神经系统结核延长至12个月

表12（3） 常见机会性感染或疑似感染的治疗

特定情况	推荐方案	疗程（月）	特别备注	备注
异烟肼（±链霉素）耐药	（**利福平或利福布丁**）＋**吡嗪酰胺**＋**乙胺丁醇**＋（**莫西沙星或左氧氟沙星**）治疗2月，然后（**利福平或利福布丁**）＋**乙胺丁醇**＋（**莫西沙星或左氧氟沙星**）治疗7个月	9	一旦异烟肼耐药，停止使用异烟肼	注： 氟喹诺酮耐药可见于既往使用过氟喹诺酮的患者 利奈唑胺的体外活性强，包括对耐多药结核
耐多药结核（耐异烟肼和利福平）：强烈建议专家会诊。参见*世界卫生组织耐药结核治疗指南*（2016年10月修订版）	至少5种有效药物：**吡嗪酰胺**＋**氟喹诺酮**＋一种注射药物＋两种二线核心药物（世界卫生组织推荐使用大剂量**乙胺丁醇**，除非证实乙胺丁醇耐药）	18～24	**注射药物**：阿米卡星、卷曲霉素、卡那霉素、链霉素（如果证实敏感） **二线核心药物**：乙硫异烟胺、丙硫异烟胺、环丝氨酸、特立齐酮、利奈唑胺和氯法齐明 **既往使用过二线药物的患者**，氟喹诺酮和二线注射药物耐药以及高度认为可能耐药的患者除外，9～12个月的短程耐多药结核方案可以替代长程方案	
耐利福平	单耐利福平罕见，耐利福平通常提示多耐药（耐异烟肼和利福平）。同**多耐药结核**＋**异烟肼**＋**乙胺丁醇**，除非证实耐药	12～18	参见**耐多药结核**备注	

（续　表）

特定情况	推荐方案	疗程（月）	特别备注	备注
超级耐药结核（超级耐药=耐多药+耐任何一种氟喹诺酮+耐下列至少一种：卷曲霉素、卡那霉素和阿米卡星）	见备注，需要专家会诊	18～24	5种敏感的药物治疗，如果需要可包括贝达喹啉和德拉马尼（delamanid）	

*备选药物=乙硫异烟胺、环丝霉素、对氨基水杨酸、克拉霉素、阿莫西林/克拉维酸、利奈唑胺

	初始治疗&维持治疗	抗病毒方案转换	备注
同时合用蛋白酶抑制剂需要调整剂量	**异烟肼** 300mg+**利福布丁** 150mg po qd+**吡嗪酰胺** 25mg/kg+**乙胺丁醇** 15mg/kg　qd×2个月；然后，**异烟肼+利福布丁**×4个月（2个月培养仍阳性的空洞患者治疗7个月）	考虑把蛋白酶抑制剂方案变成逆转录酶抑制剂和整合酶抑制剂的方案（如替诺福韦+恩曲他滨+度鲁特韦）	利福霉素可诱导细胞色素P450酶（利福平>利福喷丁>利福布丁），能降低蛋白酶抑制剂的血清浓度，包括一线药物，如达芦那韦、阿扎那韦。相反，蛋白酶抑制剂抑制细胞色素P450的活性，导致利福平或利福布丁的血清浓度升高。如果利福布丁不减量，毒性反应增加。利福布丁/蛋白酶抑制剂联合使用具有治疗效果。基于最新的数据，利福平可用于治疗正接受依非韦伦或利托那韦者的活动性结核。**利福平不能用于服用里托那韦+沙奎那韦的患者，因为在接受该方案的健康志愿者上观察到药物性肝炎，转氨酶显著升高**（*www.fda.gov*）。利福布丁可与依非韦伦或利托那韦者合用，依非韦伦的剂量为450～600mg/d，利托那韦的剂量为150mg qod或者300mg 每周两次。与洛匹那韦/利托那韦合用，检测利福布丁的血药浓度。含有依非韦伦的ARV方案，利福霉素首选利福平

表12（4） 常见机会性感染或疑似感染的治疗

病原体/疾病	特定情况	推荐治疗方案		备注
		首选	备选	
细菌感染（续）				
鸟胞内分枝杆菌复合体（MAC或MAI）	**一级预防**：CD4细胞计数<50～100/μl 注：ARV后，CD4细胞稳定超过100/μl可以停止一级预防	**阿奇霉素** 1200mg po 每周一次 或 **克拉霉素** 500mg po q12h	**利福布丁** 300mg po qd	如果考虑播撒性鸟胞内分枝杆菌感染，行血培养，开始经验性治疗。一旦排除感染，降阶梯治疗
	治疗：抢先治疗，或者血液、骨髓或其他无菌组织液体（例如肝脏）培养阳性时	（**克拉霉素** 500mg po q12h或**阿奇霉素** 600mg po qd）＋**乙胺丁醇** 15～25mg/（kg·d）±**利福布丁** 300mg po qd	重度免疫抑制（CD4<50/μl），高分枝杆菌载量（血液>2 log CFU/ml）以及抗逆转录病毒治疗无效果的患者使用克拉霉素或阿奇霉素＋乙胺丁醇＋第三种和第四种药物 备选药物包括：利福布丁 300mg qd，阿米卡星 10～15mg/kg IV qd，莫西沙星 400mg po qd，左氧氟沙星 500mg po qd	
	治疗后长期抑菌治疗：二级预防（直至CD4>100/μl数月）	**克拉霉素**或**阿奇霉素**＋**乙胺丁醇**［低剂量 15mg/（kg·d）］（剂量见上文）	**克拉霉素**或**阿奇霉素**或**利福布丁**（剂量见上文）	
淋病奈瑟菌（淋球菌） 参考：*MMWR 64（RR-3）1，2015；CID 61：5785，2015* 头孢菌素耐药（*JAMA 309：163 & 185，2013*）	淋病、尿道炎、结膜炎、直肠炎、黏液性宫颈炎、附睾睾丸炎、播散性疾病，见*桑福德抗生素治疗指南*	［（**头孢曲松** 250mg IM单次）（**阿奇霉素** 1g单次）］ 评价和治疗性伴侣 注：由于耐药性增加，不再推荐**氟喹诺酮**	**尽管NAAT显示单一病原体，也要同时治疗淋球菌和沙眼衣原体。筛查梅毒。**其他（**推荐经培养证实治愈**）： ● 大观霉素[NUS] 2g IM 单次。咽部感染无效。不再推荐单药治疗 ● 衣原体感染：阿奇霉素 1g 单次；淋球菌：阿奇霉素 2g 单次。因胃肠道反应和经济问题，不推荐治疗淋球菌 ● 严重青霉素过敏者，用头孢菌素替代青霉素，或阿奇霉素 2g 单次口服＋庆大霉素 250mg IM，或阿奇霉素 2g 单次口服＋吉米沙星 320mg 由于耐药性增加，头孢克肟不再推荐治疗原发感染。如果头孢曲松不可及，可尝试头孢唑肟 500mg IM、头孢噻肟 500mg IM，或（头孢西丁 2g IM＋丙磺舒 2g 口服）。由于耐药性增加，推荐双重覆盖淋球菌。因此，多西环素不再是一线治疗药物，尽管对衣原体有效	

表12（5） 常见机会性感染或疑似感染的治疗

病原体/疾病	特定情况	推荐治疗方案		备注
		首选	备选	
细菌感染（续）				
盆腔炎症性疾病（PID）、输卵管炎、输卵管卵巢脓肿。多种病原体：淋球菌、沙眼衣原体、拟杆菌、肠杆菌科、链球菌、支原体。参考：*MMWR 64（RR-3）：1，2015；NEJM 372：3029，2015*	院外患者：限于体温在38℃，WBC＜11000/μl，腹膜炎证据不多，肠鸣音活跃，以及能耐受胃肠营养。参见：*www.cdc.gov/std/treatment*	**门诊治疗**：（**头孢曲松**250mg IM单次＋**多西环素**100mg po q12h＋/－**甲硝唑**500mg po q12h），或（**头孢西丁**2g IM＋**丙磺舒**1g po，均单次）＋（**多西环素**100mg po q12h＋**甲硝唑**500mg po q12h），治疗14天	住院治疗方案：（头孢替坦2g IV q12h，或头孢西丁2g IV q6h）＋（多西环素100mg IV/po q12h） （克林霉素900mg IV q8h）＋（庆大霉素2mg/kg作为负荷量，然后1.5mg/kg q8h或每日一次给药），然后多西环素100mg po q12h ×14d	静脉治疗备选方案： ● **氨苄西林－舒巴坦**3g IV q6h＋**多西环素**100mg IV/po q12h ● 因为耐药性，不推荐使用**氟喹诺酮** **谨记：评估并治疗性伴侣**。目前推荐的治疗方案不覆盖生殖支原体，如果7～10天后没有疗效，考虑生殖支原体感染，使用莫西沙星400mg/d×14d
前列腺炎－综述：*CID 50：164，2010*				
急性				
≤35岁	淋病奈瑟菌、沙眼衣原体，见备注	（头孢曲松250mg IM，单次，然后多西环素100mg po q12h ×10d）	**在艾滋病患者，新型隐球菌可以导致前列腺炎。**不再推荐**氟喹诺酮**治疗淋病（*MMWR 65：RR-3，2015-STD Guidelines*）	
＞35岁	肠杆菌科（大肠埃希菌类）	**氟喹诺酮：环丙沙星缓释剂**500mg po 每日一次，或者**环丙沙星**400mg IV q12h，或者**左氧氟沙星**750mg IV qd，治疗10～14天，见备注	**TMP/SMX（双剂量）**1片 口服，每日两次，10～14天，见备注	如同治疗急性尿道感染，疗程10～14天（TMP/SMX不是单剂量）。**有专家推荐疗程3～4周**。如果不确定，行尿NAAT检测，测定沙眼衣原体和淋病奈瑟菌

（续　表）

病原体/疾病	特定情况	推荐治疗方案		备注
		首选	备选	
慢性细菌性	肠杆菌科（80%）、肠球菌（15%）、铜绿假单胞菌	**氟喹诺酮：环丙沙星**500mg po q12h×4w，或者**左氧氟沙星**750mg po qd×4w，见备注	**TMP/SMX（双剂量）**1片 po q12h，治疗1～3个月。有磷霉素治疗耐药菌株的报道	治疗失败考虑感染性前列腺结石所致。FDA批准的左氧氟沙星剂量是500mg，编者倾向使用大剂量750mg。敏感的肠球菌：阿莫西林500mg po q8h。泛耐药革兰阴性杆菌：厄他培南1g IV qd；亚胺培南500mg IV q6h；美罗培南500mg IV q8h
慢性前列腺炎/慢性疼痛综合征（*NIH* 分类，*JAMA 282：236，1999*；*World J Urol 21：54，2003*）	最常见的前列腺综合征，病原学不明；分子探针数据显示感染的病原（*Clin Micro Rev 11：604，1998*）	**α 受体阻滞剂存在争议**（*AnIM 133：367，2000*）		慢性前列腺炎的定义：患者有前列腺炎的症状，前列腺分泌物中有炎症细胞，但常规培养阴性。怀疑衣原体和脲原体 慢性疼痛综合征的定义：患者有前列腺炎的症状，但是培养阴性，前列腺分泌物中没有炎症细胞 综述：*JAC 46：157，2000* 在随机双盲实验中，环丙沙星和α受体阻滞剂都没有获益（*AnIM 141：581 & 639，2004*）
马红球菌（马棒状杆菌） *CID 44：460，2007*	肺部感染（最常见）、中枢神经系统、皮肤、关节、中心静脉、其他	两种药物联合治疗：大环内酯类（**阿奇霉素**）＋氟喹诺酮类	两种药物联合治疗：（氟喹诺酮或大环内酯类）＋**利福布丁**（联合蛋白酶抑制剂需要调整剂量）	使用氟喹诺酮进行二级预防，直至$CD4^+$ T细胞＞200/μl。动物感染中有大环内酯类耐药的报道，耐药机制为新型erm基因产物。*J Antimicrob Chemother（2015）70（12）：3184-3190*

表12（6） 常见机会性感染或疑似感染的治疗

病原体/疾病	特定情况	推荐治疗方案		备注
		首选	备选	
细菌感染（续）				
梅毒 **（苍白螺旋体）** CD4⁺ T细胞计数正常患者的推荐。艾滋病患者的临床表现可能不典型。可能需要大剂量或长程治疗——*MMWR 64*（*RR-3*）*1*, *2015*；诊断*JAMA312*：*1922*，*2014*；治疗*JAMA 312*：*1995*，*2014*	原发（硬下疳） 继发（皮疹、黏膜疹、淋巴结肿大），早期潜伏（<1年）	**苄星青霉素**G 240万单位IM单次 儿童剂量：5万单位/kg IM，最大剂量240万单位	**多西环素**100mg po q12h×14d，或**四环素**500mg po q6h×14d，或**头孢曲松**1g IM/IV qd×8～10d 初始治疗失败的患者，再次使用苄星青霉素G 240万单位IM，每周一次，连用3周	对任何期的梅毒，青霉素都是最佳的药物。如果青霉素过敏，如果可能，行皮肤试验，可脱敏治疗后使用青霉素治疗。红霉素不可作为备选药物。如果不能脱敏，使用多西环素。备选方案的疗效数据有限。需要基线的VDRL（RPR）滴度，治疗后3、6、12、24个月重复血清滴度。如果临床症状持续存在，VDRIL滴度4倍升高，或者治疗后3～6个月VDRL滴度下降不足4倍，需要重新治疗。即使使用推荐的方案治疗，血清学复发也常常发生。**如果出现神经系统症状或体征，行脑脊液检查**
阿奇霉素耐药 美国加利福尼亚州、爱尔兰、其他（*CID 44*：*5130*，*2007*；*AAC 54*：*583*，*2010*）	晚期潜伏：>1年，脑脊液检查阴性	**苄星青霉素**G 240万单位IM，每周一次，连用3周	**多西环素**100mg po q12h×28d，或**四环素**500mg po q6h×28d	**美国加利福尼亚州、爱尔兰和其他地区有阿奇霉素耐药的报道：孕妇或男男性接触人群勿用**（*MMWR 64*（*RR-3*）：*1*，*2015*；*CID 61*：*S818*，*2015*）。**阿奇霉素**：严重青霉素过敏的早期梅毒患者，单次口服2g，有效
	神经梅毒或视神经炎	**青霉素**G 300～400万单位IV q4h×10～14d	**普鲁卡因青霉素**G 240万单位IM qd＋**丙磺舒**0.5g po q6h，10～14天，见备注	头孢曲松2g IV/IM qd×14d。治疗失败率较青霉素高。青霉素过敏：青霉素脱敏或者请感染科专家会诊。**治疗效果的血清学标准：治疗后6～12个月，VDRL滴度下降至原来的25%或更低**

（续　表）

感染类型/病原体/感染部位	推荐治疗方案		备注
	首选	备选	
真菌感染			
芽生菌病 （IDSA 治疗指南：*Clin Infect Dis 46：1801，2008*）（*J Clin Micro 7：196，2015*）	**两性霉素B脂质体** 3～5mg/（kg·d），或**两性霉素B** 0.7mg/（kg·d），治疗1～2周或直至临床有效，续贯**伊曲康唑**200mg tid ×3d，然后**伊曲康唑**200mg bid	轻中度疾病： **伊曲康唑**200mg tid×3d，然后伊曲康唑200mg bid，或**氟康唑**400～800mg/d	伊曲康唑是首选药物。在HIV阳性患者，因为潜在的药物相互作用，可用氟康唑400～800mg/d替代伊曲康唑。疗程：非HIV阳性患者疗程为6～12个月；未行ART且$CD4^+$ T细胞低的患者，可考虑长期使用免疫抑制剂
念珠菌病：口腔、食管和阴道念珠菌病是进展期HIV阳性患者的主要临床特征，是最常见的艾滋病指向性疾病。念珠菌也是医院获得性血流感染的常见病原体。白念珠菌减少，非白念珠菌增多，念珠菌属对抗真菌药物的敏感性下降（特别是氟康唑）。这些变化主要影响免疫缺陷患者，免疫缺陷患者广泛使用抗真菌药物预防治疗（特别是氟康唑）。参见IDSA指南（*CID 48：503，2009*）和2009年HIV阳性患者的推荐［*MMWR 58（RR-1）：1，2009*］			

表12（7） 常见机会性感染或疑似感染的治疗

感染类型/病原体/感染部位	推荐治疗方案		备注
	首选	备选	
真菌感染/念珠菌病（续）			
口咽念珠菌病	**氟康唑**100～200mg/d，7～14天	伊曲康唑口服溶液200mg/d， 或 泊沙康唑悬液400mg bid×3d，然后400mg/d， 或 伏立康唑 200mg bid	建议开始ART，预防疾病复发。无需维持治疗，特别是接受ART和$CD4^+$T细胞＞200/μl的患者。如果需要预防疾病复发，推荐氟康唑200mg/d。氟康唑难治者可选择伊曲康唑、泊沙康唑或伏立康唑。也可选择静脉注射棘白菌素。吞咽困难和吞咽痛提示食管念珠菌病
念珠菌食管炎	**氟康唑200～400mg/d**	一种唑类（伊曲康唑口服溶液200mg/d，或泊沙康唑悬液400mg bid×3d，然后400mg/d，或伏立康唑200mg bid）， 或 一种棘白菌素（卡泊芬净）50mg IV qd；米卡芬净150mg IV qd；阿尼芬净200mg IV 负荷量，然后100mg IV qd，或 两性霉素B 0.3～0.7 mg/（kg·d）	疗程14～21天。棘白菌素和两性霉素B用于不能耐受口服治疗的患者。氟康唑难治者可选择伊曲康唑（80%有效）、泊沙康唑、伏立康唑、棘白菌素或两性霉素B。同氟康唑比较，棘白菌素的复发率高 建议开始ART。为预防复发，口服氟康唑200mg/d，进行二级预防，一旦$CD4^+$T细胞＞200/μl，可以停止二级预防
阴道炎，念珠菌 在健康年轻女性中很常见，与HIV无关	局部的唑类（克霉唑、布康唑、咪康唑、替康唑、特康唑），3～7天，或 局部的制霉菌素100 000IU/d，阴道片剂，14天，或 口服氟康唑150mg，单次		局部使用唑类或口服唑类复发的病例，氟康唑150mg，每周一次，6个月

（续　表）

感染类型/病原体/感染部位	推荐治疗方案		备注
	首选	备选	
球孢子菌病（*CID 63：e112，2016*）	**一级预防**：无推荐		
肺部 & 肺外（无脑膜炎） 通常见于$CD4^+$T细胞＜250μl的患者，通常累及全身，例如：淋巴结肿大、皮肤结节或溃疡、腹膜炎、肝脏异常、骨关节受累	**急性期（轻度）**： ● **氟康唑** 400～800mg po qd；或**伊曲康唑**200mg po q12h **急性期（弥漫性肺疾病）**： ● **两性霉素B** 0.5～1mg/(kg·d)，直至临床改善，通常累积剂量需要500～1000mg **播散性疾病**： ● **两性霉素B** 0.5～1mg/(kg·d)，直至临床改善，通常累积剂量需要500～1000mg ● **氟康唑**400mg/d（有学者推荐最大剂量2g/d） ● **伊曲康唑**最大剂量800mg/d **维持治疗**： ● **氟康唑**400mg/d（首选） ● **伊曲康唑**200mg po q12h	急性期（弥漫性肺疾病或播散性疾病）：有专家建议两性霉素B联合唑类治疗	肺部感染约占80%，尽管给予两性霉素B±口服唑类药物，据报道病死率仍高达60%。氟康唑治疗失败的病例，泊沙康唑400mg，每日两次，可能有效

表12（8） 常见机会性感染或疑似感染的治疗

感染类型/病原体/感染部位	推荐治疗方案		备注
	首选	**备选**	
真菌感染/球孢子菌病（续）			
脑膜炎 **约1/10到1/3的播散性感染中发生** 脑脊液显示淋巴细胞增高，葡萄糖＜50mg/dl，蛋白质正常或轻度升高	**治疗：氟康唑** 200～400mg po qd（*CID 63：e112，2016*）	同治疗肺部感染一样，静脉使用两性霉素B，再加上两性霉素B 0.2～0.5mg鞘内注射（通过贮液囊脑室内给药），每周2～3次	氟康唑的有效率在80%以上。大剂量伏立康唑有效（6mg/kg IV q12h），随后口服维持治疗（400mg po q12h）。因为不能透过脑脊液，伊曲康唑不能用于脑膜炎的治疗和维持治疗
	维持治疗：氟康唑 400mg/d，单次；200mg po q12h。脑膜炎患者不要停止治疗，即使ART后出现强烈反应	**两性霉素B** 1mg/kg IV 单次	在HIV患者和非HIV患者，复发都很常见。脑膜炎患者预示需要终生维持治疗
隐球菌病 IDSA治疗指南：*Clin Infect Dis 50：291，2010*	**一级预防：**无推荐，见*MMWR 58（RR-1）：1，2009*		

（续　表）

感染类型/病原体/感染部位	推荐治疗方案		备注
	首选	备选	
隐球菌血症 和/或 **脑膜炎**［*MMWR 58*（*RR-1*）：*1*，*2009*］			
治疗（参见*表11A*） 在ART时代，发病率下降，但依然是新诊断AIDS患者常见的机会性感染。血培养阳性或血清隐球菌抗原阳性可确定隐球菌感染的诊断（CRAG：敏感性＞95%）。CRAG对监测治疗效果没有帮助	**两性霉素B 0.7mg/kg IV qd＋氟胞嘧啶25mg/kg po q6h×2w，** **或** **两性霉素B脂质体4mg/kg IV qd＋氟胞嘧啶25mg/kg po q6h×2w，** **或** **（两性霉素B或两性霉素B脂质体）＋氟康唑800～1200mg/d**	（**两性霉素B脂质体** 4 mg/kg IV 或 **两性霉素B** 0.7mg/kg IV），2周，如果不耐受氟胞嘧啶 或 **氟康唑**400～800mg/d po/IV＋**氟胞嘧啶**25mg/kg po q6h，治疗4～6周（仅用于不耐受两性霉素B为基础的治疗方案）。注：氟康唑400～800mg/d仅用于不耐受两性霉素B的不太严重的患者	**预后**：治疗失败与播散感染、高血清抗原滴度、提示菌量高、诱导治疗期间未使用氟胞嘧啶、意识障碍、血液系统恶性肿瘤相关。3个月时的病死率仍高达12%。早诊断是改善预后的关键（*PLOS Medicine 4*：*e47*，*2007*） **两性霉素B联合氟胞嘧啶**较两性霉素B联合氟康唑、两性霉素B联合氟康唑联合氟胞嘧啶能更快速杀灭隐球菌。在体内，单用两性霉素B 1mg/（kg·d）较氟康唑400mg/d可更快杀灭真菌（*CID 45*：*76&81*，*2007*）。两性霉素B联合氟胞嘧啶同两性霉素B联合氟康唑800～1200 mg/d具有相似的脑脊液中隐球菌清除率（*CID 54*：*121*，*2012*）。也许分开走可以替代氟胞嘧啶与两性霉素B联合治疗 监测氟胞嘧啶浓度：峰值70～80mg/L，谷值30～40mg/L。高血清浓度与骨髓的毒性反应有关。静脉或口服给药对预后没有影响
ART可以使急性脑膜炎的症状再现：免疫重建炎症反应综合征（IRIS），脑脊液压力增高与病死率增加有关，放脑脊液可以降低压力。 如果不能频繁腰穿，选择脑室腹腔引流（*NEJM 370*：*2487*，*2014*）	**然后** **巩固治疗**：脑脊液培养阴性后开始巩固治疗，**氟康唑** 400mg po qd，10w，然后维持治疗（*下文*） **如果可能，开始ART：通常在抗真菌治疗5周后**		

表12（9） 常见机会性感染或疑似感染的治疗

感染类型/病原体/感染部位	推荐治疗方案		备注
	首选	备选	
真菌感染/隐球菌病/菌血症 和/或 脑膜炎（续）			
抑制治疗（长期维持治疗） 下列情况可以考虑停止治疗：CD4^{+} T细胞＞200/μl保持至少6个月，没有症状；ART的总疗程在6个月以上；症状和体征缓解	**氟康唑** 200mg/d 口服 ART后如果CD4超过100/μl，维持6个月，可以考虑停止抑制治疗。停药前做腰穿（原文如此——译者注）	**伊曲康唑** 200mg po q12h，如果氟康唑不能耐受或治疗失败	伊曲康唑的疗效不如氟康唑，不推荐使用，因为复发率高（23% *vs* 4%）。在100例接受ART且CD4^{+} T细胞＞100/μl的患者中，停止抑制治疗后的复发率为0.4～3.9/100人年（95%可信限）
组织胞浆菌病 （IDSA治疗指南：*CID 45：807，2007*） 哥伦比亚的一项研究，30例AIDS和20例非HIV的播散性组织胞浆菌病患者比较，AIDS患者皮肤损害显著，血沉增快，贫血、白细胞减少，多部位分离到真菌，伊曲康唑的疗效差，ART可以提高疗效。尿组织胞浆菌抗原检测是最佳的诊断方法（敏感性90%）（*Curr Opin Infect Dis 21：421，2008*）。*MiraVista Diagnostics*（*1-866-647-2847*） 死亡的危险因素：呼吸困难、血小板＜100 000/μl、LDH超过2倍正常上限 一项研究显示，抗真菌治疗12个月，ART6个月且CD4^{+} T细胞＞150/μl，停止抑制治疗是安全的，32例患者，随诊2年，没有复发	**一级预防：伊曲康唑**（200mg/d），组织胞浆菌病发病率＞10例/100人年的地区，CD4^{+} T细胞＜150/μl的患者		
	严重播散性感染： **急性期（1～2周）：** • **两性霉素B脂质体 3mg/（kg·d）IV，或** • **两性霉素B脂质复合物** 5mg/（kg·d）IV **维持阶段**（12月）： **伊曲康唑** 200mg po q12h		尽可能早开始ART。ART可改善预后，尽管可能发生免疫重建炎症反应综合征，罕见，通常不严重，容易处理。两性霉素B脂质体较两性霉素B不良反应小，疗效佳，有效率高，病死率低。唑类中首选伊曲康唑：氟康唑疗效差；酮康唑便宜，但不良反应多；伏立康唑和泊沙康唑也有效，但是很少患者使用。如果要替代伊曲康唑，这些药物均是二线药物，在医学文献中找到换药的证据。伊曲康唑治疗的第一个月需要监测血药浓度 **伊曲康唑是潜在的CYP3A4的抑制剂：禁用药物包括依非韦伦、他汀类、利福霉素、咪达唑仑、三唑仑、西沙必利、哌迷清、奎尼丁、多非莱德、左旋乙酰美沙醇。与抗逆转录病毒药物存在重要的相互作用，特别是蛋白酶抑制剂**
	不太严重的播散性感染：伊曲康唑200mg 口服，每日两次，12个月		
	脑膜炎：两性霉素B脂质体 5mg/（kg·d）IV，4～6周；伊曲康唑 200mg，每天2～3次，12个月	**氟康唑**800～1200mg/d，12个月	
	抑制治疗：伊曲康唑 200 mg qd 疗程已达一年，血培养阴性，血清和尿的组织胞浆菌抗原＜2ng/ml，CD4^{+}T细胞＞150/μl，ART已经6个月以上的患者可以停止抑制治疗	**氟康唑**200mg/d，**或两性霉素B** 1mg/（kg·d），每周一次，或每两周一次	伊曲康唑的复发率大约是5%，两性霉素B的复发率是10%～20%

表12（10） 常见机会性感染或疑似感染的治疗

感染类型/病原体/感染部位		推荐治疗方案：首选	推荐治疗方案：备选	备注
真菌感染（续）				
青霉菌病［马尔尼菲青霉菌（马尔尼菲篮状菌）］是东南亚地区艾滋病患者最常见的真菌感染（特别是泰国和越南），大多数发生在$CD4^+$ T细胞＜50/mm^3的患者		**两性霉素B** 0.5～1mg/（kg·d），2周，续贯**伊曲康唑**400mg/d，10周，然后**HIV感染者**开始**抑制治疗**，伊曲康唑200mg/d	轻症患者：**伊曲康唑**200mg q8h，3天，然后200mg po q12h，12周，随后200mg po qd，HIV感染者作为抑制治疗（如果不能口服，静脉注射）	马尔尼菲青霉菌病是东南亚AIDS患者继结核病和隐球菌脑膜炎之后的第三常见的机会性感染。可能与组织胞浆菌病或结核病表现类似。皮肤结节呈脐形（类似隐球菌感染或传染性软疣） 在AIDS患者，伊曲康唑抑制治疗可有效**预防复发** 一项回顾性研究，33例接受ART的患者，保持CD4＞100/μl在6个月以上，停止抑制治疗，中位随诊时间18月（6～45月），641人月的的复发率为零（0～0.6/人月，95%置信区间）（*AIDS 21：365，2007*）
肺孢子菌肺炎（PJP）病原学：卡氏肺孢子菌 Beta-D-葡聚糖的敏感性达96%，是筛查PJP的最佳方法（*J Clin Micro 50：7，2012*）	**非重症病例**，能口服药物，呼吸室内空气时PaO_2＞70mmHg	（**TMP/SMX-双剂量**2片po q8h×21d），或（**氨苯砜**100mg po qd＋**TMP** 5mg/kg po q8h×21d）	［**克林霉素**（600mg IV或300～450 mg po）q6h＋**伯氨喹**（15～30mg po）qd］×21d，或**阿托伐醌悬液**750mg po每天两次，与食物同服，21天，或（氨苯砜100mg po＋TMP 5mg/kg po分三次）	**治疗21天后，艾滋病患者长期抑制治疗**
		注：通常PaO_2＜70mmHg的患者联合使用糖皮质激素		
	重症病例，不能口服治疗，PaO_2＜70 mmHg。治疗肺孢子菌肺炎同时或期间应开始抗HIV治疗（*CID 46：625 & 635，2008*）	［**泼尼松**40mg po q12h，服用TMP/SMX前15～30分钟，连服5天，然后40mg po qd×5d，再后20mg po qd×11d］＋［**TMP/SMX**（15～20mg/（kg·d），按TMP计算）IV q8～6h×21d］		治疗21天后，进行长期抑制治疗 临床失败定义为治疗7天后临床无疗效；更换为**克林霉素＋伯氨喹**，或者**喷他脒**（*JAIDS 48：63，2008*）
		可以静脉注射泼尼松龙替代泼尼松（剂量减少25%）		
	一级预防 & 二级预防	（**TMP/SMX-双剂量**1片，每天一次，或每周三次），或（**氨苯砜**100mg po qd）或（**TMP/SMX-单剂量**1片，每天一次），当$CD4^+$ T细胞＞200/μl维持3个月以上，可停止预防	（**喷他脒**300mg＋6ml无菌水，雾化吸入，每4周一次），或（**氨苯砜**200mg po＋**乙胺嘧啶**75mg po＋**亚叶酸**25mg po，每周一次），或（**阿托伐醌**1500mg po qd，与食物同服）	TMP/SMX-双剂量的方案同时还可以预防弓形虫和其他细菌感染。氨苯砜＋乙胺嘧啶也能预防弓形虫

表12（11） 常见机会性感染或疑似感染的治疗

感染类型/病原体/感染部位	推荐治疗方案		备注
	首选	备选	
真菌感染（续）			
孢子丝菌病（IDSA治疗指南：*CID 45*：*1255*，*2007*；*Am J Respir Crit Care Med 183*：*96*，*2011*）			
皮肤/淋巴结 播散性感染在免疫功能正常的人群不常见，倾向发生在AIDS人群	**伊曲康唑**200mg/d，口服3～6月。无效者，伊曲康唑200mg bid；或特比萘芬500mg bid；或碘化钾标准溶液（SSKI）从5滴每日三次开始，根据耐受情况逐渐增加至40～50滴每日三次	**氟康唑** 400～800mg po qd，仅用于不能耐受其他药物者	SSKI的不良反应：恶心、皮疹、发热、金属味、唾液腺肿胀 伊曲康唑的抑制治疗的疗程未确定。基于其他真菌感染治疗的经验，伊曲康唑治疗至少1年，且CD4细胞＞200/μl一年以上，停止抑制治疗，似乎是合理的
骨关节	**伊曲康唑**200mg po q12h，12个月（如果不能口服静脉注射）	**两性霉素B脂质体**3～5mg/（kg·d）或两性霉素B 0.7～1mg/（kg·d）做为初始治疗，获得满意疗效后，伊曲康唑 200mg q12h，总疗程12个月	治疗2周后测定伊曲康唑浓度，确保在合适的范围内
肺	**重症病例：两性霉素B脂质体**3～5mg/（kg·d）或**两性霉素**B 0.7～1mg/（kg·d）作为初始治疗，获得满意疗效后，伊曲康唑200mg q12h，总疗程12个月	**不太严重的病例：伊曲康唑** 200 mg po q12h，12个月（如果不能口服静脉注射）	治疗2周后测定伊曲康唑浓度，确保在合适的范围内。局限病灶建议手术切除
播散性	**两性霉素B脂质体** 3～5mg/（kg·d）做为初始治疗，获得满意疗效后，伊曲康唑200mg q12h，总疗程12个月		治疗2周后测定伊曲康唑浓度

（续　表）

感染类型/病原体/感染部位	推荐治疗方案		备注
	首选	备选	
脑膜	**两性霉素B脂质体**5mg/（kg·d），4～6周，然后**伊曲康唑**200mg q12h，总疗程12个月		治疗2周后测定伊曲康唑浓度
抑制治疗	**伊曲康唑**200mg qd		艾滋病和其他免疫缺陷的患者，为预防播散性感染或脑膜炎复发，推荐进行长期抑制治疗，因为AIDS患者更倾向于播散性感染，皮肤、骨关节和肺部感染时要考虑播散性感染的可能。抑制治疗的疗程还不确定，脑膜炎患者也许是终生用药。播散性或局限性感染患者，如伊曲康唑治疗至少1年且CD4细胞＞100/μl一年以上，停止伊曲康唑治疗似乎是合理的

表12（12） 常见机会性感染或疑似感染的治疗

感染类型/病原体/感染部位		推荐治疗方案		备注
		首选	备选	
寄生虫感染 儿童剂量参考：*Medical Letter online version*：*Drugs for Parasitic Infections*（*Suppl.*），*2007*				
原虫—肠道内				
小球隐孢子虫&人隐孢子虫 疗效不满意	有效的ART是最好的治疗	**免疫功能正常——无HIV：硝唑尼特** 500mg po q12h，3天（昂贵）	**HIV阳性患者：ART是最好的治疗。**硝唑尼特未批准用于免疫缺陷患者：与安慰剂相比，没有临床和微生物学疗效	硝唑尼特：免疫功能正常的患者获得批准，儿童使用溶液，成人使用片剂（500mg）。参考：*CID 40：1173，2005*。在AIDS患者，可造成呼吸道和胆道感染。人隐孢子虫综合征：眼/关节疼痛、头痛、眩晕（*CID 39：504，2004*）
溶组织阿米巴（阿米巴病） 参考：*Ln 361：1025，2003*；*NEJM 348：1563，2003*	无症状排泄包囊	**巴龙霉素** [UNS]（英国为氨苷菌素）500mg po q8h×7d，或**双碘喹啉**（Yodoxin）650mg po q8h×20d	**二氯尼特** [NUS]（Furamide）500mg po q8h×10d （在美国可联系：*Panorama Compound Pharm.*，*800-247-9767*）	甲硝唑对包囊无效
	腹泻/痢疾患者，轻中度，能口服治疗	**甲硝唑**500～750mg po q8h×10d，或**替硝唑**2g po qd×3d，随后： **双碘喹啉**650mg po q8h×20d，或**巴龙霉素** [NUS] 500mg po q8h×7d，清除肠道内包囊	**奥硝唑** [NUS] 500mg po q12h×5d，随后：	结肠炎的临床表现与溃疡性结肠炎相似；阿米巴瘤酷似结肠癌 **诊断：**抗原检测和PCR优于直接镜检，形态学无法鉴别非致病性阿米巴（E. dispar）（*CID 29：1117，1999*）。另一个备选药物：**硝唑尼特** 500mg po bid×3d（*Trans R Soc Trop Med & Hyg 101：1025，2007*）
	肠外感染，如肝脓肿	**甲硝唑**750mg IV/po q8h×10d，**或替硝唑**800mg po q8h×20d，随后：**巴龙霉素**500mg po q8h×7d，或**双碘喹啉**650mg po tid×20d		**肠道外感染血清学阳性**

（续 表）

感染类型/病原体/感染部位		推荐治疗方案		备注
		首选	备选	
等孢球虫病：贝氏囊等孢球虫（原称Isosporabelli）[*MMWR 58*（*RR-4*）：*1*，*2009*]	ART后仍很难清除（*PLoS One 7*：*e42884*，*2012*）	免疫功能正常患者：TMP/SMX-双剂量1片，口服，每日两次，7～10天；AIDS患者，TMP/SMX-双剂量1片，每日4次，4周	**环丙沙星**500mg po q12h×7d（*AnIM 132*：*885*，*2000*），或乙胺嘧啶50～75mg/d po＋亚叶酸10～25mg/d	艾滋病患者需要长期抑制治疗：TMP/SMX-双剂量1片 每日一次或每周三次，或者（乙胺嘧啶25 mg/d＋亚叶酸5mg/d，口服）每周三次。二线药物：环丙沙星500mg，口服，每周三次
微孢子虫病（参考：*Curr Opin Infect Dis 19*：*485*，*2006*，*Clin Micro Rev 23*：*795*，*2010*）**有效的ART是主要的治疗方法**				
眼（角膜结膜炎）：贺伦脑微孢虫、兔脑微孢虫、角膜脑微孢虫、眼脑微孢虫		角膜感染和播散性感染，烟曲霉素滴眼液＋**阿苯达唑**400mg po bid，3周	非播散性感染：**烟曲霉素**滴眼液，角膜感染可能需行角膜成形术	获取烟曲霉素：1-800-292-6773 or *www.leiterrx.com*。中性粒细胞减少症/血小板减少症系严重副作用 诊断：多数实验室用改良三色染色法，虫种鉴定需要电子显微镜检查。荧光抗体和PCR方法在建立中。儿童剂量，参考：*PIDJ 23*：*915*，*2004*
肠道（腹泻）：比氏肠微孢虫、肠有膈微孢虫		**阿苯达唑**400mg po bid×3～4w。儿童剂量：15mg/（kg·d）分2次，7天（*PIDJ 23*：*915*，*2004*），治疗肠有膈微孢虫	有报道**烟曲霉素**20mg po tid对比氏肠微虫有效（*NEJM 346*：*1963*，*2002*）。国际上已经有口服制剂，但美国没有	口服烟曲霉素可以导致白细胞减少/血小板减少
播散性感染：贺伦脑微孢虫、兔脑微孢虫、肠有膈微孢虫、Pleistophora sp		**阿苯达唑**400mg po q12h×2～4周		

表12（13） 常见机会性感染或疑似感染的治疗

感染类型/病原体/感染部位	推荐治疗方案		备注
	首选	备选	
寄生虫感染（续）			
原虫—肠道外			
刚地弓形虫（AIDS）			
中枢弓形虫病（弓形虫脑炎） 参考：*MMWR 58*（*RR-4*）：*1*，*2009*；*Acta Tropica 127*：*236*，*2013* 约84%的弓形虫脑炎患者弓形虫IgG抗体阳性	（**乙胺嘧啶** 200mg，首次，然后75mg/d，口服）+［**磺胺嘧啶**（按体重确定剂量：＜60kg，1g；≥60kg，1.5g）po q6h］+（**亚叶酸** 10～25 mg/d，口服）×6周，症状和体征缓解之后，然后抑制治疗（*见下文*），**或** **TMP/SMX** 10/50mg/（kg·d）po/IV q12h×6w	［**乙胺嘧啶**＋**亚叶酸**（同首选方案）］联合： （1）**克林霉素** 600mg po/IV q6h，**或** （2）**阿托伐醌** 750mg po q6h，**或** （3）**阿奇霉素** 900～1200mg po qd 均治疗4～6周，症状和体征缓解后开始抑制治疗	磺胺药严重过敏的患者使用备选方案。超过85%的CT或MRI显示颅内多发环状增强病灶的患者在治疗7～10天后病情改善，如果没有疗效，建议脑活检 **地塞米松**：如果有颅内压增加的证据，4mg po/IV q6h
一级预防，$CD4^+$ T细胞＜100/μl的弓形虫IgG抗体阳性的AIDS患者	**TMP/SMX-双剂量**，1片，口服，每日一次或每周三次	［（**氨苯砜** 50mg po qd）+（**乙胺嘧啶** 50mg po qw）+（**亚叶酸** 25mg po qw）］，或［**阿托伐醌** 1500mg po qd］	TMP/SMX预防肺孢子菌肺炎也可以有效预防弓形虫脑炎，参考：*MMWR 58*（*RR-4*）：*1*，*2009*。另一备选方案：**氨苯砜** 200mg＋**乙胺嘧啶** 75mg＋**亚叶酸** 25mg，每周口服一次
抑制治疗，弓形虫脑炎治疗后的二级预防 参考：*CID 40*（*Suppl. 3*），*2005*	（**磺胺嘧啶** 500～1000mg po qid）+（**乙胺嘧啶** 25～50mg po qd）+（**亚叶酸** 10～25mg po qd）	（**克林霉素** 300～450mg po q6～8h）+（**乙胺嘧啶** 25～50mg qd）+（**亚叶酸** 10～25mg po qd），**或**（**阿托伐醌** 750mg po q6～12h）	**乙胺嘧啶**＋**磺胺嘧啶**可预防肺孢子菌肺炎和弓形虫脑炎，**克林霉素**＋**乙胺嘧啶**只能预防弓形虫脑炎。$CD4^+$ T细胞＞200/μl维持在3个月以上，停止抑制治疗

（续 表）

感染类型/病原体/感染部位		推荐治疗方案		备注
		首选	备选	
阴道炎-*MMWR 64*（*RR-3*）：*1*，*2015*				
细菌性阴道炎 恶臭的白带，pH＞4.5，参考：*JID 193*：*1475*，*2006*	多病原微生物：阴道加德纳菌、动弯杆菌、人支原体、普氏菌属、奇异菌属等，尚有病原不明	**甲硝唑**（0.5g po bid，7d），或**甲硝唑阴道凝胶**（一支置入阴道内），每日一次，5天（孕早期避免使用），**或替硝唑**（2g po qd×2d）**或**（1g po qd×5d）	**克林霉素**（0.3g po bid×7d）或2%**克林霉素阴道霜** 5g，睡前涂阴道，7天，或**克林霉素栓** 100mg，睡前置入阴道，3天	避免性生活或使用避孕套可使治愈率增加50%（*CID*：*44*：*213 & 20*，*2007*）。**无需治疗男性性伴侣，除非有龟头炎**。市场上已经有甲硝唑缓释剂750mg po qd，疗效尚不清楚。**孕妇**：治疗同非孕妇，避免使用克林霉素霜（增加早产的风险）。奇异菌属耐甲硝唑，对克林霉素敏感（*BMC Inf Dis 6*：*51*，*2006*）
阴道念珠菌病 瘙痒、乳酪样白带，pH＜4.5	白念珠菌80%～90%，光滑念珠菌、热带念珠菌可能增多，对唑类的敏感性下降	**氟康唑** 150mg 单次口服，或**伊曲康唑** 200mg po q12h，1天	**唑类的阴道制剂**：用法从1个剂量到7～14天不等，诸如：布康唑、克霉唑、咪康唑、替康唑、特康唑	市场上有处方类和非处方类的唑类阴道制剂。制霉菌素阴道片14天的疗效不如唑类。耐唑类菌株的治疗：龙胆紫、硼酸 CD4细胞计数正常者疗程如前；AIDS患者治疗10～14天。如果一年内发作4次或4次以上，抑菌治疗6个月，氟康唑 150mg 每周一次

表12（14） 常见机会性感染或疑似感染的治疗

感染类型/病原体/感染部位		推荐治疗方案		备注
		首选	备选	
寄生虫感染/原虫-肠道外/阴道炎（续）				
阴道滴虫病 大量泡沫样白带，pH＞4.5（*CID 61*：*S842，2015*）	阴道毛滴虫	**甲硝唑** 2g 单次，孕早期禁用，**或** **替硝唑** 2g 单次 妊娠：见*备注*	**治疗失败**：再次用**甲硝唑** 500mg po q12h×7d 第二次治疗失败：**甲硝唑** 2g po qd×3～5d，或**替硝唑** 2g po qd×5d。仍然失败，建议请感染科医生会诊或联系CDC：770-488-4115或*www.cdc.gov/std*	**治疗男性性伴侣（甲硝唑 2g 单次口服）**。约20%男性非淋菌性尿道炎是由阴道毛滴虫所致（*JID 188*：*465，2003*）。 **妊娠：甲硝唑不致突变，不致畸形；替硝唑的资料少**。参考：*CID*：*S842，2015*
线虫感染				
粪类圆线虫	艾滋病患者大量感染的风险增加	**伊维菌素** 200 μg/kg po qd×2d	**阿苯达唑** 400 mg po bid×7d	大量感染：第15天时重复治疗，可以使用兽用伊维菌素（静脉或直肠内给药）（*CID 49*：*1411，2009*）
体表寄生虫，注：由于潜在的神经毒性和再生障碍性贫血，林丹类产品仅是最后的选择				
体虱（人体虱） 爆发期间使用伊维菌素可参考*JID 193*：*474，2006*		衣服：热水清洗（65℃）、干洗或丢弃，清洗后要熨烫，特别是衣服的缝隙和接合处。如果体毛上有幼虫（罕见），5%二氯苯醚菊酯霜涂抹全身，保留6～8小时，一次		衣服缝隙中有活的虫子和卵。虱子待在衣服上只为吸血。幼虫在衣服上可以存活一个月。参见：*Cutis 80*：*397，2007*
头虱（人头虱） 参考：*NEJM 367*：*1687 & 1750，2012*		1%**苄氯菊酯**洗液：洗发液洗头，干后10分钟给药，1周后重复一次。**或** **伊维菌素** 200～400μg/kg po 单次，7天内重复3次（*JID 193*：*474，2006*），对幼虫无效，**或** 0.5%**马拉硫磷**洗液（Ovide）：涂于干头发上，保留8～12小时，然后用洗发液洗净，7天内重复		**苄氯菊酯**的有效率是78%。无需用篦子移除幼虫。耐药性在逐渐增多。5%的苄氯菊酯并不优于1%的苄氯菊酯 **马拉硫磷**的有效率98%，酒精制剂，易燃，参考：*Ped Dermatol 24*：*405，2007*；*NEJM 362*：*896，2010*；*Ped Infect Dis J 29*：*991，2010*

（续 表）

感染类型/病原体/感染部位	推荐治疗方案		备注
	首选	备选	
阴虱（耻阴虱） 睫毛感染见备注	**局部**：1%**苄氯菊酯**霜涂抹会阴、肛周、大腿、躯干和腋下，10分钟后清洗，可能需要治疗7天，或 0.5%**马拉硫磷**洗液，涂抹上述区域，保留8～12小时，然后清洗	口服治疗（如果局部治疗复发）：**伊维菌素** 200μg/kg po，单次，一周后重复。孕妇和体重低于15公斤的儿童勿用	头虱（睫毛受累）：凡士林或黄色氧化汞涂抹边缘，每天两次，8～10天，然后机械性去除虱子和幼虫。治疗失败，口服**伊维菌素**。参考：*MMWR 59（RR-12）：88，2010*
疥疮（疥螨）参考：*NEJM 362：717，2010*			
免疫功能正常患者	**首选**：5%**苄氯菊酯霜**（ELIMITE）涂抹除眼睛周围以外的全身皮肤，保留8～10小时。一周后重复。2个月以上的婴幼儿安全 **备选**：**伊维菌素** 200μg/kg po，14天后重复。或10%**克罗米通霜**，外用，每日一次，2天（效果差）		修剪指甲。洗手后需再次涂抹药膏。除去疥螨后瘙痒仍可持续2周。**孕妇和幼儿勿用林丹**，因为能透皮吸收。可以使用6%～10%的凡士林硫磺乳膏。
AIDS患者，$CD4^+$ T细胞＜150/μl，淋巴瘤 （**挪威疥疮**）	挪威疥：苄氯菊酯，每天5次，7天，然后每周两次，直至皮损愈合，联合口服**伊维菌素**200μg/kg，餐中服用，第1、2、8、9、15天（第22、29天也许还要服药）		AIDS的挪威疥疮：广泛结痂皮。可似银屑病。无瘙痒。**高度接触传染——隔离！**

表12（15） 常见机会性感染或疑似感染的治疗

感染类型/病原体/感染部位	推荐治疗方案		备注
	首选	备选	
病毒感染			
巨细胞病毒（CMV） 随着ART的应用，CMV感染的发病率和死亡率显著下降，治疗3个月后，CMV DNA 载量减少，大多数患者转阴（*JAC 54*：*582*，*2004*；*EJCMID 23*：*550*，*2004*）	**一级预防**通常不推荐，$CD4^+$ T细胞＜100/μl的患者，血浆CMV DNA 载量升高时抢先治疗。**缬更昔洛韦** 900mg po qd。在ART下，CD4＞100/μl在6个月以上，且HIV病毒载量被抑制，可以停止一级预防（*MMWR 53*：*98*，*2004*）		发生巨细胞病毒病的风险血浆中CMV DNA 的量有关。CMV DNA每增加1个log10，巨细胞病毒病的风险增加3.1倍（*CID 28*：*758*，*1999*）
结肠炎，食管炎 溃疡基部/边缘活检是最佳的诊断方法（*Clin Gastro Hepatol 2*：*564*，*2004*）。需要多部位活检（6～10）	**更昔洛韦**，同视网膜炎，诱导期延长至3～6周。维持治疗的意见不统一，可能不需要，除非复发。疗效不像视网膜炎那样可以预期。**磷甲酸钠** 90mg/kg q12h，有效。**缬更昔洛韦也可能有效。**当症状不太严重，不影响吸收，可以耐受口服时，可以续贯口服缬更昔洛韦 900 mg q12h		
中枢神经系统巨细胞病毒病：脑炎，脑室炎，病灶通常位于脑室周围。分子诊断（*CID 58*：*1771*，*2014*）。治疗尚不确定，应该认为同视网膜炎治疗。服用更昔洛韦抑制治疗期间仍有可能发病（*Herpes 11*（*Suppl.12*）：*95A*，*2004*）。**优化ART！**大多数病例需要更昔洛韦和磷甲酸钠联合治疗，有大剂量缬更昔洛韦（900mg po bid）治疗成功的个案报道（*AIDS Reader 17*：*133*，*2007*）			
腰骶部多发性神经根病	**更昔洛韦**，同视网膜炎。如果既往用过更昔洛韦治疗，考虑更昔洛韦和磷甲酸钠联合治疗。可能时，换成**缬更昔洛韦**。$CD4^+$T细胞＞100/μl维持6个月以上，方可停止抑制治疗	**西多福韦** 5mg/kg IV，每周一次，2周，然后每两周一次；必须同时使用丙磺舒，每次给药前3小时服用2g，输完液后2小时和8小时再分别口服1g，必须用生理盐水水化	
多发性单神经炎	不确定		血管炎所致，抗病毒治疗可能没有效果

（续　表）

感染类型/病原体/感染部位	推荐治疗方案		备注
	首选	备选	
巨细胞病毒肺炎－主要见于移植患者（特别是骨髓移植），**HIV患者罕见** AIDS患者仅在有组织学证据，或其他病原无法确认时才治疗。免疫功能正常的ICU患者CMV再活动很常见，延长住院时间，增加病死率（*JAMA 300*：*413*，*2008*）	**更昔洛韦/缬更昔洛韦**，同视网膜炎。许多移植单位也是用IVIG或CMV特异免疫球蛋白作为辅助治疗（无研究）		婴儿的肺孢子菌肺炎证实三分之一是CMV重叠感染（*Ped Pulmon 45*：*650*，*2010*）

表12（16） 常见机会性感染或疑似感染的治疗

感染类型/病原体/感染部位	推荐治疗方案		备注
	首选	备选	
病毒感染/巨细胞病毒（CMV）（续）			
巨细胞病毒视网膜炎（AIDS患者非常常见）仍然是CD4＜50的AIDS患者最常见的致盲原因。 鉴别诊断：HIV视网膜炎、单纯疱疹病毒视网膜炎、带状疱疹病毒视网膜炎（*Am J Ophthal 145：397，2008*） 374例CMV视网膜炎患者，ART有效（CD4细胞增高≥50），11.6%患者出现免疫重建视网膜炎（视力减退，飞蚊症伴后节炎症－玻璃体炎、视神经乳头炎、黄斑病变）（*Ophthal 113：684，2006*） 糖皮质激素能减轻免疫重建视网膜炎的炎症反应，没有激活CMV视网膜炎，包括眼睛周围注射糖皮质激素和短程全身使用糖皮质激素。综述：*Curr ID Reports 14：435，2012*	**治疗：** • **即刻有丧失视力的危险：**玻璃体内注射**更昔洛韦**（2mg/次）或**磷甲酸钠**（2.4mg/次），7～10天内注射1～4次，联合**缬更昔洛韦** 900mg po bid，14～21天，然后900mg po qd（注：已不再生产更昔洛韦植入装置） • **周边视力缺损：缬更昔洛韦** 900mg po q12h，14～21天，然后900mg po qd（*Clin Ophthal 4：111，2010*） **抑制治疗：** • **长期维持治疗/二级预防：缬更昔洛韦** 900mg po qd，或**磷甲酸钠** 90mg/kg IV qd CD4＞100，6个月，停止抑制治疗	**更昔洛韦** 200～400μg/0.1ml（浓度4mg/ml）玻璃体内注射，隔周一次，直至视网膜炎稳定：价格便宜，在资源有限的地区有用（*J Med Assoc Thai 88：Suppl. 9：S63，2005*） **或** **更昔洛韦** 5mg/kg IV q12h×14～21d，然后**缬更昔洛韦** 900mg po qd **或** **磷甲酸钠** 60mg/kg IV q8h，或磷甲酸钠 90mg/kg IV q12h×14～21d，然后90～120mg/kg IV qd **或** **西多福韦** 5mg/kg IV，每周一次，2周，然后隔周一次；每次给药都必须用生理盐水静脉水化，同时口服丙磺舒 **抑制治疗/二级预防：**西多福韦5 mg/kg IV，隔周一次，同时服用丙磺舒，每次给药前3小时服用2g，输完液后2小时和8小时再分别口服1g（共4g）	在诱导治疗阶段，口服缬更昔洛韦等同于静脉注射更昔洛韦。在泰国，827例接受ART的活动性视网膜炎患者隔周玻璃体内注射更昔洛韦有效。平均需要注射5ml，没有复发，但仅随诊5月 51只眼中有7只眼发生并发症，包括：玻璃体混浊、视网膜剥离、眼内炎、免疫重建玻璃体炎（*J Med Assoc Thai 88：Suppl. 9：S63，2005*） 50%～60%的视网膜剥离发生在诊断视网膜炎的一年内。271例并发CMV视网膜炎的AIDS患者中，开始ART后，另外一只眼受累和视网膜剥离的发生率显著下降，但仅限于CD4细胞增长好的患者（*Ophthal 111：2232，2004*）
CD4＞100/μl，6个月，可以停止维持治疗。停止治疗的患者要规律随诊，尽早发现复发！复发的风险非常低，0.016/人年（*HIV Clin Trials 7：1，2006*）			CMV的耐药性已经出现，治疗9个月的患者，27.5%的患者分离出耐更昔洛韦的CMV病毒株（*JID 177：770，1998*），因此，可能是治疗失败的原因

表12（17） 常见机会性感染或疑似感染的治疗

感染类型/病原体/感染部位	推荐治疗方案		备注
	首选	备选	
病毒感染（续）			
毛状白斑（EB病毒，EBV）	通常无症状，无治疗指征	阿昔洛韦 800mg po，每日五次，或局部涂鬼臼树脂（一个适应证，FDA尚未批准）	患者通常没有症状，治疗后病灶消失，但容易复发
甲型肝炎（*Ln 351*：*1643*，*1998*）	无治疗推荐。如果暴露在2周内，γ球蛋白 0.02ml/kg肌肉注射一次，有预防作用。随机试验显示甲肝疫苗和IVIG同样有效，是最佳的治疗方法（*NEJM 357*：*1685*，*2007*）		疫苗的建议*见表19*（*MMWR 48*：*RR-12*，*1999*）。由于慢性肝病重叠感染甲型肝炎，疾病的严重程度加重，**所有慢性肝病患者均推荐接种甲型肝炎疫苗**（*Am J Med 118*：*21S*，*2005*）。高达20%的患者需要住院治疗（*NEJM 353*：*890*，*2005*）
乙型肝炎	**舒发泰**（**替诺福韦** 300mg＋**恩曲他滨** 200mg）或**达可辉**（**丙酚替诺福韦** 25mg＋**恩曲他滨** 200mg）每日口服一次＋另一种抗HIV药物。如果不能使用替诺福韦为基础的治疗，恩替卡韦 0.5mg 每日一次		所有患者均应使用含有替诺福韦的治疗方案，全面抗HIV和HBV的治疗方案。长期治疗。丙酚替诺福韦对HBV有效
丙型肝炎	随着新型快速作用药物（DAAs）的出现，丙型肝炎的治疗推荐快速变化，当前的治疗方案*见桑福德肝炎治疗指南*，网络版 *sanfordguide.com* 或 *www.hcvguidelines.org*		
单纯疱疹病毒（HSV）			
生殖器疱疹增加HIV传播和感染的机会（*http*：*//www.cdc.gov/std/tg2015/default.htm*；*MMWR Vol. 64 / No. 3*，*June 5*，*2015*）			
皮肤与黏膜（口腔、肛门、生殖器和皮肤） **治疗** 轻度	**阿昔洛韦** 400mg po q8h×7～10d，**或泛昔洛韦** 500 mg po q12h×7～10d，**或伐昔洛韦** 1000mg po q12h×7～10d[NFDA]		反复发作或者病变范围广要考虑长期抑制治疗。阿昔洛韦无效的溃疡，1%磷甲酸钠霜外涂，每日五次，65%～90%患者获得部分或完全疗效（*J AIDS 21*：*301*，*1999*）。泛昔洛韦批准治疗免疫功能正常宿主的“热病性疱疹”（1500mg，单次口服）和生殖器疱疹的急性加重（1000mg 每日两次，一天）。HIV感染者尚未获批

（续　表）

感染类型/病原体/感染部位	推荐治疗方案		备注
	首选	备选	
严重－病变范围广 全身的毒性反应	**阿昔洛韦** 5mg/kg IV q8h×5～10d （脑炎：10～12 mg/kg IV q8h），病变开始愈合以后，续贯**泛昔洛韦**500mg po q12h，或**伐昔洛韦**1000mg po q12h，或**阿昔洛韦**400mg po q8h。继续治疗，直到病变完全愈合	如果阿昔洛韦耐药：**磷甲酸钠** 80～120mg/(kg·d)，分2～3次，或**西多福韦**5mg/kg IV qw，直到临床改善	阿昔洛韦治疗重症患者没有效果，可能是耐药的表现。已有阿昔洛韦耐药，特别是巨大溃疡。静脉注射磷甲酸钠或西多福韦对大多数人有效，但是停药后会复发［中位6周（*NEJM 325：551，1991*）］。耐阿昔洛韦和磷甲酸钠的单纯疱疹病毒通常对西多福韦敏感（*JID 180：487，1999*）
抑制治疗，治疗后，仅限反复复发或重症病例，参见*CID 39*（*Suppl. 5*）：*S237，2004*	**伐昔洛韦** 500mg（频繁复发 1000mg）po qd，伐昔洛韦较其他药物更有效（*Meta-analysis in J Oral Path Med 46：561，2017*），或**阿昔洛韦** 400mg po q12h，或 200 mg po q8h，不确定，或**泛昔洛韦** 500mg po q12h。如果阿昔洛韦耐药：磷甲酸钠 40mg/kg IV qd，不确定	注：服用阿昔洛韦长期抑制治疗的患者，若出现CMV视网膜炎，当开始更昔洛韦治疗时，停用阿昔洛韦，更昔洛韦对单纯疱疹病毒有效。伐昔洛韦（500mg po q12h）用于HIV感染者的治疗：6个月时，65%的患者没有复发，安慰剂组仅为26%	**抑制治疗**，治疗后，仅限反复复发或重症病例［*CID 39*（*Suppl. 5*）：*S237，2004*］

表 12（18） 常见机会性感染或疑似感染的治疗

感染类型/病原体/感染部位	推荐治疗方案		备注
	首选	备选	
病毒感染/单纯疱疹病毒（HSV）（续）			
人疱疹病毒-8 **（卡波西肉瘤相关疱疹病毒）**	*见表 18*，HIV 相关恶性肿瘤的治疗 ART 能有效抑制 HIV-1 复制，获得预防卡波西肉瘤进展，或发生新病灶的机会。更昔洛韦（5mg/kg q12h×3w）（*Blood 103*：*1632*，*2004*）与戊昔洛韦（900mg po q12h×3w）（*JID 2006*）对（卡斯尔学）有效		病毒似乎通过唾液传播（*JID 2007*；*195*：30 ～ *36*）。ART 后免疫功能重建，HHV-8 相关的卡斯尔病会改善。有西罗莫司有效的报道（*Transplant Proceed 44*：*2824*，*2012*）
人类乳头瘤病毒（HPV） 尖锐湿疣（CA）（anogenital warts）（*MMWR 53*：*46*，*2004*） 疾病进展与血浆中 HIV RNA 增加有关。复发率高，特别是 HIV 患者，即使治疗	**患者上药：** **鬼臼毒素** 0.5% 溶液或 5% 凝胶，连续三天每个 12 小时涂抹所有病灶，每周重复，连续四周。**或** **咪喹莫特** 5% 乳膏，睡前涂抹在病灶处，清晨清洗干净，一周内间断用三晚，最长至 16 周。**或** **复方茶多酚** 15% 软膏，薄层涂患处，每日三次，16 周以上（直到疣清除）。注：没有 HIV 患者的资料	**医生上药：** 液氮冷冻疗法——逐一冷冻，完全凝固；1 ～ 2 周重复，需要 3 ～ 4 次 **80% ～ 95% 的三氯乙酸（TCA）或二氯乙酸水溶液腐蚀病损，每周一次，需 3 ～ 6 周** 外科切除或激光治疗 10% ～ 25% 安息香酊鬼臼树脂悬液，涂病变处，数小时后清洗干净，每周重复一次，3 ～ 6 周	获悉宫颈抹片结果以后再开始治疗宫颈的疣。孕妇禁用鬼臼树脂或鬼臼毒素 替代治疗：液氮冷冻疗法、电烙术 19 例患者采用西多福韦凝胶＋外科切除，100% 获得完全缓解，但 27% 的患者复发（*AIDS 16*：*447*，*2002*） 常见不良反应： • **鬼臼毒素**：便宜、安全（孕妇的安全性尚不确定）。治疗后轻度烦躁 • **咪喹莫特**：轻中度红斑、烦躁。治疗外阴原位癌有效（*NEJM 358*：*1465*，*2008*）。孕妇的安全性尚不确定 • **冷冻疗法**：水泡和皮肤坏死常见 • **鬼臼树脂**：完全干燥后方可穿衣服。可以刺激附近皮肤 • **三氯乙酸**：有腐蚀性，可以造成邻近正常皮肤剧烈疼痛，可以用肥皂或碳酸氢钠中和 • **Sinecatechins**：当药膏还在皮肤上的时候避免阴道性交、肛交和口交。最常见不良反应是红斑、瘙痒、烧灼感、疼痛、溃疡、水肿、硬化和水泡

（续　表）

感染类型/病原体/感染部位	推荐治疗方案		备注
	首选	备选	
传染性软疣病毒 CD4＜100/μl，典型的脐状的丘疹 有效的ART能加速皮损愈合	**治疗**：通常采用破坏性治疗方法，例如液氮冷冻，轻度电灼或刮除	IV 或局部使用西多福韦（1%霜）	α-干扰素无效。抗逆转录病毒治疗效果好的患者病变可以自发缓解
	抑制治疗：每天晚上维甲酸涂面部可减少新发皮损，对已经存在的皮损无影响		维甲酸不能用于眼睛周围和外生殖器。播散性隐球菌病和组织胞浆菌病的皮损可类似传染性软疣
进行性多灶性白质脑病（PML）（JC病毒） 通常见于进展期HIV患者（见*表11A，87页*）	ART改善生存（545天 *vs* 60天，$P<0.001$），12例患者神经系统损害改善（50%）或稳定（50%）（*AIDS12：2467，1999*）。初始ART治疗后，患者可能出现神经系统症状恶化（包括死亡），可能是免疫重建炎症反应综合征所致。**警惕免疫重建炎症反应综合征！**		部分患者西多福韦有效。必须与ART同时使用。西多福韦剂量同巨细胞病毒病（5mg/kg，每周一次，2周，然后隔周一次），必须静脉注射生理盐水进行水化，服用丙磺舒。监测肾功能

表12（19） 常见机会性感染或疑似感染的治疗

感染类型/病原体/感染部位	推荐治疗方案		备注
	首选	备选	
病毒感染（续）			
水痘－带状疱疹病毒（VZV） 有报道开始ART的2个月之内带状疱疹的发病增加			出现疱疹的72小时内开始治疗。不需要长期抑制治疗。阿昔洛韦：肾功能衰竭的患者需要调整剂量。耐阿昔洛韦的VZV发生在既往使用过阿昔洛韦的HIV患者，与预后差有关。然而，11例阿昔洛韦治疗10天失败的患者，仅3例出现体外耐药（胸苷激酶基因突变），治疗过程中无耐药性产生，这样的病例，作者推荐治疗21天（*CID 33*：*2061*，*2001*）
带状疱疹（*CID 44*：*Suppl*：*51*，*2007*）			
不严重（局部皮肤水疱疹）	**泛昔洛韦** 500mg po tid，或**伐昔洛韦** 1g po tid[NFDA] 均治疗7～10天	**阿昔洛韦** 800mg po，每天5次	
严重（皮损范围广、＞1个神经节段、三叉神经和内脏受累）	**阿昔洛韦** 10mg/kg IV q8h（输液时间超过1小时），直到皮肤或内脏疾病明确缓解	磷甲酸钠 40mg/kg IV q8h，或 60mg/kg IV q12h	
水痘 艾滋病患者的死亡率很高（43%）（*Int J Inf Dis 6*：*6*，*2002*）	**阿昔洛韦** 10mg/kg IV q8h×7d（输液时间超过1小时）	如果没有内脏受累的证据，退热以后可以续贯口服治疗：**阿昔洛韦** 800mg po，每天5次，或**泛昔洛韦** 500mg po q8h，或**伐昔洛韦** 1g po q8h（*MMWR 53*：*99*，*2004*）	肾功能衰竭的患者需要调整阿昔洛韦的剂量
其他疾病			
口腔溃疡 **复发性（RAU）** 有效的ART使该疾病少见	局部使用糖皮质激素可以减轻疼痛和肿胀。**沙利度胺** 200mg po qd×14～28d，或400mg po qd×7d，随后200mg po qd×7w **注意：严重致畸——妊娠安全级别X！**孕妇和有可能怀孕的女性禁用。由于精液中有药物，男性必须戴避孕套。限制发药，处方医师必须注册。单个剂量就可以致畸。适应证未获批。多种不良反应：困倦、皮疹（包括史－约综合征）、光过敏、神经病、白细胞减少、静脉血栓		沙利度胺 200mg po qd 治疗，16/29例患者有效果，安慰剂组2/28例有效果。不良反应：困倦（7/29）、皮疹（6/29）（*NEJM 336*：*1487*，*1997*）。另一项研究，8/11例对200mg/d有效果，困倦4例，皮疹2例（*JID 180*：*61*，*1999*）。9/10例对大剂量有效（400mg/d），但是皮疹8例（*CID 28*：*892*，*1999*）

（续　表）

感染类型/病原体/感染部位		推荐治疗方案		备注
		首选	备选	
脂溢性皮炎	头皮，轻中度	日常使用去头屑洗发水，洗发水含有硫化硒、吡硫锌、硫磺/水杨酸、抗真菌药物（例如，2%酮康唑）。短期中等量类固醇可能减轻症状，但是有皮肤萎缩的风险		HIV感染者非常常见，累及头皮、颜面、胸部、背部和会阴（*NEJM 360*：*387*，*2009*）
	颜面、躯干、会阴	局部涂咪唑乳膏（2%酮康唑，1%克霉唑）＋局部低剂量类固醇（1.0%～2.5%氢化可的松、0.05%地索奈德），外用，每日两次		局部治疗可以造成皮肤刺激
消耗综合征 随着ART优化而好转		重组人生长激素3～6mg SQ qd。抗逆转录病毒治疗常足以逆转进展期HIV患者的消耗综合征	重组人生长激素（替莫瑞林）2mg SQ qd	中度减少内脏脂肪堆积，增加身体肌肉含量。不良反应包括代谢综合征（糖尿病，IGF-1升高），手肿胀、软组织肿胀、注射部位反应。停药后不良反应消失。昂贵

表13 艾滋病相关感染治疗和/或长期抑制药物的不良反应及说明

药名，通用名（商品名）/常用剂量	不良反应/说明
抗细菌药物（见桑福德抗微生物治疗指南）	
抗真菌药物（用于HIV患者）	
非两性霉素B脂质体去氧胆酸盐（Fungizone） 0.3～1.0mg/（kg·d），50mg/支 两性霉素B脂乳混合剂 会产生沉淀物而影响其临床应用	**用法：**两性霉素B是一种胶体混悬液，须用无电解质的5%葡萄糖配制成0.1mg/ml的溶液，以防止沉淀。混悬液不需要避光保存。两性霉素B静滴会引起寒战/发热、肌痛、厌食、恶心，偶尔可引起血流动力学不稳定/低血压。推测原因可能与促炎性反应的细胞因子有关，而与组胺释放无关。厂家推荐试验剂量1mg，但通常不这么做（第1次输注数毫升作为试验测量）。输注时间通常为4h以上，输注1h与4h无区别，除了输注1h较早发生寒战/发热。多次给药后发热反应减轻。快速输注偶尔可引发肺部反应（严重气短以及灶性浸润影提示肺水肿）。哌替啶（25～50mg，IV）对严重寒战有效。输注两性霉素B前使用对乙酰氨基酚、苯海拉明、氢化可的松（25～50mg）及肝素（1000U）对寒战/发热无影响。如果细胞因子的理论正确，NSAIDS或大剂量激素可能有效，但这些药物可能有加重感染及增加肾脏毒性的危险。临床不良反应随年龄增长而减少 **毒性：**最主要的是肾毒性（研究显示102例患者中肾毒性发生率15%）。最初的表现为尿排钾增多和低钾血症，然后血清碳酸氢盐下降（可进展为肾小管酸中毒），肾脏红细胞生成素下降和贫血，血尿素氮/肌酐升高。可能发生低镁血症 减少肾损伤的方法：（a）**用药前后各输注生理盐水500ml（如果病情能允许盐负荷）**；（b）避免与其他肾损药物合用，如放射造影剂、氨基糖苷类、顺铂；（c）应用两性霉素B脂质体。应用小剂量多巴胺不能明显降低肾毒性
脂化两性霉素B产品：[1,2] 两性霉素B脂质复合体（ABLC）（Abelcet）： 5mg/（kg·d）IV×1剂 **两性霉素B脂质体**（L-AMB，AmBisome）： 1～5mg/（kg·d）IV×1剂	**用法：**由两性霉素B和两层脂质复合而成。与普通两性霉素B相比，分布容积大，血液清除快，组织浓度高（肝、脾、肺）。剂量：5mg/kg qd；输注速度是2.5mg/（kg·h）；成人和儿童剂量相同。不能用输液滤器，不能用盐水稀释，不能与其他药物或电解质混合 **毒性：**发热和寒战14%～18%；恶心9%；呕吐8%；血清肌酐升高11%；肾功能衰竭5%；贫血4%；低钾血症5%；皮疹4% **用法：**本药是两性霉素B包裹于两层脂质体膜内。剂量：3～5mg/（kg·d）IV，单次输注时间约120分钟。一项双盲研究显示侵袭性真菌感染患者应用10mg/（kg·d）与3mg/（kg·d）相比疗效无明显提高而毒性却增加（*CID44：1289，2007*）。如果耐受好，输注时间可以减少到60分钟。[2]一项骨髓移植和/或肿瘤伴粒缺患者侵袭性曲霉菌感染的研究显示，1mg/（kg·d）与4mg/（kg·d）相比疗效相似（6个月生存率分别为43%和37%） **主要毒性：**总体来说低于两性霉素B。与两性霉素B相比，二者的肾毒性分别为18.7%和33.7%，寒战47%和75%，恶心39.7%和38.7%，呕吐31.8%和43.9%，皮疹两者均为24%，低钙血症18.4%和20.9%，低钾血症20.4%和25.6%，低镁血症20.4%和25.6%。两性霉素B脂质体的急性输注反应较常见（20%～40%），86%是在输注后5分钟内出现，包括胸痛、气短和低氧血症或严重的腹部、侧腹部或腿痛；在输注接近4小时时，14%出现面部潮红或荨麻疹。所有的反应使用苯海拉明（1mg/kg）及暂停输液均有效。这些反应可能是脂质体激活补体的结果

（续　表）

药名，通用名（商品名）/常用剂量	不良反应/说明
卡泊芬净（Cancidas） 70mg IV D1 序贯 50mg IV qd（中度肝功能不全者减量至35mg IV qd） 参考文献：*Ln 362*：*1142*，*2003*	棘白菌素类抑制真菌细胞壁的主要成分β-（1.3）-D-葡聚糖的合成。对念珠菌，包括对其他抗真菌药物耐药的菌株，具有杀菌活性（MIC＜2μg/ml），对曲霉菌有抗菌活性（MIC 0.4～2.7μg/ml），推荐剂量的血清峰浓度为12μg/ml，谷浓度为1.3μg/ml（24h）。卡泊芬净批准的适应证包括念珠菌菌血症及其他念珠菌引起的感染（腹腔脓肿、食管炎、腹膜炎、胸腔感染）、难治性曲霉菌感染以及真菌感染的补救治疗。半数侵袭性曲霉菌感染的患者免疫系统严重受损 **毒性**：无明显毒副作用及肾毒性报道。一项双盲研究显示263例患者仅2%因药物相关不良反应而停药。14%出现转氨酶升高（与三唑类相似）。常见不良反应：注射部位瘙痒、头痛、发热、寒战、呕吐和腹泻，与输液相关。卡泊芬净经肝代谢，中重度肝衰竭时应减量至35mg。妊娠安全级别为C（对鼠和兔的胚胎有毒性），仅当潜在获益超过风险时使用。药物相互作用较多，例如环孢素（肝毒性）与他克莫司（推荐监测药物浓度）。**脑脊液和尿液中药物浓度为0**

注：[1]已发表的数据来自对传统的两性霉素B去氧胆酸盐不耐受或难治患者。**在前瞻性试验中，两性霉素B脂质体尽管肾毒性较低，但疗效并不优于传统两性霉素B。**

[2]比较Abelcet和Ambisome显示，Abelcet发生输液相关不良反应（寒战、发热）较多（70% *vs* 36%），而Ambisome发生轻度肝功能异常较多（59% *vs* 38%，$P=0.05$）。两者均有1/3的患者出现血清肌酐轻度升高。

表13（2） 艾滋病相关感染治疗和/或长期抑制药物的不良反应及说明

药名，通用名（商品名）/常用剂量	不良反应/说明
抗真菌药物（用于HIV患者）（续）	
米卡芬净（Mycamine） 150mg/d IV 治疗念珠菌食管炎 100mg/d IV 治疗念珠菌菌血症 50mg/d 骨髓干细胞移植后预防真菌感染	棘白菌素类药物，FDA批准用于HSCT受者食管念珠菌病的治疗和真菌感染的预防。对念珠菌属和曲霉属的大部分菌株具有活性，包括对氟康唑耐药的光滑和克柔念珠菌。与其他抗真菌药物联合使用无拮抗作用。与两性霉素B可有协同作用。严重肾损伤和中度肝功能异常患者无需调整剂量。较少出现药物相互作用。米卡芬净耐受性好，常见不良反应包括：恶心7.8%、呕吐2.4%及头痛2.4%，有一过性转氨酶、BUN和肌酐升高的报道。严重肝损害及肾功能不全罕见。少数药物相互作用。**脑脊液和尿液中药物浓度为0**
阿尼芬净（Eraxis） 200mg/d IV D1 后序贯100mg/d IV 治疗念珠菌食管炎100mg/d IV×1剂后序贯50mg/d IV qd	一种棘白菌素类抗真菌药（杀菌剂），对念珠菌属和曲霉属均有效，包括对两性霉素B及三唑类耐药的菌株。临床试验对念珠菌食管炎有效，一项临床研究显示治疗侵袭性念珠菌病及念珠菌血症时疗效优于氟康唑。与其他棘白菌素类药物类似，无显著药物毒副作用。常见不良反应包括：恶心/呕吐、低镁血症、低钾血症和头痛（11%～13%）。肝肾功能不全者无需调整剂量。药物相互作用少见。**脑脊液和尿液中药物浓度为0**
氟康唑（Diflucan） 常用剂型 100mg 片剂 150mg 片剂 200mg 片剂 400mg IV 口服悬液：50mg/5ml	良好的生物利用度，IV与po剂量相等。药理学：口服吸收好，可溶于水故可静脉注射。血清峰浓度（见表14A）。半衰期30h（20～50h）。蛋白结合率12%。**正常情况下脑脊液浓度是血清浓度的50%～90%，**脑膜炎时升高。不影响哺乳类的类固醇代谢。**药物相互作用多见**。不良反应总体16%［HIV阳性患者更常见（21%）］，恶心3.7%，头痛1.9%，皮疹1.8%，腹痛1.7%，呕吐1.7%，腹泻1.5%，AST升高20%。毛发脱落（头、外阴部）占12%～20%，出现在口服剂量≥400mg/d、中位疗程3个月（中位数）以上的患者（约6个月内恢复）。罕见不良反应：严重肝毒性、剥脱性皮炎。变态反应，血小板减少，白细胞减少
氟胞嘧啶（Ancobon） 500mg 胶囊	不良反应总计30%。胃肠道6%（腹泻、畏食、恶心、呕吐）；血液22%［当血药浓度＞100μg/ml时，白细胞减少和血小板减少（尤其是氮质血症患者）］；肝毒性（可逆性无症状AST升高）；皮疹7%；再生障碍性贫血（罕见，报道2～3例。用EKTACHEM分析仪出现假性血清肌酐升高
咪唑类（局部用药） 用于阴道和/或皮肤	在妊娠前3个月不推荐使用。0.5%～1.5%有局部反应：性交困难，轻度外阴或阴道红斑，烧灼感，瘙痒，荨麻疹，皮疹。性伴侣较少可出现类似症状

（续 表）

药名，通用名（商品名）/常用剂量	不良反应/说明
艾沙康唑，艾沙康唑硫酸盐	剂量：200mg（相当于372mg艾沙康唑硫酸盐），IV或po，q8h×6剂（48h）之后200mg（372mg艾沙康唑硫酸盐）IV或po qd 副作用：最常见的有恶心/呕吐，腹泻，头痛，肝酶升高，低钾血症，便秘，呼吸困难，咳嗽，外周水肿和背痛 肝功能异常：ALT、AST升高 说明：FDA批准用于侵袭性曲霉感染（*Lancet 387：760，2016*）和毛霉菌感染（*Lancet Infect Dis 16：828，2016*）
伊曲康唑（Sporanox） 100mg 胶囊 10mg/ml 口服液（空腹） 静脉常用剂量200mg q12h×4剂，之后序贯200mg qd，最长14天	**伊曲康唑片剂和口服液不能互换，优选口服液。**许多专家建议在服药2w后检测血清药物浓度，以保证吸收良好。为获得最高的血药浓度，片剂与食物和酸性饮料（如可乐）同时服用，而口服液应空腹服用；在这种条件下，胶囊的血药峰浓度约3μg/ml，口服液为5.4μg/ml。口服液的达峰时间短（2.2h和5h）。**静脉注射（200mg）和口服胶囊（200mg）相比，静脉注射的血药峰浓度为2.8μg/ml（治疗第7d），而口服胶囊的血药峰浓度为2μg/ml（治疗第36d）。**蛋白结合率两者均在99%以上，这也是该药不能进入脑脊液的原因（**不能用于治疗脑膜炎**）。常见不良反应：与剂量相关的恶心10%，腹泻8%，呕吐6%，腹部不适5.7%，过敏性皮疹8.6%，胆红素升高6%，水肿3.5%及肝炎2.7%。增加剂量可能产生低钾血症（8%）及血压升高（3.2%） 有血小板减少和白细胞减少的报道。亦有谵妄的报道（*Psychosomatics 44：260，2003*）。有报道可出现低钾血症及横纹肌溶解，**心功能受损。有些药物相互作用**可能危及生命

表13（3） 艾滋病相关感染治疗和/或长期抑制药物的不良反应及说明

药名，通用名（商品名）/常用剂量	不良反应/说明
抗真菌药物（用于HIV患者）（续）	
酮康唑（Nizoral） 200mg 片剂	吸收需要胃酸——西米替丁、奥美拉唑和抗酸剂阻碍其吸收。在胃酸缺乏患者，将片剂溶于4ml 0.2N盐酸中，用吸管吸入。可口可乐使吸收增加65%（*AAC39：1671，1995*）。脑脊液浓度为0。**药物间相互作用很重要。**有些药物相互作用可危及生命。恶心/呕吐和剂量相关 肝细胞型肝毒性反应的发生率约1/10000，通常在服药后几天至几周出现 剂量≥800mg/d时血清睾丸酮和血浆氢化可的松水平下降。大剂量时有致肾上腺危象（艾迪生病）的报道
泊沙康唑（Noxafil） 混悬液：200mg tid po与食物同服； 缓释：300mg（3片100mg片剂）po tid用1日，随后300mg po qd；（混悬液与缓释片用法不同） 静脉：300mg IV bid用1日，随后300mg IV qd 美国FDA批准适应证为：高危患者预防曲霉及念珠菌感染	一种口服的三唑类药物，抗真菌谱广，对其他抗真菌药物疗效差的难治性真菌具有活性，包括曲霉病，毛霉菌病不同种类、镰刀菌病、足放线菌病（Pseudallescheria）、暗色丝孢霉病、组织胞浆菌病、难治性球孢子菌、难治性隐球菌和着色真菌病。批准用于预防治疗。泊沙康唑的毒副作用与其他三唑类相似：恶心9%，呕吐6%，腹痛5%，头痛5%，腹泻、ALT和AST升高及皮疹各占3%。如果治疗时间超过6个月，严重不良反应包括：肾上腺皮质功能不全、肾毒性和QTc间期延长。显著的药物相互作用；抑制CYP3A4。需要延长疗程的患者推荐密切监测血药浓度，目标谷浓度＞0.5～1.5μg/ml
伏立康唑（Vfend） IV：负荷量6mg/kg q12h×1d，之后4mg/kg q12h IV 治疗侵袭性曲霉病和严重霉菌感染；3mg/kg q12h IV 治疗严重念珠菌感染 po：**体重＞40kg，**400mg po q12h之后200mg po q12h **体重＜40kg，**200mg po q12h×1d，之后100mg po q12h **餐前1h或餐后1h服药** 口服混悬液（40mg/ml） 口服混悬液剂量：与口服片剂相同。中度肝功能不全者，维持剂量减半	一种对曲霉属有活性的三唑类药物，包括对两性霉素B耐药的土曲霉也有活性。对念珠菌（包括克柔念珠菌）、镰刀菌和其他霉菌具有活性。毒性与其他吡咯类/三唑类相似，包括少见的严重肝脏毒性（如肝炎、淤胆性肝炎和暴发性肝衰竭）治疗期间需监测肝功能，如发生异常应停药。皮疹的发生率达20%，偶有光过敏，罕见史-约综合征，幻觉以及伴有发热和高血压的输液变态反应。有报道1例15岁急性淋巴细胞白血病的患者出现QT间期延长和室性心动过速。**约30%患者在静脉输注或口服治疗后30～60min出现一过性视觉障碍**（“改变/增强视觉”，视物模糊，视物颜色改变或畏光），视觉障碍在30～60min内恢复正常，多次给药会减轻。（**门诊患者用药后不要夜间驾驶**）。没有持续性视力障碍报道。原因不明。肌酐清除率＜50ml/min的患者应该使用口服制剂，避免静脉用药，因为其溶媒二丁醚-β-环糊精（SBECD）会在体内蓄积。药物相互作用较多 **注：**尿中没有活性成分 监测药物谷浓度达1～1.5μg/ml **儿童剂量：**（*Antimicrob Agents 56：3032，2012*） **IV剂量：** **年龄＜12岁或12～14岁，体重＜50kg：**9mg/kg q12h×2剂，之后4～8mg/kg q12h（侵袭性真菌及重症感染需要大剂量） **年龄12～14岁，体重＞50kg或年龄＞15岁：**成人剂量 **PO剂量：** **年龄＜12岁或12～14岁，体重＜50kg：**9mg/kg（最大剂量350mg）q12h **年龄12～14岁，体重＞50kg或年龄＞15岁：**成人剂量

表13（4） 艾滋病相关感染治疗和/或长期抑制药物的不良反应及说明

药名，通用名（商品名）/常用剂量	不良反应/说明
抗分枝杆菌药物（用于HIV患者）	
一线药物	
异烟肼（INH）（Nydrazid，Laniazid，Teebaconin） 300mg/d po 300mg 片剂 100mg/ml 入10ml安瓿（IM） （Nydrazid，Apothecon）	**不良反应：**总体～1%。**周围神经病变**（＜1.0%）；维生素B_6，25mg qd po可减少发生；其他神经系统后遗症，惊厥，视神经炎，中毒性脑病，精神病，肌肉震颤，头晕，感觉异常，昏迷（均罕见）；过敏性皮疹，淋巴结肿大及血管炎（狼疮样症状），发热，轻度双硫仑样反应，进食瑞士乳酪后潮红，便秘，**肝炎**（10%的儿童AST轻度升高，继续治疗可正常，年龄＜20岁罕见，20～34岁0.3%，35～40岁1.2%，≥50岁2.3%）（每日饮酒使其发生率增加；急性肝衰竭（致死性，需要肝移植）（*Lancet 345：555，1995*）；血液恶病质（罕见）；抗核抗体阳性20%
利福平（Rifadin，Rimactane，Rifocin） 600mg/d po 300mg 胶囊 （IV 可及，Aventis，600mg）	**不良反应：**尿液、泪液（隐形眼镜染色）、精液及汗液可被染成橙棕色，可引起实验室胆红素检测假性升高。**药物相互作用：**多种，诱导肝细胞色素P450酶系统（CYP3A）增加药物代谢，双香豆素类需要增加剂量，激素用于艾迪生病及哮喘时需要增加剂量，降低口服避孕药药效（子宫出血，妊娠），降低美沙酮药效，降低唑类抗真菌药物血药浓度，如氟康唑。"流感样症状"：表现为发热/寒战、头痛、骨痛、气短，见于不规则服药者。肝毒性：有报道在500 000服药患者中有16例死亡。轻度肝损常见，继续服药可恢复正常。酗酒及既往肝脏疾病史者服用利福平易诱导毒性发生。有间质性肾炎的报道
乙胺丁醇（Myambutol） 15～25mg/（kg・d）po 400mg 片剂	**不良反应：视神经炎**伴视力下降，中央盲点及红绿色觉丧失，见于25mg/（kg・d），15mg/（kg・d）不出现。周围神经病变及头痛（约1%），皮疹（罕见），关节痛（罕见），高尿酸血症（罕见）。每月监测视力变化（下降＞10%有意义）。红绿色盲；在停药后可恢复。过敏样反应。**说明：**破坏鸟分枝杆菌外层细胞膜，从而提高其他药物的活性
吡嗪酰胺（PZA） 25mg/（kg・d）po 500mg 片剂	**不良反应：关节痛；高尿酸血症**（伴或不伴症状）；肝炎（若不超出推荐剂量，发生率不足2%）；胃部不适；光过敏（罕见）。如出现痛风症状，需查血尿酸。**说明：**最大剂量2g/d
链霉素 0.75～1g/d IM（或IV） 1g	**不良反应：**总体8%。**耳毒性：**前庭功能障碍（眩晕）；感觉异常；头晕和恶心（2～3次/周给药者较少发生）；耳鸣及高频失聪1%；肾毒性（罕见）；周围神经病变（罕见）；过敏性皮疹4%～5%；药物热。Pfizer/Roerig公司有供 1-800-254-4445 静脉用药参考：*CID19：1150，1994*

（续　表）

药名，通用名（商品名）/常用剂量	不良反应/说明
利福平和异烟肼合剂 Rifamate® （内容见说明） 2片/次 po qd 餐前1h服用 1片	**不良反应：**与各药单用相同。**说明：**每片含异烟肼150mg，利福平300mg
卫非特（内容见说明） 体重＞55kg：6片/次，po qd （餐前1小时服药） 1片	**不良反应：**与各药单用相同。**说明：**每片含异烟肼50mg，利福平120mg，吡嗪酰胺300mg。用于最初2个月的治疗（吡嗪酰胺25mg/kg）。目的是给药方便及提高依从性（*AnIM122：951，1995*），但增加费用为单药组合的1.5倍

表13（5） 艾滋病相关感染治疗和/或长期抑制药物的不良反应及说明

药名，通用名（商品名）/常用剂量	不良反应/说明
抗分枝杆菌药物（用于HIV患者）（续）	
二线药物	
阿米卡星（Amikin） 7.5～10mg/（kg·d）IV或IM 500mg安瓿	**不良反应**：肾毒性；**耳毒性**（高频失聪常见—尤其见于累积剂量大时（＞10g），长疗程（＞10d），氨基糖甙类应用史，相关家族史，肾损害及谷浓度升高（＞10μg/ml）。所有氨基糖苷类都可引起或增加神经肌肉阻滞，尤其慎用于以下患者，重症肌无力、帕金森病、肉毒杆菌中毒、应用神经肌肉阻滞剂或大量输注柠檬酸抗凝。避免同时应用利他尼酸，呋塞米或甲氧氟烷。与以下药物合用可增加肾毒性顺铂、万古霉素、放射造影剂 说明：伴有水肿、腹水和/或肥胖者，计算肌酐清除率应按照去脂体重及理想体重。肾功能受损患者剂量调整见表15A
利福布丁（Mycobutin） 300mg/d po（预防或治疗） 150mg	**不良反应**：在一项抗分枝杆菌感染的临床研究中显示，利福布丁600mg（大剂量）联合克拉霉素或阿奇霉素治疗的患者发生利福布丁相关药物不良反应的比例77%。最常见的不良反应是白细胞下降，其次是恶心/呕吐/腹泻约42%，多发性关节炎19%，前葡萄膜炎8%（*CID21*：*594*，*1995*）.葡萄膜炎对局部激素及睫状肌麻痹剂治疗有效［*CID22*（*Suppl.1*）：*S43*，*1996*］。随后，利福布丁最大剂量减至300mg。其他不良反应包与利福平类似：皮疹11%，皮肤染色为橙棕色（*CID21*：*1515*，*1995*）。尿色变红30%。实验室：AST/ALT升高8%
利福喷丁（Priftin） 600mg 每周两次 po最初2个月， 之后600mg po 每周一次150mg片剂	**不良反应**：与其他利福霉素类似（见*RIF*，*RFB*）。高尿酸血症21%。可引起体液红橙色。注意每周一次服药会增加RIF耐药出现（*Ln353*：*1843*，*1999*）
氟喹诺酮类	
左氧氟沙星（Levaquin） 250～750mg po或IV qd 750mg po；750mg IV **莫西沙星**（Avelox） 400mg po或IV qd 400mg po或IV	**审核药物相互作用** **儿童**：FQ不批准用于年龄小于16岁儿童，因研究显示会引起未成年动物关节软骨损伤。关节相关副作用在儿童约2%～3%（*LnID 3*：*537*，*2003*） **中枢神经系统毒性**：原因尚不明确。轻度（轻度头痛）到中度（精神错乱）到重度（癫痫发作）不等。服用NSAIDS药物可加重 **光敏感** **QTc（校正QT）间期延长**：QTc延长（＞500毫秒或与基线相比＞60毫秒）考虑可能与应用FQ有关。QTc延长可引起尖端扭转室速及室颤。目前上市的药物品种风险低。增加风险的因素包括：女性，低血钾，低血镁，心动过缓（*NEJM351*：*1053&1089*，*2004*） **避免引起QTc延长的合并用药**：药物列表见桑福德抗微生物药指南，表10C，氟喹诺酮类，或*www.qtdrugs.org* **肌腱病**：年龄超过60岁的患者，约2%～6%发生跟腱断裂的患者与应用FQ有关（*ArIM163*：*1801*，*2003*）。同时服用激素及肾脏疾病的患者危险性增加（*CID36*：*1404*，*2003*）

（续　表）

药名，通用名（商品名）/常用剂量	不良反应/说明
克拉霉素（Biaxin） 500mg po q12h 或缓释片 （Biaxin XL）2×500mg qd 500mg；500mg 缓释片 （FDA批准用于鸟胞内分枝杆菌感染；对其他非典型分枝杆菌的疗效待定，对结核分枝杆菌无效）	**不良反应**：总体约13%，约3%患者因药物不良反应需要停药。消化道反应13%：腹泻3%，恶心3%，味觉异常3%，腹痛2%，消化不良2%。中枢神经系统：头痛2%。实验室异常（每种＜1%）：AST升高，ALP升高，白细胞减少，PT时间延长1%，BUN升高4%，肌酐升高＜1%。妊娠女性不能使用，研究显示动物试验中血药浓度2～17倍时可发生药物不良反应 **查询药物相互作用** **谨记**：应用克拉霉素、红霉素及其他大环内酯类药物有发生QTc延长的潜在风险，尤其是在与其他可能引起QTc间期延长药物合用时（*NEJM 312*：*301*，*2005*）。详细药物信息列表见*www.qtdrugs.org*
阿奇霉素（Zithromax） 250～500mg po qd，1200mg po qw，250mg；600mg （对刚地弓形虫的疗效待定，对结核分枝杆菌无效）	**不良反应**：总体12%，约0.7%患者因药物不良反应需要停药，消化道反应12.8%：腹泻4%，恶心3%，腹痛2%，呕吐1%。中枢神经系统1%，耳毒性（3/21患者500mg/d治疗30～90天，*Lancet 343*：*241*，*1994*）实验室检查：AST升高1.5%，白细胞计数减少或升高1%，其他＜1%。妊娠女性缺少研究数据。在小鼠研究中使用人类总剂量60倍时未发现胚胎异常

表13（6） 艾滋病相关感染治疗和/或长期抑制药物的不良反应及说明

药名，通用名（商品名）/常用剂量	不良反应/说明
抗寄生虫药物	
阿苯达唑（Albenza） 不同适应证剂量不同 200 ～ 400mg po q12h 200mg 片剂	**不良反应：致畸；妊娠药物分类C**，妊娠试验阴性后给药。腹痛，恶心/呕吐，脱发，血清转氨酶升高。罕见骨髓抑制的报道。脂肪餐药物吸收可增加5倍
阿托伐醌（Mepron）（混悬液） 750mg po q12h×21d治疗肺孢子菌肺炎； 1500mg po qd 用于PJP预防； 750mg/5ml 混悬液，210ml 参考文献：*AAC 46*：*1163*，*2002*	**不良反应**：导致停药率9%。皮疹23%，但仅4%需要停药，瘙痒5%。消化道：恶心21%，腹泻19%，呕吐14%，腹痛4%。中枢神经系统：头痛16%，失眠10%，头晕3%。全身症状：发热14%。实验室异常：贫血（Hgb＜8.0g/L，6%），中性粒细胞减少（＜750cells/mm^3，3%），ALT升高4%，淀粉酶升高7% **说明**：未在重症肺孢子菌肺炎患者中进行评估。餐中服药吸收更佳。脂肪餐（＞23g）可增加血浆药物浓度3倍
克林霉素（Cleocin） 剂量和用药途径取决于适应证 75mg，150mg，300mg胶囊； 口服溶液75mg/5ml 静脉sal'n	**不良反应**：最严重的是艰难梭菌毒素相关腹泻；也可引起非毒素相关腹泻 **变态反应**：发热，皮疹，多形性红斑甚至过敏反应。可逆性中性粒细胞减少，血小板减少及嗜酸性粒细胞升高。肝损伤可轻可重
氨苯砜（DapsoneUSP，Aczone） 100mg po qd 或200mg qw 100mg片剂	溶血与剂量相关，常规剂量没有影响。G6PD缺陷患者发生溶血的风险增加。肠易激惹：畏食，恶心，呕吐。氨苯砜可将20%血红蛋白转化成高铁血红蛋白；仅在伴发肺炎患者中会出现。皮疹发生率高。口服剂量＞1.5g可发生急性中毒：溶血，高铁血红蛋白血症，黄疸，昏迷（*NEJM 364*：*957*，*2011*） **说明**：通常可耐受，即便是使用TMP/SMX出现皮疹的患者
伊维菌素（Stromectol） 类圆线虫病：200μg/kg×1剂 po 盘尾丝虫病：150μg/kg×1剂 po 疥疮：200μg/kg×1剂 po 3mg 片剂	**不良反应**：盘尾丝虫病治疗后反应（死亡虫体引起的反应）称为Mazzotti型反应：瘙痒（28%），发热（23%），皮肤荨麻疹（23%），淋巴结肿大（10%），关节痛（9%）

药名，通用名（商品名）/常用剂量	不良反应/说明
甲硝唑（Flagyl） 500～750mg po q12h～q8h 500mg	**不良反应**：消化道：恶心，呕吐，口腔金属味。神经系统：头痛，感觉异常。服药后48小时避免饮酒，否则有诱发双硫仑样反应的风险：恶心，呕吐，颜面潮红，心动过速，呼吸困难。可能出现周围神经病变
硝唑尼特（Alinia） 年龄1～4岁：100mg po q12h×3d 年龄4～11岁：200mg po q12h×3d 成人：500mg po q12h 500mg片剂；儿童混悬液	**不良反应**：剂量相关，轻度一过性胃肠道紊乱。FDA批准用于既往体健儿童贾第鞭毛虫感染和隐孢子虫感染。糖尿病患者注意：5ml混悬液含1.5g葡萄糖。不良反应＜1%。巩膜及尿液黄染。参考：*CID40：1173，2005*
巴龙霉素（Humatin，Aminosidine） 总剂量25～35mg/（kg·d），分3次po 250mg胶囊	**不良反应**：**消化道**：剂量＞3g，恶心，腹部痉挛，腹泻。**中枢神经系统**：眩晕，头痛。皮肤：皮疹。说明：与新霉素相似的氨基糖苷类药物（"肠道不吸收"，吸收约3%）。患者一旦出现耳鸣、听力下降或眩晕应立即停药。在炎性肠病患者长期口服药时有发生耳肾毒性风险
喷他脒羟乙磺酸盐 IV（Pentam 300） 4mg/（kg·d）IV 300mg粉末	**不良反应**：快速输注可出现低血压，皮疹，恶心，呕吐，肾毒性，心律失常（室性心动过速包括尖端扭转室速），粒细胞减少（15%），血小板减少，胰腺炎，低钙血症，高血糖后继发低血糖。注射部位无菌性脓肿。说明：喷他脒可抑制远端肾单位重吸收Na^+导致高钾血症，类似保钾利尿剂

表13（7） 艾滋病相关感染治疗和/或长期抑制药物的不良反应及说明

药名，通用名（商品名）/常用剂量	不良反应/说明
抗寄生虫药物（续）	
喷他脒（气雾剂）（NebuPent） 300mg，每日一次（预防） 300mg 粉末	**不良反应：**咳嗽（支气管扩张剂有效），坐位时发生肺上叶PJP **说明：**发生肺外肺孢子菌病及气胸的风险高于全身用药预防。气雾剂仅用于不耐受口服药物的患者
伯氨喹：磷酸伯氨喹 26.3mg＝15mg基质 15～30mg（基质）po qd 26.3mg	**不良反应：**G6PD缺乏者出现溶血性贫血；发生明显的高铁血红蛋白血症症状；空腹服药发生恶心/腹痛
乙胺嘧啶 （Daraprim，Malocide） 50～75mg po qd 甲酰四氢叶酸，片剂 5mg 见说明	**不良反应：**乙胺嘧啶可引起叶酸缺乏而发生巨幼细胞性贫血。白细胞减少，血小板减少，舌炎，口腔炎及剥脱性皮炎。口服叶酸5mg/d可降低发生血液系统不良反应，不会影响治疗效果。应用大剂量乙胺嘧啶时，叶酸应加量至10～50mg/d。乙胺嘧啶＋磺胺嘧啶会发生因肉毒碱缺乏导致的神志改变（*AJM 95：112，1993*）。其他：呕吐，腹泻，口干
磺胺嘧啶 1～1.5g po q6h 500mg片剂	**不良反应：**与HIV阴性患者相比，艾滋病患者发生皮肤瘙痒，皮疹，史-约综合征，肌痛/关节痛的比例明显升高。传统观点认为与超敏反应有关。研究数据支持艾滋病患者由于长期谷胱甘肽缺乏，导致剂量相关的有毒磺胺嘧啶代谢产物累积不能有效清除假说。
甲氧苄胺嘧啶（Proloprim） 5mg/kg po q6h 100mg 片剂	**不良反应：**皮疹，瘙痒，骨髓抑制罕见。罕见报道无菌性脑膜炎（发热，头痛，脑脊液细胞数升高（单核细胞），蛋白升高）（*CID 19：431，1994*） **说明：**不良反应少于TMP/SMX
甲氧苄胺嘧啶（TMP） **磺胺甲噁唑（SMX）** （Cotrim，Bactrim，Septra） （剂量取决于适应证） 双剂量 片剂 （160TMP/800mgSMX）；160/800mg IV	**不良反应：**与非艾滋病患者相比，艾滋病患者发生药物剂量相关的瘙痒，皮疹，史-约综合征的比例明显增高。患者口服TMP/SMX＋激素治疗肺孢子菌肺炎时，皮肤反应比例由47%降至13%（*CID18：319，1994*）。之前观点认为是超敏反应引起的；越来越多的证据证实了这种假说，剂量相关的磺胺嘧啶的代谢产物（羟胺）蓄积引起毒性反应，这种代谢产物的清除需要谷胱甘肽，而艾滋病患者相对缺乏（*Brit J Pharm 39：621，1995；JAC34：1，1994*）。可能解释了在疗程2/3的时候出现皮疹（*Arch Derm 130：1383，1994*）。关注进展性皮疹—有些患者可进展为剥脱性皮炎或史-约综合征。震颤与大剂量相关（*CID 22：598，1996*）。TMP可竞争性抑制肌酐在远端肾小管的分泌从而引起血清肌酐升高（可逆性）；TMP还能抑制远端肾小管对Na＋重吸收和K＋分泌，21%的患者可发生血清钾升高（*AnIM 124：316，1996*）

表13（8） 艾滋病相关感染治疗和/或长期抑制药物的不良反应及说明

药名，通用名（商品名）/常用剂量	剂量/用法	说明/不良反应
抗病毒药物（除抗逆转录病毒外）		
巨细胞病毒（CMV）		
西多福韦（Vistide）	5mg/kg IV 1次/周×2周，之后隔周1次 每次注射西多福韦前要用生理盐水进行水化，**每次注射西多福韦前**必须使用丙磺舒（详细见*附页*） 每次用药前必须监测肾功能（血清肌酐和尿蛋白） （详细见*药品说明书*）	**不良反应：肾毒性；**剂量依赖性近端肾小管损伤（范科尼样综合征）：蛋白尿，糖尿，碳酸氢盐尿，磷酸尿，多尿（肾性尿崩症有报道，*Ln 350：413，1997*），肌酐升高。应用生理盐水水化、使用丙磺舒、延长用药间隔等措施时方可应用，但肾毒性仍多见。25%的患者因肾毒性需要停止静脉用药。其他毒副反应：恶心48%，发热31%，脱发16%，肌痛16%，丙磺舒超敏反应16%，中性粒细胞减少29%。不影响红细胞压积，血小板和肝功能 其他**黑框警示：**禁忌与其他肾毒性药物合用，白细胞减少，动物实验显示有致癌/致畸及精子减少，仅适用于CMV视网膜炎。血清肌酐＞1.5mg/dl，CrCl≤55ml/min或尿蛋白≥100mg/dl时禁用 **说明：**必须按照西多福韦推荐的剂量、用药频次及输注速度使用。治疗中如出现肾功能变化必须减量或停药。如血清肌酐升高0.3～0.4mg/dl，西多福韦剂量需从5mg/kg减量至3mg/kg；如果血清肌酐比基线升高0.5mg/dl或尿蛋白进展至3＋。西多福韦需要停药。（如果患者尿蛋白2＋，则需要密切监测评估是否需要停药）
膦甲酸钠（Foscavir）	90mg/kg q12h IV（诱导期） 90mg/kg qd（维持期） 根据肾功能调整剂量 （*表15A*）	**不良反应：主要毒性反应是肾功能不全（1/3患者）：**肌酐升高，蛋白尿，肾性尿崩症，低血钾，低血钙，低血镁或高血磷。其他**黑框警示：**水化及密切监测；根据肾功能调整剂量（*标签及表15A*）；**癫痫**与电解质异常有关。输注速度必须严格控制：需要用输液泵保证输注时间超过1.5～2h。首剂需提前水化以利尿，之后需要持续水化。与其他肾毒性药物合用毒性增加［两性霉素B，氨基糖苷类或喷他脒（尤其在严重低钙时）］。其他不良反应：头痛，轻度（100%）；乏力（100%），恶心（80%），发热（25%）。中枢神经系统：癫痫。血液系统：白细胞减少，血红蛋白降低。肝脏：肝功能异常。神经病变。阴茎溃疡

（续　表）

药名，通用名（商品名）/常用剂量	剂量/用法	说明/不良反应
更昔洛韦（Cytovene）	IV：5mg/kg q12h×14d（诱导期） 5mg/kg IV qd 或 6mg/kg 5 次/周（维持期） 根据肾功能调整剂量 （*表 15A*）	**不良反应：黑框警示**：动物实验发现全血细胞减少，致癌、致畸及无精症。中性粒细胞绝对计数 < 500/mm^3 约 15%，血小板减少 21%，贫血 6%，发热 48%。消化道不良反应 50%：恶心，呕吐，腹泻，腹痛 19%，皮疹 10%。视网膜脱落 11%。（可能与一些疾病相关，非药物）。意识模糊，头痛，精神症状及癫痫。中性粒细胞减少对中性粒细胞集落刺激因子（G-CSF 或 GM-CSF）有反应，与齐多夫定和硫唑嘌呤合用发生严重骨髓抑制的风险会增加。32% 患者停药/中断治疗，主要因为中性粒细胞减少。避免血管外渗
	口服：1g q8h 进餐时（脂肪餐）	血液系统不良反应较静脉用药少见。粒细胞减少 18%，血小板减少 6%。消化道、皮肤的不良反应与静脉用药相似。视网膜脱落 8%
缬更昔洛韦（Valcyte）	900mg（两片 450mg）po q12h×21d 诱导治疗，之后 900mg po qd 维持治疗。与食物同服。 肾功能不全需调整剂量 （*表 15A*）	是更昔洛韦的前体，生物利用度优于口服更昔洛韦：餐中服生物利用度 60% **不良反应**：与更昔洛韦相似

表13（9） 艾滋病相关感染治疗和/或长期抑制药物的不良反应及说明

药名，通用名（商品名）/常用剂量	剂量/用法	说明/不良反应
抗病毒药物（除抗逆转录病毒外）		
疱疹病毒（非CMV）		
阿昔洛韦（Zovirax）	剂量：见*表12* 200mg 胶囊，400mg 和800mg片剂 静脉注射液（多种） 口服悬液 200mg/5ml 局部用药：5%乳剂和5%软膏 根据肾功能调整剂量 （*表15A*）	**口服：**通常耐受性良好，偶有腹泻、眩晕和关节痛。皮疹、乏力、失眠、发热、月经异常、痤疮、咽痛、肌肉痉挛和淋巴结肿大少见 **静脉注射：**静脉炎，静脉注射部位可引起小水疱样病损，中枢神经系统（1%）：昏睡，震颤，意识模糊，幻觉，谵妄，癫痫，昏迷（*CID 21：435，1995*）。停药后1～2周可恢复。肾损害（5%）：肌酐升高，血尿。大剂量时可在肾小管内形成结晶引起阻塞性肾病（快速输注、脱水、肾功能不全和增加剂量时风险增加）。预先充分水化可预防这类肾毒性。肝脏不良反应：ALT、AST升高。少见不良反应：中性粒细胞减少（*CID 20：1557，1995*）、皮疹、出汗、低血压、头痛、恶心
泛昔洛韦（Famvir）	剂量：见*表12* 片剂：125mg，250mg，500mg	喷昔洛韦前体药物。**不良反应：**与阿昔洛韦类似，包括头痛、恶心、腹泻和眩晕，但发生率与安慰剂组无差异（*JAMA 276：47，1996*）。服药不受进食限制。如CrCl＜60ml/min应减量（见包装说明及*表12，131页*及*表15A，157页*）
喷昔洛韦（Denavir）	局部用药：1%乳剂（1.5g/支）	出现症状时涂于疱疹性唇炎复发部位。（日间）q2h×4d。耐受性良好
三氟尿苷（Viroptic）	1%局部用溶液：1滴 q2h（最大剂量9滴/d），直到角膜愈合重新覆盖上皮细胞，然后减量再治7d（1滴，q4h，至少5滴/d），总疗程不超过21d	治疗HSV角结膜炎和复发性上皮性角膜炎 **不良反应：**轻度烧灼感（5%），眼睑水肿（3%），斑点状角膜病和基质水肿
伐昔洛韦（Valtrex）	剂量：见*表12* 500mg 片剂 和 1g 糖衣片 根据肾功能调整剂量 （*表15A*）	是阿昔洛韦的脂化物前体，吸收良好，生物利用度比阿昔洛韦高3～5倍，不受进食影响 **不良反应：**与阿昔洛韦类似。（*JID186：S40，2002*）HIV晚期患者和器官移植患者，在临床试验中给予伐昔洛韦8g/d后，有发生血栓性血小板减少性紫癜/溶血尿毒综合征的报道

（续　表）

药名，通用名（商品名）/常用剂量	剂量/用法	说明/不良反应
肝炎（*网址 sanfordguide.com最新HCV推荐DAA治疗药物*）		
利巴韦林（Rebetol，Copegus）	与DAA药物联合治疗丙肝 200mg胶囊和40mg/ml口服溶液（Rebetol）或200mg片剂（Copegus）（*剂量用法说明*）	**黑框警示**：利巴韦林单药治疗HCV无效；溶血性贫血可诱发心脏事件慎用；致畸/胚胎毒性（**妊娠安全级别X**）。停药后药物可在血中存在6个月，因此女性或其性伴侣应避孕至少停药后6个月。仅批准用于CrCl＞50ml/min的患者。严重心脏疾病或某些血红蛋白病患者也禁忌。有导致ARDS的报道（*Chest 124*：*406*，*2003*） **不良反应**：溶血性贫血（需要减量或停药），牙齿/牙周疾病以及所有联合干扰素治疗的不良反应（见上文）。剂量取决于使用干扰素的种类、体重、HCV基因型，根据不良反应（特别是溶血的程度，有或无心脏病的标准不同）调整剂量（或停药）。例如，与甘乐能（干扰素α-2b）联合，Rebetol初始剂量根据体重制定：体重≤75kg，400mg am及600mg pm；体重＞75kg，600mg am 及600mg pm；但是与聚乙二醇干扰素α-2a联合，剂量为400mg am 400mg pm随餐服，Copegus联合聚乙二醇干扰素α-2a治疗基因型2，3型患者时剂量低（800mg/d，分2次×24周），治疗基因1型或4型时剂量高（体重＜75kg，1000mg/d，分2次×48周；体重≥75kg，1200mg/d，分2次×48周）。（详见各产品说明，包括有/无心脏病的初始治疗和剂量调整标准）

表13（10） 艾滋病相关感染治疗和/或长期抑制药物的不良反应及说明

药名，通用名（商品名）/常用剂量	剂量/用法	说明/不良反应
抗病毒药物（除抗逆转录病毒外）/肝炎（续）		
替比夫定（Tyzeka）	600mg片剂po qd，进食不受影响 根据肾功能调整剂量 CrCl＜50ml/min（*说明*）	口服核苷类似物，批准用于治疗乙型肝炎。与拉米夫定相比，应答率更高，病毒抑制作用更强。**黑框警示：**乳酸酸中毒/肝脂肪变性，停药后乙型肝炎可能急性加重。通常耐受性良好，线粒体毒性较其他核苷类药物低，未观察到剂量限制的毒性（*Ann Pharmacother 40：472，2006*；*Medical Letter 49：11，2007*）有肌痛和肌病的报道。1年基因耐药率4.7%，2年增至21.5%。同拉米夫定一样可筛选出YMDD突变。与拉米夫定联合治疗的疗效不优于单药治疗（*Hepatology 45：507，2007*）
富马酸替诺福韦二吡呋酯（TDF）（Viread）	见*表6B*	FDA未批准用于HBV治疗的适应证，但可作为HIV/HBV共感染者的选择
疣（见*CID28：S37，1999*）处方仅用于外生殖道及肛周的尖锐湿疣（见说明书中关于适应证、处方、年龄限制的说明）		
干扰素α-2b（IntronA）	1MIU注射于病变基底部，3次/周×3周，最多一个疗程治疗5个病灶	干扰素可引起流感样症状及其他全身反应，88%患者出现至少一种不良反应
干扰素α-N3（Alferon N）	0.05ml注射至每个疣的基底部，每个部位总量最多0.5ml，2次/周×8周	流感样症状及超敏反应，对鼠IgG、鸡蛋蛋白，或新霉素过敏者禁忌使用
咪喹莫特（Aldara）	5%乳膏，睡前涂抹于患处，保留6～10小时，3次/w，最长16周	红斑，痒及灼烧感，糜烂。流感样症状，光敏感性增加（避免紫外线照射）
普达非洛（Condylox）	0.5%凝胶或溶液，2次/d×3d，间隔4天，可最多重复4个上述循环周期	局部反应—疼痛，灼烧感，炎症反应约50%。可发生溃疡。在表面局部治疗
茶多酚（Veregen）	15%药膏，治疗直径0.5cm疣，每个疣涂抹3次/天，直至治愈，不超过16周	涂抹局部反应，可能与溃疡、包皮过长、尿道口狭窄、重复感染有关

表14A　治疗成人HIV相关感染所用抗微生物药物的部分药理学特性

药物	剂量/途径	妊娠风险	食物影响（口服）[1]	口服吸收（%）	血清峰浓度（μg/ml）	蛋白结合率（%）	分布容积（Vd）	平均血清半衰期（h）[2]	胆汁排泄率（%）[3]	脑脊液[4]/血药浓度比（%）	脑脊液穿透[5]	AUC（μg·h/ml）	T_{max}（h）
青霉素类：天然													
苄星青霉素G	120万U IM	B			0.15（SD）								
青霉素G	200万U IV	B			20（SD）	65	0.35L/kg		500	5～10	是：青霉素敏感肺炎链球菌		
氨基青霉素													
氨苄西林-舒巴坦	3g IV	B			109～150/48～88（SD）	28/38		1.2				氨苄西林：120 舒巴坦：71	
头孢菌素类													
二代头孢菌素													
头孢替坦	1g IV	B			158（SD）	78～91	10.3L	4.2	2～21			504	
头孢西丁	1g IV	B			110（SD）	65～79	16.1L Vss	0.8	280	3	否		
三代头孢菌素													
头孢曲松	1g IV	B			150（SD） 172～204（SS）	85～95	5.8～13.5L	8	200～500	8～16	是	1006	
氨基糖苷类													
阿米卡星，庆大霉素，卡那霉素，妥布霉素		D				0～10	0.26L/kg	2.5	10～60	0～30	否 鞘内注射剂量：5～10mg		

表 14A（2）治疗成人HI[illegible]相关感染所用抗微生物药物的部分药理学特性

药物	剂量/途径	妊娠风险	食物影响（口服）[1]	口服吸收（%）	血清峰浓度（μg/ml）	蛋白结合率（%）	分布容积（Vd）	平均血清半衰期（h）[2]	胆汁排泄率（%）[3]	脑脊液[4]/血药浓度比（%）	脑脊液穿透[5]	AUC（μg·h/ml）	T_{max}（h）
氟喹诺酮类													
环丙沙星	750mg po q12h	C	±食物	70	3.6（SS）	20～40	2.4L/kg	4	2800～4500			31.6（24h）	1～2
	400mg IV q12h	C	±食物		4.6（SS）	20～40		4	2800～4500	26	1μg/ml对链球菌不够（*CID 31*：*1131*，*2000*）	25.4（24h）	
	500mg缓释片 po qd	C	±食物		1.6（SS）	20～40		6.6				8（24h）	1.5
	1000mg缓释片 po qd	C	±食物		3.1（SS）	20～40		6.3				16（24h）	2.0
吉米沙星	320mg po qd	C	片剂±食物	71	1.6（SS）	55～73	2～12L/kg Vss/F	7				9.9（24h）	0.5～2.0
左氧氟沙星	500mg po/IV qd	C	片剂±食物	99	5.7/6.4（SS）	24～38	74～112L Vss	7		30～50		PO：47.5，IV：87（24h）	PO：1.3
	750mg po/IV qd	C	片剂±食物；口服溶液：空腹	99	8.6/12.1（SS）	24～38	244L Vss	7				PO：90.7，IV：108（24h）	PO：1.6

（续　表）

药物	剂量/途径	妊娠风险	食物影响（口服）[1]	口服吸收（%）	血清峰浓度（μg/ml）	蛋白结合率（%）	分布容积（Vd）	平均血清半衰期（h）[2]	胆汁排泄率（%）[3]	脑脊液[4]/血药浓度比（%）	脑脊液穿透[5]	AUC（μg·h/ml）	T_{max}（h）
莫西沙星	400mg po/IV qd	C	片剂±食物	89	4.2 ～ 4.6/4.5（SS）	30～50	2.2 L/kg	10～14		＞50	是（CID 49：1080，2009）	PO：48，IV：38（24h）	PO：1～3
氧氟沙星	400mg po/IV qd	C	片剂±食物	98	4.6/6.2（SS）	32	1 ～ 2.5 L/kg	7				PO：82.4，IV：87（24h）	PO：1～2
普卢利沙星[NUS]	600mg po		±食物		1.6（SD）	45	1231L	10.6～12.1		极微	否	7.3	1
大环内酯类，氮内酯类，林可酰胺类，酮内酯类													
阿奇霉素	500mg po	B	片剂/口服悬液±食物	37	0.4（SD）	7～51	31.1 L/kg	68	高			4.3	2.5
	500mg IV	B			3.6（SD）	7～51	33.3 L/kg	12/68				9.6（24h，pre SS）	
阿奇霉素缓释片	2g po	B	悬液，空腹	～30	0.8（SD）	7～50	31.1 L/kg	59	高			20	5.0
克拉霉素	500mg po q12h	C	片剂/口服悬液±食物	50	3～4（SS）	65～70	4 L/kg	5～7	7000			20（24h）	2.0～2.5
	1000mg缓释片 po qd	C	片剂+食物	～50	2～3（SS）	65～70							5～8

（续　表）

药物	剂量/途径	妊娠风险	食物影响（口服）[1]	口服吸收（%）	血清峰浓度（μg/ml）	蛋白结合率（%）	分布容积（Vd）	平均血清半衰期（h）[2]	胆汁排泄率（%）[3]	脑脊液[4]/血药浓度比（%）	脑脊液穿透[5]	AUC（μg·h/ml）	T_{max}（h）
红霉素													
口服（各种）	500mg po	B	片剂/口服悬液，空腹，肠溶胶囊±食物	18～45	0.1～2（SD）	70～74	0.6L/kg	2～4		2～13	否		延迟释放：3
乳糖酸红霉素	500mg IV	B			3～4（SD）	70～74		2～4					

注：**妊娠危险分级**：FDA风险分级；A＝充足人类试验证据无风险，B＝动物实验胚胎风险，人类试验证据尚不足，C＝动物实验胚胎不良影响人类试验数据尚不足，如有潜在获益可使用但需密切关注风险，D＝人类试验有风险，如有潜在获益也可使用但需密切关注风险，. X＝人类试验明确证实风险，且远大于获益；**食物效应（口服给药）**＋**食物**＝餐中服用，**无食物**＝空腹服用，±**食物**＝餐中或空腹服用；Oral%AB＝吸收百分率；**血清药物峰浓度**：SD＝单剂量，SS＝多剂量稳态；**分布容积（Vd）**：V/F＝分布容积/口服生物利用度，Vss＝稳态分布容积，Vss/F＝稳态分布容积/口服生物利用度；**脑脊液穿透**：基于剂量、敏感性、目标病原菌和脑脊液穿透率，对治疗效果的说明；AUC＝药物浓度曲线下面积，24h＝AUC；0～24；T_{max}＝血浆浓度达峰时间。

表14A（3） 治疗成人HIV相关感染所用抗微生物药物的部分药理学特性

药物	剂量/途径	妊娠风险	食物影响（口服）[1]	口服吸收（%）	血清峰浓度（μg/ml）	蛋白结合率（%）	分布容积（Vd）	平均血清半衰期（h）[2]	胆汁排泄率（%）[3]	脑脊液[4]/血药浓度比（%）	脑脊液穿透[5]	AUC（μg·h/ml）	T_{max}（h）
大环内酯类，氮内酯类，林可酰胺类，酮内酯类（续）													
克林霉素	150mg po	B	胶囊±食物	90	2.5（SD）	85～94	1.1L/kg	2.4	250～300		否	4.3	0.75
	900mg IV	B			14.1（SS）	85～94		2.4	250～300		否	9.6	
其他类抗菌药物													
达托霉素	4～6mg/kg IV qd	B			58～99（SS）	92	0.1 L/kg Vss	8～9		0.8		494～632（24h）	
多西环素	100mg po	B	片剂/胶囊/口服悬液+食物		1.5～2.1（SD）	93	53～134 L Vss	18	200～3200		否（26%）	31.7	2
甲硝唑	500mg po/IV q6h	B	缓释片，空腹，片剂/胶囊±食物		20～25（SS）	20	0.6～0.85 L/kg	6～14	100	45～89		560（24h）	速释：1.6，缓释：6.8
利福平	600mg po	C	胶囊，空腹	70～90	4～32（SD）	80	0.65 L/kg Vss	2～5	10000	7～56	是	58	1.5～2
四环素	250mg po	D	胶囊，空腹		1.5～2.2（SD）		1.3 L/kg	6～12	200～3200		否（7%）	30	2～4
甲氧苄胺嘧啶（TMP）	100mg po	C	片剂±食物	80	1（SD）	44	100～120 V/F	8～15					1～4

（续　表）

药物	剂量/途径	妊娠风险	食物影响（口服）[1]	口服吸收（%）	血清峰浓度（μg/ml）	蛋白结合率（%）	分布容积（Vd）	平均血清半衰期（h）[2]	胆汁排泄率（%）[3]	脑脊液[4]/血药浓度比（%）	脑脊液穿透[5]	AUC（μg·h/ml）	T_{max}（h）
TMP-SMX-DS（双剂量）	160/800mg po q12h	C	片剂/口服悬液±食物	85	1～2/40～60（SS）	TMP：44 SMX：70	TMP：100～120L SMX：12～18L	TMP：11 SMX：9	100～200	50/40			TMP po：1～4 SMX IV：1～4
	160/800mg IV q8h	C			9/105（SS）				40～70				
抗真菌药物													
两性霉素B													
标准制剂	0.4～0.7mg/kg IV	B			0.5～3.5（SS）		4 L/kg	24		0		17	
脂质体（ABLC）	5mg/kg IV	B			1～2.5（SS）		131 L/kg	173				14（24h）	
脂质复合物	4mg/kg IV	B			2.9（SS）		4.3 L/kg	39				36（24h）	
脂化剂型	5mg/kg IV	B			83（SS）		0.1～0.4 L/kg Vss	6.8±2.1				555（24h）	
氟康唑	400mg po/IV	D	片剂/口服悬液±食物	90	6.7（SD）	10	50 L V/F	20～50		50～94	是		Po：1～2
	800mg po/IV	D	片剂/口服悬液±食物	90	估计14（SD）			20～50					
伊曲康唑	200mg po 溶液	C	溶液，空腹	低	0.3～0.7（SD）	99.8	796 L	35		0		29.3（24h）	2.5羟基伊曲康唑：5.3

（续　表）

药物	剂量/途径	妊娠风险	食物影响（口服）[1]	口服吸收（%）	血清峰浓度（μg/ml）	蛋白结合率（%）	分布容积（Vd）	平均血清半衰期（h）[2]	胆汁排泄率（%）[3]	脑脊液[4]/血药浓度比（%）	脑脊液穿透[5]	AUC（μg·h/ml）	T_{max}（h）
酮康唑	200mg po	C	片剂±食物	75	1～4（SD）	99	1.2L/kg	6～9	ND	＜10	无	12	1～2

注：**妊娠危险分级**：FDA风险分级；A＝充足人类试验证据无风险，B＝动物实验胚胎风险，人类试验证据尚不足，C＝动物实验胚胎不良影响人类试验数据尚不足，如有潜在获益可使用但需密切关注风险，D＝人类试验有风险，如有潜在获益也可使用但需密切关注风险，X＝人类试验明确证实风险，且远大于获益；**食物效应**（口服给药）＋**食物**＝餐中服用，**无食物**＝空腹服用，**±食物**＝餐中或空腹服用；Oral%AB＝吸收百分率；**血清药物峰浓度**：SD＝单剂量，SS＝多剂量稳态；**分布容积（Vd）**：V/F＝分布容积/口服生物利用度，Vss＝稳态分布容积，Vss/F＝稳态分布容积/口服生物利用度；**脑脊液穿透**：基于剂量、敏感性、目标病原菌和脑脊液穿透率，对治疗效果的说明；AUC＝药物浓度曲线下面积，24h＝AUC；0～24；T_{max}＝血浆浓度达峰时间。

表14A（4） 治疗成人HIV相关感染所用抗微生物药物的部分药理学特性

药物	剂量/途径	妊娠风险	食物影响（口服）[1]	口服吸收（%）	血清峰浓度（μg/ml）	蛋白结合率（%）	分布容积（Vd）	平均血清半衰期（h）[2]	胆汁排泄率（%）[3]	脑脊液[4]/血药浓度比（%）	脑脊液穿透[5]	AUC（μg·h/ml）	T_{max}（h）
抗真菌药物（续）													
泊沙康唑	200mg po	C	口服悬液＋食物		0.2～1.0（SD）	98～99	1774 L	20～66			是（*JAC 56：745，2005*）	15.1	3～5
伏立康唑	200mg po q12h	D	片剂/口服悬液，空腹	96	3（SS）	58	4.6L/kg Vss	6		22～100	是（*CID 37：728，2003*）	39.8（24h）	1～2
阿尼芬净	200mg IV ×1，之后100mg IV qd	C			7.2（SS）	＞99	30～50 L	26.5			否	112（24h）	
卡泊芬净	70mg IV ×1，之后50mg IV qd	C			9.9（SD）	97	9.7 L Vss	9～11			否	87.3（24h）	
氟胞嘧啶	2.5g po	C	胶囊±食物	78～90	30～40（SD）		0.6 L/kg	3～6		60～100	是		2
米卡芬净	150mg IV qd	C			16.4（SS）	＞99	0.39 L/kg	15～17			否	167（24h）	
抗分枝杆菌药物													
贝达喹啉	400mg po qd	B	片剂＋食物	ND	3.3（第2周）	＞99	～60×体内水容积 Vss	24～30	ND	ND	ND	22（24h）	5

（续 表）

药物	剂量/途径	妊娠风险	食物影响（口服）[1]	口服吸收（%）	血清峰浓度（μg/ml）	蛋白结合率（%）	分布容积（Vd）	平均血清半衰期（h）[2]	胆汁排泄率（%）[3]	脑脊液[4]/血药浓度比（%）	脑脊液穿透[5]	AUC（μg·h/ml）	T_{max}（h）
卡那霉素	15mg/kg IM	C			25～35（SD）	ND	0.4 L/kg	2～5	ND	＜10	无	ND	1～2
环丝氨酸	250mg po	C	胶囊，空腹	70～90	4～8（SD）	＜20	0.47 L/kg	10	ND	54～79	是	110	1～2
乙胺丁醇	25mg/kg po	C	片剂＋食物	80	2～6（SD）	10～30	6 L/kg Vss/F	4		10～50	无	29.6	2～4
乙硫异烟胺	500mg po	C	片剂±食物	90	2.2（SD）	10～30	80L	1.9	ND	∞100	是	10.3	1.5
异烟肼	300mg po	C	片剂/糖浆空腹	100	3～5（SD）		0.6～1.2 L/kg	0.7～4		～90	是	20.1	1～2
对氨基水杨酸（PAS）	4g po	C	粉剂＋食物	ND	20（SD）	50～73	0.9～1.4 L/kg（V/F）	0.75～1.0	ND	10～50	边界	108	8
吡嗪酰胺	20～25mg/kg po	C	片剂±食物	95	30～50（SD）	5～10		10～16		100	是	500	2
利福布丁	300mg po	B	胶囊＋食物	20	0.2～0.6（SD）	85	9.3 L/kg（Vss）	32～67	300～500	30～70	ND	8.6	2.5～4.0
利福平	600mg po	C	胶囊，空腹	70～90	4～32（SD）	80	0.65 L/kg（Vss）	2～5	10000	7～56	是	58	1.5～2
利福喷丁	600mg po q72h	C	片剂＋食物	ND	15（SS）	98	70L	13～14	ND	ND	ND	320（72h）	4.8

（续　表）

药物	剂量/途径	妊娠风险	食物影响（口服）[1]	口服吸收（%）	血清峰浓度（μg/ml）	蛋白结合率（%）	分布容积（Vd）	平均血清半衰期（h）[2]	胆汁排泄率（%）[3]	脑脊液[4]/血药浓度比（%）	脑脊液穿透[5]	AUC（μg·h/ml）	T_{max}（h）
链霉素	1g IV	D			25～50（SD）	0～10	0.26 L/kg	2.5	10～60	0～30	无，鞘内注射：5～10mg		

注：**妊娠危险分级**：FDA风险分级；A＝充足人类试验证据无风险，B＝动物实验胚胎风险，人类试验证据尚不足，C＝动物实验胚胎不良影响人类试验数据尚不足，如有潜在获益可使用但需密切关注风险，D＝人类试验有风险，如有潜在获益也可使用但需密切关注风险，X＝人类试验明确证实风险，且远大于获益；**食物效应**（口服给药）＋食物＝餐中服用，无食物＝空腹服用，± 食物＝餐中或空腹服用；Oral%AB＝吸收百分率；**血清药物峰浓度**：SD＝单剂量，SS＝多剂量稳态；**分布容积（Vd）**：V/F＝分布容积/口服生物利用度，Vss＝稳态分布容积，Vss/F＝稳态分布容积/口服生物利用度；**脑脊液穿透**：基于剂量、敏感性、目标病原菌和脑脊液穿透率，对治疗效果的说明；AUC＝药物浓度曲线下面积，24h＝AUC；0～24；T_{max}＝血浆浓度达峰时间。

表14A（5） 治疗成人HIV相关感染所用抗微生物药物的部分药理学特性

药物	剂量/途径	妊娠风险	食物影响（口服）[1]	口服吸收（%）	血清峰浓度（μg/ml）	蛋白结合率（%）	分布容积（Vd）	平均血清半衰期（h）[2]	胆汁排泄率（%）[3]	脑脊液[4]/血药浓度比（%）	脑脊液穿透[5]	AUC（μg·h/ml）	T_{max}（h）
抗寄生虫药物													
阿苯达唑	400mg po	C	片剂＋食物		0.5～1.6	70							亚砜：2～5
蒿甲醚/苯芴醇	4片：po：80/480mg	C	片剂＋食物		蒿甲醚：9（SS）D-Art：1，苯芴醇：5.6～9（非SS）			蒿甲醚：1.6，D-Art：1.6，苯芴醇：101					蒿甲醚：1.5～2.0 苯芴醇：6～8
阿托伐醌	750mg po bid	C	悬液＋食物	47	24（SS）	99.9	0.6 L/kg Vss	67		＜1	无	801（750mg×1）	
氨苯砜	100mg po qd	C	片剂±食物	70～100	1.1（SS）	70	1.5 L/kg	10～50					2～6
伊维菌素	12mg po	C	片剂，空腹		0.05～0.08（SD）		9.9 L/kg						4
甲氟喹	1.25g po	C	片剂＋食物		0.5～1.2（SD）	98	20 L/kg	13～24d					17
米替福新	50mg po tid	X	胶囊＋食物		31（SD）	95		7～31（长）*AAC 52：2855，2008*					

药物	剂量/途径	妊娠风险	食物影响（口服）[1]	口服吸收（%）	血清峰浓度（μg/ml）	蛋白结合率（%）	分布容积（Vd）	平均血清半衰期（h）[2]	胆汁排泄率（%）[3]	脑脊液[4]/血药浓度比（%）	脑脊液穿透[5]	AUC（μg·h/ml）	T_{max}（h）
硝唑尼特	500mg po 片剂	B	片剂/悬液＋食物		9～10（SD）	99						41.9 替唑尼特	替唑尼特：1～4
氯胍	100mg	C	片剂＋食物		ND无数据	75	1600～2000 L V/F						
乙胺嘧啶	25mg po	C	片剂±食物	高	0.1～0.3（SD）	87	3 L/kg	96					2～6
吡喹酮	20mg/kg po	B	片剂＋食物	80	0.2～2.0（SD）		8000 LV/F	0.8～1.5				1.51	1～3
替硝唑	2g po	B	片剂＋食物	48	48（SD）	12	50L	13				902	1.6
抗病毒药物——非HIV													
阿昔洛韦	400mg po bid	B	片剂/胶囊/悬液±食物	10～20	1.21（SS）	9～33	0.7 L/kg	2.5～3.5				7.4（24h）	
阿德福韦	10mg po	C	片剂±食物	59	0.02（SD）	≤4	0.37 L/kg Vss	7.5				0.22	1.75
西多福韦-丙磺舒	5mg/kg IV	C			19.6（SD）	＜6	0.41 L/kg（VSS）	2.2	ND	0	否	40.8	1.1
恩替卡韦	0.5mg po qd	C	片剂/溶液，空腹	100	4.2ng/ml（SS）	13	＞0.6 L/kg V/F	128～149				0.14	0.5～1.5

（续　表）

药物	剂量/途径	妊娠风险	食物影响（口服）[1]	口服吸收（%）	血清峰浓度（μg/ml）	蛋白结合率（%）	分布容积（Vd）	平均血清半衰期（h）[2]	胆汁排泄率（%）[3]	脑脊液[4]/血药浓度比（%）	脑脊液穿透[5]	AUC（μg·h/ml）	T_{max}（h）
泛昔洛韦	500mg po	B	片剂±食物	77	3～4（SD）	＜20	1.1L/kg	2～3				8.9喷昔洛韦	喷昔洛韦：0.9
膦钾酸钠	60mg/kg IV	C			155（SD）	4	0.46L/kg	＜1	无			2195μM·h	8

注：妊娠危险分级：FDA风险分级；A＝充足人类试验证据无风险，B＝动物实验胚胎风险，人类试验证据尚不足，C＝动物实验胚胎不良影响人类试验数据尚不足，如有潜在获益可使用但需密切关注风险，D＝人类试验有风险，如有潜在获益也可使用但需密切关注风险，X＝人类试验明确证实风险，且远大于获益；**食物效应**（口服给药）＋食物＝餐中服用，无食物＝空腹服用，±食物＝餐中或空腹服用；Oral%AB＝吸收百分率；**血清药物峰浓度**：SD＝单剂量，SS＝多剂量稳态；**分布容积（Vd）**：V/F＝分布容积/口服生物利用度，Vss＝稳态分布容积，Vss/F＝稳态分布容积/口服生物利用度；**脑脊液穿透**：基于剂量、敏感性、目标病原菌和脑脊液穿透率，对治疗效果的说明；AUC＝药物浓度曲线下面积，24h＝AUC；0～24；T_{max}＝血浆浓度达峰时间。

表 14A（6） 治疗成人 HIV 相关感染所用抗微生物药物的部分药理学特性

药物	剂量/途径	妊娠风险	食物影响（口服）[1]	口服吸收（%）	血清峰浓度（μg/ml）	蛋白结合率（%）	分布容积（Vd）	平均血清半衰期（h）[2]	胆汁排泄率（%）[3]	脑脊液[4]/血药浓度比（%）	脑脊液穿透[5]	AUC（μg·h/ml）	T_{max}（h）
抗病毒药物—非 HIV（续）													
更昔洛韦	5mg/kg IV	C			8.3（SD）	1～2	0.7L/kg Vss	3.5				24.5	
奥司他韦	75mg po bid	C	胶囊/悬液±食物	75	0.065/0.35（SS）	3	23～26L/kg Vss	1～3				5.4（24h）羧酸盐	
帕拉米韦	600mg IV	?			35～45（SD）	＜30	ND	7.7～20.8	ND	ND	ND	90～95	ND
利巴韦林	600mg po	X	片剂/胶囊/溶液±食物	64	0.8（SD）		2825L V/F	44				25.4	2
金刚乙胺	100mg po	C	片剂±食物		0.05～0.1（SD）		17～19L/kg	25				3.5	6
替比夫定	600mg po qd	B	片剂/溶液±食物		3.7（SS）	3.3	＞0.6L/kg V/F	40～49				26.1（24h）	2
伐昔洛韦	1000mg po	B	片剂±食物	55	5.6（SD）	13～18	0.7L/kg	3				19.5 阿昔洛韦	
缬更昔洛韦	900mg po qd	C	片剂/溶液+食物	59	5.6（SS）	1～2	0.7L/kg	4				29.1 更昔洛韦	更昔洛韦：1～3

（续　表）

药物	剂量/途径	妊娠风险	食物影响（口服）[1]	口服吸收（%）	血清峰浓度（μg/ml）	蛋白结合率（%）	分布容积（Vd）	平均血清半衰期（h）[2]	胆汁排泄率（%）[3]	脑脊液[4]/血药浓度比（%）	脑脊液穿透[5]	AUC（μg·h/ml）	T_{max}（h）
抗逆转录病毒药物													
阿巴卡韦（ABC）	600mg po qd	C	片剂/溶液±食物	83	4.3（SS）	50	0.86L/kg	1.5	12～26	低	否	12（24h）	
阿扎那韦（ATV）	400mg po qd	B	胶囊+食物	好	2.3（SS）	86	88.3L V/F	7		中等	?	22.3（24h）	2.5
达芦那韦（DRV）	（600mg+100mg RTV）bid	B	片剂+食物	82	3.5（SS）	95	2L/kg	15		中等	?	116.8（24h）	2.5～4.0
地拉韦定（DLV）	400mg po tid	C	片剂±食物	85	19±11（SS）	98		5.8	3			180μM·h	1
去羟肌苷（ddI）	400mg EC po	B	胶囊，空腹	30～40	?	<5	308～363L	1.4	25～40	中等	?	2.6	2
多替拉韦	50mg po	B	±食物		3.67（SS）	>99	17.4（V/F）	14				53.6	2～3
依非韦伦（EFV）	600mg po qd	D	胶囊/片剂，空腹	42	4.1（SS）	99	252L V/F	52～76	3			184μM·h（24h）	3～5
埃替拉韦（+考比司他+替诺福韦+恩曲他滨，Stribild）	150mg（EVG）150mg（Cobi）200mg（FTC）300mg（TDF）	B	片剂+食物	ND	EVG：1.7 Cobi：1.1	98～99（EVG，Cobi）		EVG：12.9 Cobi：3.5				EVG：23 Cobi：8.3	EVG：4 Cobi：3

（续　表）

药物	剂量/途径	妊娠风险	食物影响（口服）[1]	口服吸收（%）	血清峰浓度（μg/ml）	蛋白结合率（%）	分布容积（Vd）	平均血清半衰期（h）[2]	胆汁排泄率（%）[3]	脑脊液[4]/血药浓度比（%）	脑脊液穿透[5]	AUC（μg·h/ml）	T_{max}（h）
恩曲他滨（FTC）	200mg po qd	B	片剂/溶液±食物	93	1.8（SS）	＜4		10	39	中等	?	10（24h）	1～2
恩夫韦肽（ENF）	90mg sc bid	B		84	5（SS）	92	5.5L	4				97.4（24h）	

注：**妊娠危险分级**：FDA风险分级；A＝充足人类试验证据无风险，B＝动物实验胚胎风险，人类试验证据尚不足，C＝动物实验胚胎不良影响人类试验数据尚不足，如有潜在获益可使用但需密切关注风险，D＝人类试验有风险，如有潜在获益也可使用但需密切关注风险，X＝人类试验明确证实风险，且远大于获益；**食物效应（口服给药）＋食物**＝餐中服用，**无食物**＝空腹服用，**±食物**＝餐中或空腹服用；Oral%AB＝吸收百分率；**血清药物峰浓度**：SD＝单剂量，SS＝多剂量稳态；**分布容积（Vd）**：V/F＝分布容积/口服生物利用度，Vss＝稳态分布容积，Vss/F＝稳态分布容积/口服生物利用度；**脑脊液穿透**：基于剂量、敏感性、目标病原菌和脑脊液穿透率，对治疗效果的说明；AUC＝药物浓度曲线下面积，24h＝AUC；0～24；T_{max}＝血浆浓度达峰时间。

表14A（7） 治疗成人HIV相关感染所用抗微生物药物的部分药理学特性

药物	剂量/途径	妊娠风险	食物影响（口服）[1]	口服吸收（%）	血清峰浓度（μg/ml）	蛋白结合率（%）	分布容积（Vd）	平均血清半衰期（h）[2]	胆汁排泄率（%）[3]	脑脊液[4]/血药浓度比（%）	脑脊液穿透[5]	AUC（μg·h/ml）	T_{max}（h）
抗逆转录病毒药物（续）													
依曲韦林（ETR）	200mg po bid	B	片剂＋食物		0.3（SS）	99.9		41	2			9（24h）	2.5～4.0
福沙那韦（FPV）	（700mg po＋100mg RTV）bid	C	强化的儿童悬液＋食物，成人悬液，空腹 片剂±食物	ND	6（SS）	90		7.7	ND	中等	?	79.2（24h）	2.5
茚地那韦（IDV）	800mg po tid	C	强化胶囊＋食物，胶囊单服，空腹	65	9（SS）	60		1.2～2		高	是	92.1μM·h（24h）	0.8
拉米夫定（3TC）	300mg po	C	片剂/溶液±食物	86	2.6（SS）	＜36	1.3L/kg	5～7	18～22	中等	?	11	
洛匹那韦/利托那韦（LPV/r）	400mg po bid	C	溶液＋食物	ND	9.6（SS）	98～99		5～6（LPV）		中等	?	186LPV	LPV：4
马拉维诺（MVC）	300mg po bid	B	片剂±食物	33	0.3～0.9（SS）	76	194L	14～18		中等	?	3（24h）	0.5～4.0

（续　表）

药物	剂量/途径	妊娠风险	食物影响（口服）[1]	口服吸收（%）	血清峰浓度（μg/ml）	蛋白结合率（%）	分布容积（Vd）	平均血清半衰期（h）[2]	胆汁排泄率（%）[3]	脑脊液[4]/血药浓度比（%）	脑脊液穿透[5]	AUC（μg·h/ml）	T_{max}（h）
奈非那韦（NFV）	1250mg po bid	B	片剂/粉剂＋食物	20～80	3～4（SS）	98	2～7 L/kg V/F	3.5～5		低	ND	53（24h）	
奈韦拉平（NVP）	200mg po	C	片剂/溶液±食物	＞90	2（SD）	60	1.2 L/kg Vss	25～30	4	高	是	110（24h）	
拉替拉韦（RAL）	400mg po bid	C	片剂±食物	ND	5.4（SS）	83	287 L Vss/F	9		中等	?	28.6μM·h（24h）	3
利匹韦林	25mg po	B	片剂＋食物	ND	0.1～0.2（SD）	99.7	152 L	45～50	ND			2.4（24h）	
利托那韦（RTV）	600mg po bid	B	胶囊/溶液＋食物	65	11.2（SS）	98～99	0.41 L/kg V/F	3～5		低	ND		Soln：2～4
沙奎那韦（SQV）	（1000＋100RTV）mg po bid	B	片剂/胶囊＋食物	4	0.37min（SS ccnc）	97	700 L Vss	1～2		低	ND	29.2（24h）	
司他夫定（d4T）	40mg bid	C	胶囊/溶液±食物	86	0.54（SS）	＜5	46 L	1	3～5			2.6（24h）	1

（续　表）

药物	剂量/途径	妊娠风险	食物影响（口服）[1]	口服吸收（%）	血清峰浓度（μg/ml）	蛋白结合率（%）	分布容积（Vd）	平均血清半衰期（h）[2]	胆汁排泄率（%）[3]	脑脊液[4]/血药浓度比（%）	脑脊液穿透[5]	AUC（μg·h/ml）	T_{max}（h）
富马酸替诺福韦二吡呋酯（TDF）	300mg po	B	片剂±食物	25空腹 39进食	0.3（SD）	＜1～7	1.3L/kg Vss	17	＞60	低	ND	2.3	1

注：妊娠危险分级：FDA风险分级；A＝充足人类试验证据无风险，B＝动物实验胚胎风险，人类试验证据尚不足，C＝动物实验胚胎不良影响人类试验数据尚不足，如有潜在获益可使用但需密切关注风险，D＝人类试验有风险，如有潜在获益也可使用但需密切关注风险，X＝人类试验明确证实风险，且远大于获益；**食物效应**（口服给药）＋食物＝餐中服用，无食物＝空腹服用，±食物＝餐中或空腹服用；Oral%AB＝吸收百分率；**血清药物峰浓度**：SD＝单剂量，SS＝多剂量稳态；**分布容积（Vd）**：V/F＝分布容积/口服生物利用度，Vss＝稳态分布容积，Vss/F＝稳态分布容积/口服生物利用度；**脑脊液穿透**：基于剂量、敏感性、目标病原菌和脑脊液穿透率，对治疗效果的说明；AUC＝药物浓度曲线下面积，24h＝AUC；0～24；T_{max}＝血浆浓度达峰时间。

表14A（8） 治疗成人HIV相关感染所用抗微生物药物的部分药理学特性

药物	剂量/途径	妊娠风险	食物影响（口服）[1]	口服吸收（%）	血清峰浓度（μg/ml）	蛋白结合率（%）	分布容积（Vd）	平均血清半衰期（h）[2]	胆汁排泄率（%）[3]	脑脊液[4]/血药浓度比（%）	脑脊液穿透[5]	AUC（μg·h/ml）	T_{max}（h）
抗逆转录病毒药物（续）													
替拉那韦（TPV）	（500＋200RTV）mg po bid	C	胶囊/溶液＋食物		47～57（SS）	99.9	7.7～10L	5.5～6		低	ND	1600μM·h（24h）	3
齐多夫定（ZDV）	300mg po	C	片剂/胶囊/糖浆±食物	60	1～2	＜38	1.6 L/kg	0.5～3	11	高	是	2.1	0.5～1.5

注：[1]除非注明均指成人口服制剂；

[2]假定CrCl＞80ml/min；

[3]胆汁峰浓度/血清峰浓度×100，如果空白就是没有数据；

[4]炎症情况下的脑脊液浓度；

[5]基于药物的剂量和器官的敏感性判断，理想的脑脊液浓度是≥10MIC；

[6]顾虑可能引发癫痫；

[7]所有的氟喹诺酮类药物在服用硫糖铝或多价阳离子如Ca^{2+}、Fe^{2+}、Zn^{2+}之前2～4h口服；

[8]与阿托伐醌组成复方制剂（Malarone），用于预防疟疾；

[9]奥司他韦/奥司他韦羧酸盐；

[10]EC＝肠衣制剂。

妊娠危险分级：FDA风险分级；A＝充足人类试验证据无风险，B＝动物实验无致死风险，人类试验证据尚不足，C＝动物实验致死性可逆，人类试验数据尚不足，获益多需要注意潜在风险，D＝人类试验有风险，但可能临床获益需要密切关注风险，X＝人类试验明确证实风险，且远大于获益；**食物效应（口服给药）**＋**食物**＝餐中服用，**无食物**＝空腹服用，±**食物**＝餐中或空腹服用；Oral%AB＝吸收百分率；**血清药物峰浓度**：SD＝单剂量，SS＝多剂量稳态；**分布容积（Vd）**：V/F＝分布容积/口服生物利用度，Vss＝稳态分布容积，Vss/F＝稳态分布容积/口服生物利用度；**脑脊液穿透**：基于剂量、敏感性、目标病原菌和脑脊液穿透率，对治疗效果的说明；AUC＝药物浓度曲线下面积，24h＝AUC；0～24；T_{max}＝血浆浓度达峰时间。

表14B　细胞色素P450酶与抗感染药物之间的相互作用

细胞色素P450酶同工酶术语：

例：3A4：3＝科，A＝亚科，4＝型；PGP＝P-糖蛋白；UGT＝尿苷二磷酸葡萄糖醛酸转移酶；OATP＝有机阴离子转运体多肽；OCT＝有机阳离子转运体；BCRP＝乳腺癌抵抗蛋白

药物	底物	抑制	诱导	药物	底物	抑制	诱导
抗细菌药物				**抗逆转录病毒药物**			
阿奇霉素（全部）	PGP	PGP（弱）		阿扎那韦	3A4	1A2，2C9，3A4	
克拉霉素（全部）	3A4	3A4，PGP		考比司他	3A4，2D6	3A4，2D6，PGP，BCRP，OATP1B1，OATP1B3	
甲硝唑		2C9					
利福平	PGP		1A2，2C9，2C19，2D6（弱），3A4，PGP	达芦那韦	3A4	3A4	
				地拉韦定	2D6，3A4	2C9，2C19，3A4	
TMP-SMX	SMX：2C9（主要），3A4	SMX：2C9 TMP：2C8		依非韦伦	2B6，3A4	2B6，2C9，2C19	2C19，3A4
				埃替拉韦	CYP3A，UGT		2C9
三甲氧苄胺嘧啶		2C8		依曲韦林	2C9，2C19，3A4	2C9，2C19（弱）	3A4
抗真菌药物				福沙那韦	3A4	2C19，3A4	福沙那韦
氟康唑（400mg）	3A4（少量），PGP	2C9，2C19，3A4，UGT		茚地那韦	3A4，PGP	3A4，PGP	
伊曲康唑	3A4，PGP	3A4，PGP		洛匹那韦	3A4	3A4	
酮康唑	3A4	3A4，PGP		马拉维诺	3A4，PGP	2D6	
泊沙康唑	PGP，UGT	3A4，PGP		奈非那韦	2C9，2C19，3A4，PGP	3A4，PGP	3A4

（续　表）

药物	底物	抑制	诱导	药物	底物	抑制	诱导
特比奈芬	2D6			奈韦拉平	2B6，3A4		3A4
伏立康唑	2C9，2C19，3A4	2C9，2C19（主要），3A4		拉替拉韦	UGT		
抗分枝杆菌药物				利托那韦	2D6，2A4，PGP	2B6，2C9，2C19，2D6，3A4，PGP	3A4，1A2（？），2C9（？），PGP（？）
贝达喹啉	3A4						
乙硫异烟胺	3A4（？）			沙奎那韦	3A4，PGP	3A4，PGP	
异烟肼	2E1	2C19，3A4		替拉那韦	3A4，PGP	1A2，2C9，2C19，2D6	3A4，PGP（弱）
利福布丁	3A4						
利福喷丁		2C9，3A4	3A4，UGT				

注：参考文献：*Hansten PD，Horn JR. The Top 100 drug interactions：a guide to patient management 2012*；*E. Freeland（WA）：H&H Publications*；*2010*；药品包装说明书。

表15A　肾功能损伤成人抗菌药物剂量

- 肾功能损伤时无需调整剂量药物列表，见*表15B*
- 肾功能损伤的药物剂量调整应该基于能反应肾小球滤过率的估算肌酐清除率（CrCl）
- 非肥胖和肥胖患者推荐不同的估测CrCl的计算方法
  - 以kg为单位计算理想体重（IBW）
    - 男性：50kg＋2.3×（身高－60英寸）（1英寸＝2.54cm；下同）
    - 女性：45kg＋2.3×（身高－60英寸）
  - 肥胖定义为体重超过理想体重20%或体质指数（BMI）＞30
- 估算CrCl的计算方法［参考文献，见*NEJM 354*：*2473*，*2006*（非肥胖者），*AJM 84*：*1053*，*1988*（肥胖者）］
  - **非肥胖患者**
    - 以kg计算体质指数（如上）
    - 使用如下公式计算估算的CrCl

$$\frac{(140-\text{年龄})\,\text{IBW}(\text{kg})}{72\times\text{血清肌酐}}=\begin{array}{l}\text{男性CrCl，单位为ml/min。}\\\text{女性：计算值}\times0.85\text{（估算）}\end{array}$$

  - **肥胖患者**
    - 体重超过标准体重≥20%标准体重或BMI＞30
    - 使用以下公式计算估算CrCl

$$\frac{(137-\text{年龄})\times[0.285\times\text{体重}(\text{kg})+(12.1\times\text{身高}(\text{m}))]}{51\times\text{血清肌酐}}=\text{CrCl（肥胖男性）}$$

$$\frac{(146-\text{年龄})\times[0.287\times\text{体重}(\text{kg})+(9.74\times\text{身高}(\text{m}))]}{60\times\text{血清肌酐}}=\text{CrCl（肥胖女性）}$$

- 如估算CrCl≥90ml/min，药物剂量见*表10A*和*表10D*
- 对于剂量参考基于mg/kg的药物应该使用什么体重来计算？
  - 如实际体重超过标准体重＜20%，使用患者的真实体重来计算
  - **对于肥胖患者**（体重超过标准体重＞20%或BMI＞30）
    - **氨基糖甙类**：（标准体重×0.4（实际体重－标准体重）＝矫正体重
    - **万古霉素**：实际体重，无论是否为肥胖
    - **其他药物**：无足够数据支持（*Pharmacotherapy 27*：*1081*，*2007*）
- 对于缓慢或持续每日透析（SLEDD）超过6～12小时者，药物剂量调整同CRRT。详细见*CID 49*：*433*，*2009*；*CCM 39*：*560*，*2011*
- 总的参考文献：Drug Prescribing in Renal Failure，5th ed. Aronoff，et al.（eds.）（*Amer College Physicians*，*2007*和药物包装说明书）

表15A（2） 肾功能损伤成人抗菌药物剂量

抗菌药物	半衰期（正常/终末期肾病）小时	正常肾功能剂量	方法（见页脚）	根据肾功能调整 估算的肌酐清除率（CrCl），ml/min			HEMO，CAPD	注解&CRRT剂量调整
				>50～90	10～50	<10		
抗菌药物								
氨基糖苷类：传统的每日多剂量——根据肾脏疾病调整计量								
阿米卡星	1.4～2.3/17～150	7.5mg/kg q12h或15mg/kg qd（见下）	I	7.5mg/kg q24h或15mg/kg每日一次	30～50：7.5mg/kg q24h CRRT患者剂量相同 10～30：7.5mg/kg q48h	7.5mg/kg q72h	HEMO：7.5mg/kg 透析后 CAPD：每L透析液清除15～20mg/d（见*注解*）	**高流量血透**：透析膜对氨基糖苷类清除不可估量，检测透析后药物浓度以评估有效性及毒性。**CAPD**，药代学异质性大-**检测血药浓度**。CAPD的常规用法：2L qid或8L qd（给予8L×清除20mg/L＝每日160mg阿米卡星静脉治疗）
链霉素	2～3/30～80	15mg/kg（最大剂量1g）q24h。每日一次剂量如下	I	15mg/kg q24h	15mg/kg q24～72h CRRT患者剂量相同	15mg/kg q72～96h	HEMO：7.5mg/kg 透析后 CAPD：每L透析液清除20～40mg/d	对于肥胖患者需调整给药参考体重［理想体重＋0.4（真实体重-理想体重）］（*CID 25：112，1997*） **危重SLEDD患者需加大剂量**：6mg/kg静脉q48h在SLEDD前30min开始（每日SLEDD；q48h Gent）（*AAC 54：3635，2010*）

（续　表）

抗菌药物	半衰期（正常/终末期肾病）小时	正常肾功能剂量	方法（见页脚）	根据肾功能调整 估算的肌酐清除率（CrCl），ml/min			HEMO，CAPD	注解&CRRT剂量调整
				＞50～90	10～50	＜10		

每日一次氨基糖苷类治疗：肾功能不全的剂量调整

肌酐清除率（ml/min）	＞80	60～80	40～60	30～40	20～30	10～20	＜10～0
药物	剂量 q24h（mg/kg）				剂量 q48h（mg/kg）		剂量 q72h和血液透析后
阿米卡星	15	12	7.5	4	7.5	4	3

抗菌药物	半衰期（正常/终末期肾病）小时	正常肾功能剂量	方法（见页脚）	＞50～90	10～50	＜10	HEMO，CAPD	注解&CRRT剂量调整
氟喹诺酮类抗生素								
左氧氟沙星	6～8/76	750mg q24h 静脉，口服	D&I	750mg q24h	20～49：750mg一次，然后500mg q48h	＜20：750mg一次，然后500mg q48h	HEMO/CAPD：剂量同CrCl＜20	CRRT 750mg一次，然后500mg q48h，尽管未通过FDA认证
大环内脂类抗生素								
克拉霉素	5～7/22	500～1000mg q12h	D	500mg q12h	500mg q12～24h	500mg q24h	HEMO：透析后剂量 CAPD：无	CRRT剂量同CrCl 10～50

注：关键缩写：调节方法：D＝剂量调整，I＝间隔调整；CAPD＝持续性非卧床腹透；CRRT＝持续肾脏替代治疗；HEMO＝血液透析；AD＝透析后；“补充”或“额外”为在透析过程中替代药物清除－除对CrCl＜10ml/min患者的持续治疗方案外增加补充药物剂量。

表15A（3） 肾功能损伤成人抗菌药物剂量

抗菌药物	半衰期（正常/终末期肾病）小时	正常肾功能剂量	方法（见页脚）	根据肾功能调整 估算的肌酐清除率（CrCl），ml/min			HEMO，CAPD	注解&CRRT剂量调整
				＞50～90	10～50	＜10		
其他抗生素								
甲硝唑	6～14/7～21	7.5mg/kg q6h	D	100%	100% CRRT剂量相同	50%	HEMO：剂量同CrCl＜10%，透析后给药 CAPD：剂量同CrCl＜10%	
磺胺甲噁唑（SMX）	10/20～50	1g q8h	I	q12h	q18h 剂量同CAVH	q24h	HEMO：血液透析后额外1g CAPD：1g q24h	
甲氧苄啶（TMP）	11/20～49	100～200mg q12h	I	q12h	＞30：q12h 10～30：q18h CRRT剂量相同	q24h	HEMO：透析后给药 CAPD：q24h	CRRT剂量：q18h
甲氧苄啶-磺胺甲噁唑（剂量基于TMP成分）								
治疗（剂量基于TMP成分）	与TMP相同	5～20mg/（kg·d）分q6～12h给药	D	不需要调整剂量	30～50：不需要调整剂量 10～29：减量50%	不推荐；如需使用：5～10mg/kg q24h	不推荐，如需使用：5～10mg/kg q24h 透析后给药 CRRT：5～7.5mg/kg q8h	
TMP-SMX预防治疗	与TMP相同	1片口服q24h或每周三次	无需调整	100%	100%	100%		

（续　表）

抗菌药物	半衰期（正常/终末期肾病）小时	正常肾功能剂量	方法（见页脚）	根据肾功能调整 估算的肌酐清除率（CrCl），ml/min			HEMO，CAPD	注解&CRRT剂量调整
				＞50～90	10～50	＜10		
抗真菌药物								
两性霉素B&脂质体两性霉素B	24h～15d/不需调整	非脂质体：0.4～1mg/kg/d ABLC：5mg/kg/d LAB：3～5mg/kg/d	I	q24h	q24h CRRT相同剂量	q24h	HEMO/CAPD/CRRT：无需调整剂量	两性霉素B毒性可通过盐水负荷治疗减轻；同时使用环孢素A、氨基糖甙类药物、喷他脒会增加毒性风险
氟康唑	37/100	100～400mg q24h	D	100%	50%	50%	HEMO：100%推荐剂量，透析后给药 CAPD：剂量同CrCl＜10	CRRT：200～400mg q24h
氟胞嘧啶	3～6/75～200	37.5mg/kg q6h	I	q12h	q12～24h CRRT相同剂量	q24h	HEMO：透析后给药 CAPD：0.5～1g q24h	目标为血浆药物浓度＞25mg/ml且＜100mg/ml
伊曲康唑，口服溶液	21/25	100～200mg q12h	D	100%	100% CRRT剂量相同	50%	HEMO/CAPD：口服溶液：100mg q12～24h	
伊曲康唑，静脉	21/25	200mg q12h	-	200mg 静脉 bid	不建议用于CrCl＜30的患者，因可发生药物载体环糊精蓄积			
特比萘芬	36～200/？	250mg口服qd	-	q24h	尚无研究评价，建议避免使用			
伏立康唑，静脉	非线性动力学	6mg/kg静脉q12h 2次，然后4mg/kg q12h	-	无需调整	如CrCl＜50ml/min，静脉伏立康唑治疗可导致载体（环糊精）聚集。建议更换为口服药物治疗或停止治疗 CRRT：4mg/kg口服q12h			

注：关键缩写：调节方法：D＝剂量调整，I＝间隔调整；CAPD＝持续性非卧床腹透；CRRT＝持续肾脏替代治疗；HEMO＝血液透析；AD＝透析后；**“补充”或“额外”**为在透析过程中替代药物清除——除对CrCl＜10ml/min患者的持续治疗方案外增加补充药物剂量。

表15A（4） 肾功能损伤成人抗菌药物剂量

抗菌药物	半衰期（正常/终末期肾病）小时	正常肾功能剂量	方法（见页脚）	根据肾功能调整 估算的肌酐清除率（CrCl），ml/min			HEMO，CAPD	注解&CRRT剂量调整
				＞50～90	10～50	＜10		
抗寄生虫药物								
喷他脒	3～12/73～118	4mg/（kg·d）	I	q24h	q24h CRRT相同剂量	q24～36h	HEMO：4mg/kg q48h 透析后给药 CAPD：剂量同CrCl＜10	
抗结核药物（见 *http://11ntcc.ucsd.edu/TB*）								
阿米卡星/链霉素								
卷曲霉素		15mg/kg q24h	I	15mg/kg q24h	15mg/kg q24h CRRT：25mg/kg q24h （最大剂量2.5g q24h）	15mg/kg 透析后给药 3次/周	HEMO：15mg/kg 透析后给药 3次/周	
乙胺丁醇	4/7～15	15～25mg/kg q24h	I	15～25mg/kg q24h	CrCl 30～50： 15mg/kg q24～36h CRRT相同剂量 CrCl10～20： 15～25mg/kg q24～48h	15～25mg/kg q24～48h	HEMO：20mg/kg 3次/周，透析后给药 CAPD：25mg/kg q48h	如有条件，建议透析患者监测血药浓度
异烟肼	0.7～4/8～17	5mg/（kg·d）（最大剂量300mg）	D	100%	100% CRRT相同剂量	100%	HEMO：透析后给药 CAPD/：剂量同CrCl＜10	

（续　表）

抗菌药物	半衰期（正常/终末期肾病）小时	正常肾功能剂量	方法（见*页脚*）	根据肾功能调整 估算的肌酐清除率（CrCl），ml/min			HEMO，CAPD	注解&CRRT剂量调整
				＞50～90	10～50	＜10		
吡嗪酰胺	9/26	25mg/kg q24h（最大剂量2.5g q24h）	D	25mg/kg q24h	CrCl 21～50：25mg/kg q24h CRRT剂量相同 对于CrCl10～20：25mg/kg q48h	12～25mg/kg 3次/周	HEMO：25mg/kg，3次/周，透析后给药 CAPD/：无需减量	
利福平	1.5～5/1.8～11	600mg qd	D	600mg q24h	300～600mg q24h CRRT剂量相同	300～600mg q24h	HEMO：无需调整剂量 CAPD/：剂量同CrCl＜10	生物活性代谢物
抗逆转录病毒药物（见*CID 40：1559，2005*）								
阿昔洛韦，静脉	2～4/20	5～12.4mg/kg q8h	D&I	100% q8h	100% q12～24h	50% q24h	HEMO：透析后给药 CAPD/：剂量同CrCl＜10	快速静脉注射可引起Cr↑ CRRT剂量：5～10mg/kg q24h
阿德福韦	7.5/15	10mg 口服 q24h	I	10mg q24h	10mg q48～72h[1]	10mg q72h[1]	HEMO：10mg 透析后给药，1次/周	CAPD：无数据；CRRT：剂量?
金刚烷胺	12/500	100mg 口服 bid	I	q12h	q24～48h	1次/7天	HEMO/CAPD：剂量同CrCl＜10	CRRT：剂量同CrCl 10～50
Atripla	见每个药物	200mg恩曲他滨＋300mg替诺福韦＋600mg依非韦伦	I	CrCl＜50不建议使用				

注：[1] 参见：*Transpantation 80：1086，2005*。

关键缩写：调节方法：D＝剂量调整，I＝间隔调整；CAPD＝持续性非卧床腹透；CRRT＝持续肾脏替代治疗；HEMO＝血液透析；AD＝透析后；**“补充”**或**“额外”**为在透析过程中替代药物清除－除对CrCl＜10ml/min患者的持续治疗方案外增加补充药物剂量。

表15A（5） 肾功能损伤成人抗菌药物剂量

抗菌药物	半衰期（正常/终末期肾病）小时	正常肾功能剂量	方法（见页脚）	根据肾功能调整 估算的肌酐清除率（CrCl），ml/min			HEMO，CAPD	注解&CRRT剂量调整
				＞50～90	10～50	＜10		
抗逆转录病毒药物（续）								
西多福韦：*剂量复杂——见包装内药品说明书*								
诱导期	2.5/不明	5mg/kg 1次/周，2周	-	5mg/kg 1次/周	CrCl≤55ml/min为使用禁忌			主要不良反应为肾脏毒性。在中度/严重肾脏疾病患者无有效性、安全性及药代动力学数据
维持期	2.5/不明	5mg/kg 1次/2周	-	5mg/kg 1次/2周	CrCl≤55ml/min为使用禁忌			
去羟肌苷片[2]	0.6～1.6/4.5	125～200mg q12h 缓释片	D	200mg q12h	200mg q24h	＜60kg：150mg q24h ＞60kg：100mg q24h	HEMO：透析后给药 CAPD/CRRT：剂量同CrCl＜10	基于不完全数据，数据为估测的
		400mg q24h 肠溶片	D	400mg q24h	125～200mg q24h	**不要使用肠溶片**	CAPD/CRRT：剂量同CrCl＜10	**如体重＜60kg & CrCl＜10ml/min，不要使用肠溶片**
恩曲他滨（CAPS）	10/＞10	200mg q24h	I	200mg q24h	30～49：200mg q48h 10～29：200mg q72h	200mg q96h	HEMO：剂量同CrCl＜10	见口服制剂包装内药品说明书
恩曲他滨＋替诺福韦	见每种药物	200～300mg q24h	I	无需调整	30～50：1片 q48h	CrCl＜30：不建议使用		
恩替卡韦	128～149/？	0.5mg q24h	D	0.5mg q24h	0.15～0.25mg q24h	0.05mg q24h	HEMO/CAPD：0.05mg q24h	透析日透析后给药

（续　表）

抗菌药物	半衰期（正常/终末期肾病）小时	正常肾功能剂量	方法（见*页脚*）	根据肾功能调整 估算的肌酐清除率（CrCl），ml/min				HEMO，CAPD		注解&CRRT剂量调整
				＞50～90	10～50		＜10			
泛昔洛韦	2.3～3/10～22	500mg q8h	D&I	500mg q8h	500mg q12～24h		250mg q24h	HEMO：透析后给药 CAPD：无数据		CRRT：不适用
膦甲酸（CMV用量）根据体重（kg）分层基于估算的CrCl进行剂量调整	正常半衰期（$T_{1/2}$）3h，终末半衰期18～88h。终末期肾病半衰期非常长	CrCl（ml/min/kg体重——仅用于膦甲酸）								
			＞1.4	＞1～1.4	＞0.8～1	＞0.6～0.8	＞0.5～0.6	＞0.4～0.5	＜0.4	更多详细信息参考药品包装内说明书
		诱导期：60mg/kg 静脉 q8h ×2～3周	60 q8h	45 q8h	50 q12h	40 q12h	60 q24h	50 q24h	不建议使用	
		维持期：90～120mg/（kg·d）静脉	120 q24h	90 q24h	65 q24h	105 q48h	80 q48h	65 q48h	不建议使用	
更昔洛韦	3.6/30　静脉	诱导期：5mg/kg q12h 静脉	D&I	70～90：5mg/kg q12h 50～60：2.5mg/kg q12h	25～49：2.5mg/kg q24h 10～24：1.25mg/kg q24h		1.25mg/kg 3次/周	HEMO：透析后给药 CAPD：剂量同CrCl＜10		
		维持期：5mg/kg q24h 静脉	D&I	2.5～5.0mg/kg q24h	0.6～1.25mg/kg q24h		0.625mg/kg 3次/周	HEMO：0.6mg/kg 透析后给药 CAPD：剂量同CrCl＜10		
	口服	1g tid 口服	D&I	0.5～1g tid	0.5～1g q24h		0.5g 3次/周	HEMO：0.5g 透析后给药		

注：[2]参见：对于NRTIs和NNRTIs：*Kidney International 60*：*821*，*2001*。

关键缩写：调节方法：D＝剂量调整，I＝间隔调整；CAPD＝持续性非卧床腹透；CRRT＝持续肾脏替代治疗；HEMO＝血液透析；AD＝透析后；“补充”或“额外”为在透析过程中替代药物清除－除对CrCl＜10ml/min患者的持续治疗方案外增加补充药物剂量。

表15A（6） 肾功能损伤成人抗菌药物剂量

抗菌药物	半衰期（正常/终末期肾病）小时	正常肾功能剂量	方法（见页脚）	根据肾功能调整 估算的肌酐清除率（CrCl），ml/min			HEMO，CAPD	注解&CRRT剂量调整
				＞50～90	10～50	＜10		
抗逆转录病毒药物（续）								
马拉维若	14～18/无数据	300mg bid		300mg bid				如同时使用CYP3A抑制剂，不良反应风险增加
拉米夫定	5～7/15～35	300mg口服qd	D&I	300mg口服qd	50～150mg qd	25～50mg qd	HEMO：透析后给药；CAPD：剂量同CrCl＜10 CRRT：100mg第一天，然后50mg/d	
奥司他韦	6～10/＞20	75mg口服bid～治疗	I	75mgq 12h	30～60：30mg bid ＜30：30 mg qd	没有数据	HEMO：30mg每次透析后给药[3]；CAPD：30mg每次交换后	如CrCl＜30，预防剂量为30mg 1次/天 CRRT：没有数据
帕拉米韦		600mg 1次/日	P&I	600mg qd	31～49：150mg qd 10～30：100mg qd	100mg（单次剂量） 然后15mg qd	HEMO：100mg（单次剂量），然后100mg透析后2h给药（透析日给药）	CRRT：*http：//www.cdc.gov/hiniflu/eva/peramivir.htm*
利巴韦林	当肌酐清除率＜50ml/min时，谨慎使用							
金刚乙胺	13～65/很长	100mg bid口服	I	100mg bid	100mg qd～bid	100mg qd	HEMO/CAPD：无数据	使用须谨慎，缺乏数据
司他夫定，口服	1～1.4/5.5～8	30～40mg q12h	D&I	100%	50% q12～24h	≥60kg：20mg/d ＜60kg：15mg/d	HEMO：剂量同CrCl＜10透析后 CAPD：无数据 CRRT：足量	
Stribild		1片/天		如CrCl＜70：使用禁忌	如CrCl＜50：停药			

（续 表）

抗菌药物	半衰期（正常/终末期肾病）小时	正常肾功能剂量	方法（见页脚）	根据肾功能调整 估算的肌酐清除率（CrCl），ml/min			HEMO，CAPD	注解&CRRT剂量调整
				＞50～90	10～50	＜10		
替比夫定	40～49/没有数据	600mg/d 口服	I	600mg qd	30～49：600mg q48h ＜30：600mg q72h	600mg q96h	HEMO：剂量同CrCl＜10透析后	
替诺福韦，口服	17/？	300mg qd		300mg qd	30～49：300mg q48h 10～29：300mg q72～96h	无数据	HEMO：300mg q7d或透析后12小时后[4]	
伐昔洛韦	2.5～3.3/14	1g q8h	D&I	1g q8h	1g q12～24h CRRT相同剂量	0.5g qd	HEMO：透析后给药 CAPD：剂量同CrCl＜10	CAVH剂量：剂量同CrCl 10～50
缬更昔洛韦	4/67	900mg bid 口服	D&I	900mg bid 口服	450mg qd至450mg 隔日一次	不建议使用	见药品说明书	
齐多夫定	1.1～1.4/1.4～3	300mg q12h	D&I	300mg q12h	300mg q12h CRRT相同剂量	100mg q8h	HEMO：给药剂量同CrCl＜10，透析后给药 CAPD：给药剂量同CrCl＜10	

注：[3]年龄＞1岁儿童HEMO体重为基础的剂量调整（每次血液透析后给药）：≤15kg：7.5mg；16～23kg：10mg；24～40kg：15mg；＞40kg：30mg（*CID 50：127，2010*）

[4]有急性肾衰竭和范科尼综合征的报道。

关键缩写：调节方法：D＝剂量调整，I＝间隔调整；CAPD＝持续性非卧床腹透；CRRT＝持续肾脏替代治疗；HEMO＝血液透析；AD＝透析后；“补充”或“额外”为在透析过程中替代药物清除－除对CrCl＜10ml/min患者的持续治疗方案外增加补充药物剂量。

表 15B 肾功能损伤无需调整剂量

抗菌药物	抗真菌药物	抗结核药物	抗病毒药物	
阿奇霉素	阿尼芬净	乙胺丁醇	阿巴卡韦	洛匹那韦
莫西沙星	卡泊芬净	异烟肼	阿扎那韦	奈非那韦
乙胺嘧啶	伊曲康唑口服液	利福平	达芦那韦	奈韦拉平
	酮康唑	利福布丁	地拉韦定	雷特格韦
	米卡芬净	利福喷汀	依非韦仑	利巴韦林
	伏立康唑，**仅口服剂型**		恩夫韦肽[1]	沙奎那韦
			福沙那韦	替拉那韦
			茚地那韦	

注：[1]恩夫韦肽：没有 CrCl＜35ml/min 的患者临床研究数据，不建议应用。

表 15C 肝功能损伤患者的抗逆转录病毒药物剂量调整

（*CID 40*：*174*，*2005*。肝脏疾病是药物减量的指征）

药物 化学名（商品名）	标准计量	肝功能损伤剂量		注解
		CHILD-PUGH 评分*	调整剂量	
蛋白酶抑制剂				
阿扎那韦（Reyataz）	300～400mg po qd	7～9 ＞9	300mg qd 不建议使用	如有肝功能损伤，勿利托那韦强化
达芦那韦	600mg po bid 联用利托那韦	应谨慎应用，无相关剂量推荐		
福沙那韦（Lexiva）	1400mg q12h	5～9 10～15	700mg q12h 350mg bid	
茚地那韦（Crixivan）	800mg po q8h	轻至中度肝功能损伤	600mg q8h	
洛匹那韦/利托那韦（Kaletra）	400mg/100mg po q12h	无推荐剂量；肝功能损伤时谨慎使用		
奈非那韦（Viracept）	1250mg po q12h	无推荐剂量；肝功能损伤时谨慎使用		
利托那韦（Norvir）	600mg po q12h	无推荐剂量；肝功能损伤时谨慎使用		
沙奎那韦（Invirase）	1000mg po＋利托那韦 100mg bid	无推荐剂量；肝功能损伤时谨慎使用		
Stribild	1 次/日	3（Child-Pugh 分级）	不建议使用	
替拉那韦	500mg＋利托那韦 200mg po bid	5～9 ＞9	无需调整剂量 不建议使用	
融合 & 进入抑制剂				
恩夫韦肽（Fuzeon）	90mg 皮下注射 q12h	无剂量调整建议		
马拉维若（Selzentry）	300mg po bid *见 35 页*	无推荐剂量；肝功能损伤时谨慎使用		

（续　表）

药物 化学名（商品名）	标准计量	肝功能损伤剂量		注解
		CHILD-PUGH 评分*	调整剂量	
其他抗逆转录病毒药物				
阿巴卡韦	600mg po qd	5～6 ＞6	200mg bid 避免使用	使用口服试剂
地拉韦定	400mg po tid	肝脏代谢	无剂量调整数据	
依非韦伦/利匹韦林	600mg po qd	肝脏代谢	无剂量调整数据	
依曲韦林	200mg po bid	≤9 ＞9	无须调整剂量 无数据：谨慎使用	
奈韦拉平	200mg po bid	≤6 ＞6	谨慎使用 禁忌	

*CHILD-PUGH 评分计算－分类如下

临床特点	评分		
	1	2	3
肝性脑病（见下）**	无	1～2级	3～4级
白蛋白	＞3.5g/dl	2.8～3.5g/dl	＜2.8g/dl
总胆红素	＜2mg/dl	2～3mg/dl	＞3mg/dl
如使用茚地那韦或Gilbert综合征	＜4mg/dl	4～7mg/dl	＞7mg/dl
凝血酶原时间或INR	＜4 ＜1.7	4～6 1.7～2.3	＞6 ＞2.3

分类

评分	分级
5～6	A
7～9	B
＞9	C

****肝性脑病分级**

分级	临床标准
1	轻度混乱，焦虑，不安
2	嗜睡，扑翼样震颤
3	嗜睡可唤醒，明显混乱，言语混乱，失禁，过度通气
4	昏迷，去大脑僵直状态，松弛

表16 非核苷类逆转录酶抑制剂（NNRTIs）、蛋白酶抑制剂和CCR-5拮抗剂之间的相互作用

（摘自HIV感染成人与青少年抗逆转录病毒药物使用指南，详见 *www.aidsinfo.nih.gov*）

多种药物间相互作用见*《桑福德抗微生物治疗指南 2019》*，*表22A*；*https*：*//www.hiv-druginteractions.org*（利物浦大学）

名字（缩写、商品名）	阿扎那韦（ATV，Reyataz）	达鲁那韦（DRV，Prezista）	福沙那韦（FOS-APV，Lexiva）	茚地那韦（IDV，Crixivan）	洛匹那韦/利托那韦（LP/R，克力芝）	那非那韦（NFV，Viracept）	沙奎那韦（SQV，Invirase）	替泼那韦（TPV）
地拉夫定（DLV，Rescriptor）	无数据	无数据	**不推荐联合应用**	IDV浓度增加40%，剂量：IDV 600mg q8h，DLV标准剂量	预计LP浓度增加，无数据	NFV浓度升高2倍；DLV浓度下降50%，剂量：无数据	SQV浓度升高5倍，剂量：SQV 800mg q8h，DLV标准剂量	无数据
依非韦伦（EFV，Sustiva）	ATV的AUC下降74%。剂量：EFV标准剂量；ATA/RTV 300/100mg qd，同食物服	两种药物均标准剂量	FOS-APV浓度降低。剂量：EFV标准剂量，FOS-APV 1400mg＋RTV 300mg qd，或FOS-APV 700mg＋RTV 100mg q12h	IDV浓度降低31%，剂量：IDV 1000mg q8h，EFV标准剂量	LP浓度下降40%。剂量：LP/R 533/133mg q12h，EFV标准剂量	标准剂量	SQV浓度降低62%，剂量：SQV 400mg＋RTV 400 mg q12h	无需调整剂量
Etravirine（ETR，Intelence）	ATV和ETR的浓度升高	两种药物均标准剂量	FOS-APV浓度升高	IDV浓度降低	ETR浓度升高，**LP/R浓度降低**	NFV浓度升高	ETR浓度下降33%；SQV/R无变化。两种药物均标准剂量	ETR浓度降度，TPV和RTV浓度升高。**避免联用**
奈韦拉平（NVP，Viramune）	避免联用。ATZ增加NVP浓度＞25%；NVP使ATZ的AUC下降42%	两种药物均标准剂量	谨慎使用。NPV的AUC增加14%（700/100 FOS/RTV，NVP的AUC增加29%）（FOS 1400 mg bid）	IDV浓度降低28%。剂量：IDV 1000mg q8h，或联合RTV；NVP标准剂量	LP浓度降低53%，剂量：LP/R 533/133 mg q12h，NVP标准剂量	标准剂量	剂量：SQV＋RTV 400/400mg q12h	**标准剂量**

表 17　妊娠期抗感染药物

所列为重要的抗病毒药和治疗机会性感染的药物

更多信息参见*《桑福德抗生素治疗指南》，表8*

药物	FDA 妊娠危险分级*	胎盘穿透（%）	哺乳	不良反应：婴儿，母亲
抗细菌药物				
氟喹诺酮	C	80 ～ 90	否	潜在关节病变
大环内酯：				
阿奇霉素	B	ND	ND	无
克拉霉素	C	ND	可	对灵长类动物胚胎有毒性
甲硝唑	B	+	否	注：孕早期勿用
抗真菌药物				
两性霉素 B	B	+	可	无
棘白菌素类：				
阿尼芬净	C			
卡铂芬净	C			
米卡芬净	C			
氟康唑、伊曲康唑	C	ND	ND	NHS
氟胞嘧啶	C			
泊沙康唑	C	ND	ND	
伏立康唑	D			**先天缺陷的风险**
抗寄生虫药物				
喷他脒	C	+	否	NHS
乙胺嘧啶	C	+	否	注：怀孕早期勿用
磺胺嘧啶	C	70 ～ 90	否	可能引起核黄疸，G6PD 缺乏者出现溶血性贫血
甲氧苄啶	C	30 ～ 100	可	无
抗结核药物				
乙胺丁醇	ND	30	可	无
异烟肼	C	100	可	无
吡嗪酰胺	C	ND	可	无
利福布丁	B	ND	ND	
利福平	C	33	可	新生儿可以喂奶
链霉素	D	10 ～ 40	可	耳毒性（失聪 16%）
沙利度胺	X	推测可以	ND	**先天性缺陷的主要危险因素**
抗病毒药物（非治疗 HIV 药物）				
阿昔洛韦、伐昔洛韦	B	70	可?	无。伐昔洛韦没有数据，哺乳期女性慎用
阿德福韦	C	ND	否	妊娠不推荐使用
西多福韦	C	ND	否	妊娠不推荐使用
恩替卡韦	C	ND	ND	
泛昔洛韦	B	ND	ND	
更昔洛韦、缬更昔洛韦	C	否	否	动物试验可致癌，NHS
干扰素	C	ND	ND	

（续 表）

药物	FDA妊娠危险分级*	胎盘穿透（%）	哺乳	不良反应：婴儿，母亲
利巴韦林	X	ND	否	**先天性缺陷的主要危险因素**
抗病毒药物：				
核苷类与核苷酸类逆转录酶抑制剂（NRTIs）：				
阿巴卡韦	C	＞80	否	人类暴露量的35倍时可以致老鼠胚胎畸形
去羟肌苷	B	50	否	无致畸性的证据
恩曲他病	B	ND	否	无致畸性的证据
拉米夫定	C	100	否	无致畸性的证据
司他夫定	C	76	否	致啮齿动物发生肿瘤
替诺福韦	B	ND	否	
扎西他滨	C	30～50	否	致啮齿动物发生肿瘤
司他夫定	C	85	否	致啮齿动物发生肿瘤
非核苷类逆转录酶抑制剂（NNRTIs）：				
地拉夫定	C	ND	否	对老鼠有致畸性，啮齿动物肿瘤
依非韦伦	C	ND	否	
依曲韦林	B	ND	否	
奈韦拉平	C	100	否	致啮齿动物发生肿瘤
利匹韦林	B	ND	否	无致畸性的证据

表17（2） 妊娠期抗感染药物

药物	FDA妊娠危险分级*	胎盘穿透（%）	哺乳	不良反应：婴儿，母亲
蛋白酶抑制剂（PIs）				
福沙那韦	C	ND	否	致啮齿动物发生肿瘤
阿扎那韦	B	ND	否	致雌鼠肿瘤
达鲁那韦	B	ND	否	阴性
依曲韦林	B	ND	否	
茚地那韦	C	ND	否	致啮齿动物发生肿瘤
洛匹那韦/利托那韦	C	ND	否	致啮齿动物发生肿瘤
那非那韦	B	ND	否	致啮齿动物发生肿瘤
利托那韦	B	15～100	否	致啮齿动物发生肿瘤
沙奎那韦	B	很少	否	无致畸性的证据
替泼那韦	C	否	否	无致畸性的证据
融合抑制剂				
恩夫韦肽	B	ND	否	无致畸性的证据
趋化因子受体拮抗剂				
马拉维若	B	ND	否	
整合酶抑制剂				
多替拉韦	B	ND	否	
埃替格韦	B	ND	否	
拉替拉韦	C	ND	否	
复方制剂				
Stribild	B			

注：* FDA 妊娠危险分级

ND，无数据；

A＝适当的孕妇研究，没有风险；

B＝动物研究，没有胚胎毒性；无孕妇的对照研究；

C＝动物试验显示有胚胎不良反应；无人类的对照研究；潜在的益处可能超出风险；

D＝有人类胚胎风险的证据；潜在的益处可能超出风险；

X＝动物和人类研究证实致胚胎异常，对孕妇的风险显然超过潜在的益处。

表18　HIV/AIDS相关恶性肿瘤疾病谱和治疗

Ⅰ.相关的恶性肿瘤谱：AIDS指向性肿瘤：随着ART，发病率下降

A. **卡波西肉瘤**和其他KSHV/HHV-8相关恶性肿瘤

1. 原发体腔淋巴瘤（原发性渗出性淋巴瘤）
2. 多中心型卡斯尔曼病

B. **HIV相关淋巴瘤**

1. 原发性中枢神经系统淋巴瘤（EBV）
2. 非霍奇金淋巴瘤（EBV）
3. 原发性体腔淋巴瘤；原发性渗出淋巴瘤（HHV-8/EBV）
4. 口腔浆母细胞淋巴瘤

C. **人疱疹病毒（HPV）导致的宫颈癌、口腔癌和肛门癌**

D. **AIDS患者中发病率增加的恶性肿瘤**—非AIDS指向性肿瘤

1. 皮肤基底细胞癌（多数患者与EBV有关）
2. 霍奇金病
3. 精原细胞瘤
4. 儿童的平滑肌肉瘤
5. 早发的乳腺癌或肺癌
6. 神经内分泌癌（梅克尔细胞）（涉及多瘤病毒）

Ⅱ.卡波西肉瘤（KS）— 流行病学、病理学和治疗

A. **病因和发病机制**

1. 人疱疹病毒8型，也称为卡波西肉瘤相关人疱疹病毒（KSHV）
2. HHV-8/KSHV
   a. 所有卡波西肉瘤的肿瘤组织中发现病毒的DNA
   b. 感染早于肿瘤
   c. 血清学阳性率可预测肿瘤发生率
   d. 病毒潜伏在大多数细胞中，溶细胞作用＜5%
   e. 目标是梭形细胞

B. **诊断**

1. 临床表现，病理活检
2. HHV-8/KSHV血清学，PCR可以定量测定血浆中的HHV-8

C. **HHV-8（KSHV）是三种肿瘤的病因：**

1. 卡波西肉瘤
2. 原发性渗出淋巴瘤
3. 多中心型卡斯尔曼病
4. 表现为KSHV相关炎症综合征（*CID 62*：*730*，*2016*）：IL-6和IL-10显著升高，病死率高

D. **治疗**

1. **免疫重建**，有效的抗HIV治疗可带来：
   a. 有报道循环中的细胞清除HHV-8，清除率60%～80%
   b. 对老鼠和人类，蛋白酶抑制剂具有抗肿瘤活性（*Nature Med 8*：*225*，*2002*）
   c. 有西罗莫司成功治疗肾移植患者卡波西肉瘤的报道（*Transplant Proceed 44*：*2824*，*2012*）
   d. 参考：*Cochrane Database Rev 9*：*CD003256*，*2014*
2. **建议肿瘤专家会诊指导最佳的局部治疗和全身治疗**

Ⅲ.原发体腔淋巴瘤/原发渗出淋巴瘤

A. 病因：HHV-8/KSHV；部分细胞EBV也阳性

B. 诊断：胸膜腔、心包腔或腹腔内肿瘤组织的活检

C.治疗：rmCHOP（利妥昔单抗－甲氨蝶呤 CHOP），建议肿瘤科医生会诊

D.ART可延长生存（*CID 47*：*410*，*418*，*1209*，*2008*）

Ⅳ.多中心型卡斯尔曼病

A.少见的淋巴增殖性疾病

B.病因：HHV-8/KSHV

C.临床：发热、淋巴结肿大、脾肿大

D.治疗：长春花碱、依托铂苷、利妥昔单抗非常有效

表18（2） HIV/AIDS相关恶性肿瘤疾病谱和治疗

Ⅴ.HIV相关淋巴瘤

A.**一般信息**

1.同免疫功能正常的宿主相比，见于疾病进展期的患者

2.ART会让淋巴瘤表现出来（免疫功能重建炎症反应综合征的现象）（*CID 59*：*279*，*2014*）

3.HIV相关非霍奇金淋巴瘤，均为B细胞来源

4.与病毒有关

a.全身性淋巴瘤——与病毒无关

b.中枢神经系统淋巴瘤——EBV阳性率100%，但预测价值低（*CID 38*：*1629*，*2004*）

c.体腔淋巴瘤——全部都表达HHV-8基因

5.抗逆转录病毒治疗取得疗效的同时，疾病也在改善

B.**原发中枢神经系统淋巴瘤**：可累及大脑、脑膜、眼睛或脊髓

1.通常发生在CD4细胞非常低的患者

2.用PCR法检测，脑脊液中EBV DNA 阳性率＞90%，但是预测价值低（*CID 38*：*1629*，*2004*）

3.治疗：

a.一致同意使用大剂量氨甲蝶呤

b.除氨甲蝶呤外，其他治疗未达成共识：化疗、骨髓移植或放疗，联合进行，建议会诊

C.**非霍奇金淋巴瘤**

1.建议会诊，治疗复杂

2. HIV的治疗影响预后（*Ann Oncology 26*：*958*，*2015*）

Ⅵ.宫颈癌

A.流行病学：很常见，HIV患者较严重

B.病因学：人乳头瘤病毒

C.**建议**（*Int J Gyn Obstet 132*：*252*，*2016*）

1.第一年，宫颈涂片2次；如果第一次正常，此后每年一次；如果CD4＞500/μl，每3年1次

2.出现下列情况，增加宫颈涂片的频率：

a.既往宫颈涂片异常

b.乳头瘤病毒感染（疣）史

c.宫颈原位癌治疗后

d.有AIDS症状，或CD4＜200/μl

3.如果宫颈涂片异常，建议行阴道镜或活检

4.如果CD4＞200/μl和年龄＜26岁，建议注射人乳头瘤病毒疫苗

Ⅶ.肛门癌，危险因素和流行病学见*NEJM 365*：*1576*，*2011*

A.流行病学

1.HIV感染的免疫功能缺陷人群，人乳头瘤病毒相关肛门癌在增加。肛门疣患者中，肛门癌的发生率是47%（*CID 51*：*107*，*2010*）

2.ART可延缓病情进展（*CID 52*：*1174*，*2011*）

B.有肛交史的HIV感染者的建议

1.肛门黏膜涂片

2.如果有指征，常规行肛门镜检查并活检

3.确诊肿瘤，需要外科广泛切除肿瘤

4.肛门高级别鳞状细胞上皮内病变常见于HIV感染的女性，与性方式无关

（*CID 64*：*289*，*2017*）

Ⅷ.肝细胞肝癌

A.HIV/HBV或HIV/HCV共感染致肝脏疾病进展迅速

B.肝细胞肝癌的风险同时增加

Ⅸ.非艾滋病指向性肿瘤的发生率，有效ART开展好的地方，非艾滋病指向性恶性肿瘤的发生率增高，艾滋病指向性恶性肿瘤的发生率下降

表19　成人和青少年HIV感染者的疫苗接种

（参见：*https：//aidsinfo.nih.gov/guidelines/html/4/adult-and-adolescent-opportunistic-infection/365/figure--immunization*）

成人和青少年HIV感染者疫苗接种时间表，美国，2017

疫苗	年龄					CD4细胞计数	
	13～18岁	19～26岁	27～59岁	60～64岁	≥65岁	<200/μl	≥200/μl
流感疫苗[1]	每年一次					每年一次	
白百破疫苗[2]	百白破1剂，每10年强化一次破伤风和白喉类毒素					百白破1剂，每10年强化一次破伤风和白喉类毒素	
麻风腮疫苗[3]	如果CD4≥200/μl，2剂					禁忌	如果生于1957年或之后，2剂
水痘疫苗[4]	如果CD4≥200/μl，2剂					禁忌	2剂
带状疱疹疫苗[5]						禁忌	
人乳头瘤病毒疫苗[6]	3剂					26岁以内，3剂	
肺炎球菌结合13价疫苗[7]	1剂					1剂	
肺炎球菌多糖23价疫苗[7]	2剂				1剂	根据年龄，最多3剂	
甲肝疫苗[8*]	根据疫苗，2剂或3剂					根据疫苗，2剂或3剂	
乙肝疫苗[9]	3剂					3剂	
脑膜炎球菌疫苗[10]	2剂，每5年强化一次					2剂，每5年强化一次	
脑膜炎球菌疫苗B组[10*]	根据疫苗，2剂或3剂					根据疫苗，2剂或3剂	
b型流感嗜血杆菌疫苗[11*]	根据适应证，1剂或3剂					根据适应证，1剂或3剂	

注：* HIV感染者或其他适应证。

疫苗使用的缩写

HepA	甲型肝炎疫苗	IIV	灭活流感疫苗	RIV	重组流感疫苗
HepA-HepB	甲型肝炎疫苗和乙型肝炎疫苗	MenACWY	A，C，W，Y血清型脑膜炎球菌疫苗	Td	破伤风和白喉类毒素
HepB	乙型肝炎疫苗哌	MenB	B血清型脑膜炎球菌疫苗	Tdap	破伤风类毒素，减毒白喉类毒素，无细胞百日咳菌苗
HiB	b型流感嗜血杆菌疫苗	MMR	麻疹、风疹、腮腺炎疫苗（活）	VAR	水痘疫苗（活）
HPV	人乳头瘤病毒疫苗	PCV13	13价肺炎球菌结合疫苗		
HZV	带状疱疹病毒疫苗（活）	PPSV23	23价肺炎球菌多糖疫苗		

成人和青少年HIV感染者疫苗接种时间表，美国，2017

1. **流感疫苗**

成人和青少年每年接种适合其年龄的灭活疫苗（IIV）或重组流感疫苗（RIV）。孕妇接种灭活疫苗或重组流感疫苗。鸡蛋过敏仅表现为寻麻疹的成人和青少年接种灭活疫苗或重组流感疫苗。有其他鸡蛋过敏史的患者（如血管神经性水肿或呼吸窘迫），在能够及时识别和处置严重过敏反应的医护人员的监控下，可以接种灭活疫苗或重组流感疫苗。现有的流感疫苗名单可在网站查询*www.cdc.gov/flu/protect/vaccine/vaccines.htm*。

2. **白喉、百日咳、破伤风疫苗**

既往未接种过无细胞百日咳疫苗（Tdap）的成人或青少年，接种一剂破伤风类毒素、减毒白喉类毒素和物细胞百日咳疫苗，此后每10年强化接种破伤风和白喉类毒素（Td）。女性在每次怀孕时接种一次Tdap，最好在孕27～36周的早期接种。Tdap的使用信息和预防破伤风的伤口处置可查询*www.cdc.gov/mmwr/preview/mmwrhtml/rr5517a1.htm*。

3. **麻疹、风疹、腮腺炎疫苗**

CD4＞200/μl且没有麻疹、风疹和腮腺炎免疫的成人或青少年接种两剂麻疹、风疹、腮腺炎疫苗（MMR），两次接种间隔1个月，麻疹、风疹和腮腺炎免疫的确凿证据包括：1957年前出生，MMR接种证明，抗体检测和疾病。CD4＞200/μl的孕妇，如果没有风疹的免疫，应该在分娩后接种两剂MMR，间隔1个月。CD4＜200/μl的成人和青少年不能接种MMR。

4. **水痘疫苗：**

CD4＞200/μl且没有水痘免疫的成人或青少年接种两剂水痘疫苗（VAR），两次接种间隔三个月，水痘免疫的确凿证据包括：VAR接种证明，1980年前出生于美国，水痘和带状疱疹史，抗体检测。CD4＜200/μl者不能接种VAR。

表19（2） 成人和青少年HIV感染者的疫苗接种

5. 带状疱疹疫苗

CD4≥200/μl的成人或青少年的带状疱疹（HZV）疫苗的接种尚无推荐。CD4<200/μl者不能接种HZV疫苗。

6. 人乳头瘤病毒疫苗

26岁以下的成人或青少年接种3剂人乳头瘤病毒（HPV）疫苗，分别为0、1～2月和6月。孕妇不推荐接种HPV疫苗。

7. 肺炎球菌疫苗

接种1剂13价肺炎球菌结合疫苗（PCV13），至少2个月后接种1剂23价肺炎球菌多糖疫苗（PPSV23）。第二次接种PPSV23应该在首次接种PPSV23后至少5年以上。如果最近一次接种PPSV23是在65岁以前，那么在≥65岁时，再接种一次，距前一次接种至少间隔5年。

8. 甲型肝炎疫苗

处于特殊风险，希望预防甲型肝炎的成人或青少年，接种2剂甲型肝炎疫苗（HepA），分别为1、6～12月，或者0、6～18月，根据疫苗而定。或者接种甲型肝炎和乙型肝炎联合疫苗（HepA-HepB），分别为0、1、6月。需要接种甲肝疫苗的风险因素包括：慢性肝病、输凝血因子者、男男性接触者、静脉吸毒者和去甲型肝炎流行国家旅行。

9. 乙型肝炎疫苗

接种3剂乙型肝炎疫苗（HepB）或甲型肝炎和乙型肝炎联合疫苗（HepA-HepB），分别为0、1、6月。

10. 脑膜炎球菌疫苗

接种2剂A、C、W、Y血清型脑膜炎球球菌疫苗（MenACWY），两次至少间隔2月，每5年强化一次。B血清型脑膜炎球球菌疫苗（MenB）不常规推荐。年龄在16～23岁的年轻人，16～18岁为最佳，根据各自的具体情况，可以接种MenB（2剂MenB-4C，至少间隔1个月，或3剂MenB-FHbp，分别为0、1～2月、6月）。

11. b型流感嗜血杆菌疫苗

HIV感染的成人或青少年不推荐常规接种b型流感嗜血杆菌疫苗（Hib）。无脾、造血干细胞移植和其他指证者接种HIb。

表20A 医生对HIV感染者以及可能有“危险”行为的人海外旅行时所要采取的措施

根据目的地不同，国际旅行发生疾病的可能性在22%～64%（*NEMJ 2016*；*375*：*247*）。

由于HIV感染者的疾病可能较重或迁延为慢性，给出建议，采取措施，把风险降至最低，包括：

- 如果旅行者在旅行中很可能参与高危行为，旅行前检查HIV抗体的状态，特别是去发展中国家旅行。绝对要使用安全套。高危行为应该考虑使用TDF/FTC进行暴露前预防，参见：*https：//www.cdc.gov/hiv/pdf/ risk/prep/cdc-hiv-prep-guidelines-2017.pdf*。
- 确保有足够的药品供应和关于需要冷藏或特殊储存的信息。
- 根据病人的免疫状况，检查计划的行程和活动，检查旅行中增加的风险，特别是去发展中国家或热带国家。在某些情况下，由于无法消除或减少的严重风险，建议改变行程或活动，可能是审慎的做法。
- 建议采取以下措施减少接触病原体：
  - 尽量避免可能被污染的食物和饮料，特别是生的或未煮熟的贝类、鱼、肉或鸡蛋；生的、未剥皮的水果和蔬菜；自来水和冰块；以及未经高温消毒的牛奶和奶制品（奶酪）
  - 坚持只吃煮得很熟的食物，只喝很烫或瓶装的饮料。
  - 减少与病媒接触。例如，使用驱虫剂，避免在黄昏或其他昆虫活动增加的时间和地点暴露在室外。
- 经常洗手，最好使用含酒精的洗手凝胶。
- 督促患者及时得到疾病症状和感染早期治疗的评估。如果可能，在出发前确定一名了解目的地艾滋病毒感染情况的医生[1]。安排旅行期间的连续医疗管理（例如，预防卡氏肺孢子菌肺炎）。
- 根据计划的行程和活动，选用疫苗和预防治疗。严重免疫功能缺陷未接受ART的患者禁用活疫苗。确保已经接种了大多数推荐接种的疫苗，包括H1N1流感疫苗（无论一年中的任何时候）。处方抗菌药物（包括或不包括避孕药），并指导病人如何早期治疗腹泻[2]。
- 免疫功能缺陷患者的全面考量，参见：*https：//www.cdc.gov/travel/yellowbook/2018/advising-travelers-with-specific-needs/immunocompromised-travelers#5040*

注：[1] 会讲英文的海外医生名单及健康资讯：国际旅行医疗援助协会（IAMAT），417 Center St.，Lewiston，NY 14092。见 *https：//www.iamat.org/*。

[2] 医疗建议（针对所有旅客）：*https：//wwwnc.cdc.gov/travel/page/pack- smart#travelhealthkit*。

表20B HIV成年感染者发展中国家旅行的免疫计划

疫苗/类毒素	HIV感染的分期		备注
	无症状HIV感染*	有症状（艾滋病）*	
所有发展中国家均“常规”接种			
eIPV	是	是	见*表19*，OPV禁忌
甲型肝炎疫苗	是	是	见*表19*
伤寒Vi多糖疫苗（Connaught）	是	是	推荐每2年强化一次。禁用口服减毒活疫苗（例如Ty21a）
免疫球蛋白（IgG）	是	是	旅行2～3个月，0.02ml/kg，肌肉注射，单次
根据旅行活动“特殊”接种：国家和活动			
霍乱（灭活疫苗）	见备注	见*备注*	疫苗不能预防传播，有效性约50%。去美国旅行的风险很低。虽然WHO不推荐，但是有些国家需要接种该疫苗（所在国卫生部查询）。如果需要，疫苗接种完成后，签名，日期和验证，以避免重新接种或检疫的风险
狂犬病（暴露前）（灭活疫苗）	是，如果有指征 动物饲养员，去狂犬病持续存在的国家旅行1个月以上	是，如果有指征	0、7、28天注射HDCV或RVA疫苗1ml，肌肉注射。3剂之后2周检测血清抗体
脑膜炎球菌多糖疫苗（Menomune）或多糖蛋白结合疫苗（Menactra）	2016年最新推荐（*MMWR 65*：*1189*，*2016*）：年龄＞2月龄的HIV感染者都应接种		
黄热病（减毒活疫苗）	是（±）；如果存在不可避免的暴露，特别推荐	否（禁忌）	
乙型脑炎	接种，如果有指征：亚洲旅行，夏季，留在农村		需要3剂：0、7、30天 0、7、14天的紧急接种可以采用，免疫效果稍差
鼠疫（灭活疫苗）	接种，如果有指征：鼠疫流行区，如果留在农村，而不是住旅游酒店		
卡介苗（BCG）	否	否	减毒活疫苗

注：* 所有旅客都应常规接种的疫苗。参见：*https*：*//aidsinfo.nih.gov/guidelines/html/4/adult-and- adolescent-opportunistic-infection/365/figure--immunization*。

更多信息参见：*www.travmed.com*；*www.fitfortravel.scot.nhs.uk*。

表21 HIV感染者刺激红细胞、白细胞和血小板*

药物名称 通用名（商品名）费用	备注
促红细胞生成素（Epogen，Procrit） Darbepoetin（Aranesp，Nesp），长效促红细胞生成素 Peginesatide（Omontys） 血液透析患者使用促红素的荟萃分析显示，促红素增加卒中、血压升高和血栓事件的风险（*An Int Med 153：23，2010*）	**FDA批准治疗HIV患者贫血。FDA警告**：死亡、血栓和心血管事件的风险增加。监测血红蛋白，保持血红蛋白≤11g/dl。促红细胞生成素抗体可以造成红细胞性再生障碍性贫血（*AJG 100：1415，2005*） **促红细胞生成素的剂量**：40 000～60 000单位，皮下注射，每周一次，效果与每周三次相当（*AIDS Res Human Retroviruses 20：1037，2004*） **Darbepoetin的剂量**：0.45μg/kg 静脉或皮下注射，**每周一次** **Peginesatide的剂量**：0.04mg/kg 静脉或皮下注射，每月一次
中性粒细胞集落刺激因子（G-CSF），非格司亭（Neupogen），聚乙二醇非格司亭（Neulasta） **中性粒细胞-单核细胞集落刺激因子（GM-CSF）**，沙格司亭（Leukine）	G-CSF：标准剂量5μg/（kg·d），皮下注射；HIV感染者低剂量可能有效，例如，1μg/（kg·d），皮下注射，直至中性粒细胞绝对计数＞1000/dl，然后每周1～2次。对HIV的复制没有影响。聚乙二醇非格司亭：6mg 皮下注射，每个化疗周期一次 GM-CSF：5μg/（kg·d），皮下注射，直至中性粒细胞升高。有升高CD4细胞和轻微降低病毒载量的倾向。不良反应：发热、肌痛、乏力、烦躁、头痛和骨痛
静脉注射免疫球蛋白（IVIG）（Gamimune N，Gammar等） 常规剂量： （1）成人：0.2～0.4 g/kg，21天一次 （2）儿童：0.4 g/kg，每月一次	在抗逆转录病毒治疗的时代，IVIG的适应证已经很少。如果患者有出血或立即需要进行有创操作，免疫性血小板减少症可以使用IVIG，起效快，但维持时间短暂。剂量1～2g/kg，2～5天。Rho（D）免疫球蛋白性价比更好，可能更有效（*Immunol Allergy Clin N Am 28：851，2008*）
抗D人免疫球蛋白（Anti-Rh immunoglobulin），intravenous（human）（WinRho） 1500国际单位（相当于300μg）	治疗没有切除脾的Rh阳性的**HIV诱导的ITP**。抗体封闭Rh＋的红细胞，与抗体包被的血小板竞争脾脏的巨噬细胞结合位点。部分红细胞溶解。AIDS患者有效。剂量：25～50μg/（kg·d），7天，然后每周三次。一项仅有9例患者的小规模研究发现抗D人免疫球蛋白与IVIG比较，血小板计数更高，维持时间更长（*Am J Hematol 82：335，2007*）

注：*随着控制HIV复制，大多数血液学并发症得以解决或实质性改善。通常，先治疗HIV，再考虑使用上述药物。

表22 美国艾滋病信息和转诊服务

- 美国国家卫生研究院和食品药品监督管理局批准的AIDS/HIV临床试验：1-800-874-2572
- 有关AIDS/HIV的信息、资源和出版物，请致电美国国家艾滋病信息交流中心：1-800-458-5231
- 想了解你所在地区的艾滋病资源，请拨打美国国家艾滋病热线：1-800-342-2437
- AIDS/HIV治疗指南由美国艾滋病研究联合会（AmFAR）出版，每半年更新一次；733 Third Ave.，12th Floor，New York，NY 10017-3204。电话：1-800-392-6327
- AIDS/HIV治疗资讯服务（公共卫生协调小组）：1-800-HIV-0440
- 患者的旅行信息：*www.travmed.com* & *www.fitfortravel.scot.nhs.uk*
- 美国国家临床医师暴露后预防热线，获取暴露后预防方案和预防治疗的最新信息：*http：//www.nccc.ucsf.edu/about_nccc/pepline/*
- Francis J. Curry国家结核病中心，结核病的预防与管理的教育项目信息和电话咨询（415-502-4700或877-390-NOTB（6682））：*http：//www.nationaltbcenter.edu/*

关于AIDS/HIV疑问和信息的有帮助的网站

美国疾病预防控制中心国家预防信息网络：*www.cdcnpin.org*

AmFAR（美国艾滋病研究基金会）：*www.amfar.org*

美国国际抗病毒协会美国：*http：//www.iasusa.org*

NATAP（美国国家艾滋病防治宣传项目）：*www.natap.org*

旧金山总医院：*http：//hivinsite.ucsf.edu*

美国斯坦福大学艾滋病毒耐药性数据库：*http：//hivdb.stanford.edu*

英国利物浦大学艾滋病毒药物相互作用评估：*www.hiv-druginteractions.org*

世界卫生组织治疗指南：*www.who.org*

HHS HIV治疗指南——成人、青少年和儿童的抗病毒治疗以及机会性感染的治疗指南：*www.aidsinfo.nih.gov*

表23 通用名和常见商品名

通用名：商品名

Halofantrine：Halfan
Mafenide：Sulfamylon
阿巴卡韦：赛进
阿巴卡韦＋多替拉韦＋拉米夫定：绥美凯
阿巴卡韦＋拉米夫定：Epzicom
阿巴卡韦＋拉米夫定＋齐多夫定：三协唯
阿苯达唑：Albenza
阿德福韦：贺维力
阿米卡星：Amikin
阿奇霉素：希舒美
阿奇霉素ER：Zmax
阿托伐醌：Mepron
阿托伐醌＋氯胍：Malarone
阿昔洛韦：Zovirax
阿扎那韦：Reyataz
阿扎那韦＋考比司他：Evotaz
埃替拉韦：Vitekta
埃替拉韦＋考比司他＋恩曲他滨＋丙酚替诺福韦：捷扶康
埃替拉韦＋考比司他＋恩曲他滨＋替诺福韦：Stribild
艾沙康唑：Cresemba
氨苄西林/舒巴坦：优立新
氨曲南：Azactam，Cayston
奥司他韦：达菲
巴龙霉素：Humatin
贝达喹啉：Sirturo
比克替拉韦＋恩曲他滨＋丙酚替诺福韦：必妥维
吡喹酮：Biltricide
丙酚替诺福韦：替诺福韦-AF
伯喹：Primachine
泊沙康唑：诺科飞
达芦那韦：Prezista
达芦那韦＋考比司他：Prezxobix
达芦那韦＋考比司他＋恩曲他滨＋丙酚替诺福韦：Symtuza
大观霉素：曲必星
地拉夫定：Rescriptor
碘苷：Dendrid，Stoxil
多拉维林：Pifeltro
多拉维林＋拉米夫定＋替诺福韦：Delstrigo
多替拉韦：特威凯
多替拉韦＋利匹韦林：Juluca
多西环素：强力霉素
恩夫韦肽（T-20）：Fuzeon
恩曲他滨：Emtriva
恩曲他滨＋丙酚替诺福韦：达可挥
恩曲他滨＋利匹韦林＋丙酚替诺福韦：Odefsey
恩曲他滨＋替诺福韦：舒发泰
恩曲他滨＋替诺福韦＋利匹韦林：Complera
恩替卡韦：博路定
二氯尼特：Furamide
伐昔洛韦：维德思
泛昔洛韦：Famvir
呋喃妥因：Macrobid，Macrodantin
伏立康唑：威凡
氟胞嘧啶：Ancobon
氟康唑：大扶康
福沙那韦：Lexiva
富马酸替诺福韦二吡呋酯：韦瑞德
干扰素a：Intro A
干扰素＋利巴韦林：Rebetron
更昔洛韦：Cytovene
鬼臼毒素：慷定来
蒿甲醚-苯芴醇：Coartem
红霉素：Ilotycin
  琥乙红霉素：Pediamycin
  葡萄庚酸红霉素：Erythrocin
  依托红霉素：Ilosone
红霉素＋磺胺异噁唑：Pediazole
环丙沙星：Cipro，Cipro XR
环丝氨酸：Seromycin
磺胺甲噁唑：Gantanol
磺胺异噁唑：Gantrisin
吉米沙星：Factive
加替沙星：Tequin
甲苯哒唑：Vermox
甲氟喹：Lariam
甲硝唑：Flagyl
甲氧苄啶：Primsol
甲氧苄啶＋磺胺甲噁唑：Bactrim，Septra
聚乙二醇干扰素：佩乐能，派罗欣
卡泊芬净：科赛斯
卡那霉素：Kantrex
克拉霉素：Biaxin，Biaxin XL
克林霉素：Cleocin
拉米夫定：Epivir，Epivir-HBV
拉米夫定＋阿巴卡韦：Epzicom
拉米夫定＋替诺福韦：Cimduo
拉替拉韦：艾生特
利巴韦林：病毒唑，Rebetol
利福布丁：Mycobutin
利福喷丁：Priftin
利福平：利福定，Rimactane
利匹韦林：恩林
利托那韦：爱治威
两性霉素B：Fungizone
两性霉素B脂质复合制剂：Abelcet
两性霉素B脂质制剂：安必素
膦甲酸：Foscavir
柳氮磺胺吡啶：Azulfidine
洛匹那韦＋利托那韦：克力芝
氯法齐明：Lamprene
氯胍：Paludrine
氯喹：Aralen
马拉维诺：Selzentry
美罗培南：Merrem
美沙拉嗪：亚沙可，颇得斯安
咪喹莫特：艾达乐
米卡芬净：Mycamine
米诺环素：美满霉素
莫西沙星：拜复乐
奈非那韦：Viracept
奈韦拉平：Viramune
喷他脒：NebuPent, Pentam 300
葡萄糖酸锑：Pentostam
齐多夫定（ZDV）：立妥威
齐多夫定＋拉米夫定：双汰芝
齐多夫定＋拉米夫定＋阿巴卡韦：三协唯
庆大霉素：Garamycin
曲氟尿苷：Viroptic

通用名：商品名

去羟肌苷：Videx
噻苯咪唑：Mintezol
沙奎那韦：因服雷
沙利度胺：反应停
双碘喹啉：Yodoxin
双羟萘酸噻嘧啶：噻嘧啶
司坦夫定：赛瑞特
特比奈芬：疗霉舒
特拉万星：Vibativ
替比夫定：替泽卡
替拉那韦：Aptivus
酮康唑：Nizoral
头孢曲松：罗氏芬
头孢替坦：Cefotan
头孢西丁：Mefoxin
西多福韦：Vistide
硝唑尼特：Alinia
缬更昔洛韦：万赛维
氧氟沙星：Floxin
伊曲康唑：斯皮仁诺
伊维菌素：Stromectol，Sklice
依非韦伦：Sustiva
依非韦伦＋恩曲他滨＋替诺福韦：Atripla
依非韦伦＋拉米夫定＋替诺福韦：Symfi/Symfi Lo
依曲韦林：Intelence
乙胺丁醇：Myambutol
乙胺嘧啶：达拉匹林
乙胺嘧啶＋磺胺多辛：治疟宁
乙胺嗪：Hetrazan
乙硫异烟胺：Trecator
异烟肼＋利福平：Rifamate
异烟肼＋利福平＋吡嗪酰胺：Rifater
茚地那韦：Crixivan
扎那米韦：瑞乐沙
扎西他滨：HIVID
制霉菌素：Mycostatin
左氧氟沙星：Levaquin

表23（2） 通用名和常见商品名

商品名：通用名

Abelcet：两性霉素B脂质复合制剂
Albenza：阿苯达唑
Amikin：阿米卡星
Ancobon：氟胞嘧啶
Aptivus：替拉那韦
Aralen：氯喹
Atripla：依非韦伦＋恩曲他滨＋替诺福韦
Azactam：氨曲南
Azulfidine：柳氮磺胺吡啶
Bactrim：甲氧苄啶＋磺胺甲噁唑
Biaxin，Biaxin XL：克拉霉素
Biltricide：吡喹酮
Cayston：氨曲南（吸入剂）
Cefotan头孢替坦：
Cimduo：拉米夫定＋替诺福韦
Cipro，Cipro XR：环丙沙星&缓释剂
Coartem：蒿甲醚-苯芴醇
Complera：恩曲他滨＋替诺福韦＋利匹韦林
Cresemba：艾沙康唑
Crixivan：茚地那韦
Cytovene：更昔洛韦
Delstrigo：多拉维林＋拉米夫定＋替诺福韦
Emtriva：恩曲他滨
Epivir，Epivir-HBV：拉米夫定
Epzicom：拉米夫定＋阿巴卡韦
Evotaz：阿扎那韦＋考比司他
Factive：吉米沙星
Famvir：泛昔洛韦
Flagyl：甲硝唑
Floxin：氧氟沙星
Foscavir：膦甲酸
Fulvicin：灰黄霉素
Fungizone两性霉素B：
Fuzeon：恩夫韦肽（T-20）：
Gantanol：磺胺甲噁唑
Gantrisin：磺胺异噁唑
Garamycin：庆大霉素
Halfan：Halofantrine
Herplex：碘苷
Hiprex：马尿酸乌洛托品
HIVID：扎西他滨
Humatin：巴龙霉素
Iiosone：依托红霉素
Iiotycin：红霉素
Intelence：依曲韦林
Intro A：干扰素 a
Juluca：多替拉韦＋利匹韦林
Kantrex：卡那霉素
Lamprene：氯法齐明
Lariam：甲氟喹
Levaquin：左氧氟沙星
Lexiva：福沙那韦
Malarone：阿托伐醌＋氯胍
Maxaquin：洛美沙星
Mefoxin：头孢西丁
Mepron：阿托伐醌
Mintezol：噻苯咪唑
Myambutol：乙胺丁醇
Mycamine：米卡芬净
Mycobutin：利福布丁
Nebcin：妥布霉素
NebuPent：喷他脒
Nizoral：酮康唑
Odefsey：恩曲他滨＋利匹韦林＋丙酚替诺福韦
Ominicef：头孢地尼
Pediamycin：琥乙红霉素
Pediazole：琥乙红霉素＋ 磺胺异噁唑
Pentam 300：喷他脒
Pifeltro：多拉维林
Pipracil：哌拉西林
Polycillin：氨苄西林
Polymox：阿莫西林
Prezista：达芦那韦
Prezxobix：达芦那韦＋考比司他
Priftin：利福喷丁
Primaxin：亚胺培南＋西司他汀
Primsol：甲氧苄啶
Rebetol：利巴韦林
Rebetron：干扰素＋利巴韦林
Rescriptor：地拉夫定
Retin A：维甲酸
Reyataz：阿扎那韦
Rifamate：异烟肼＋利福平
Rifater：异烟肼＋利福平＋吡嗪酰胺
Rimactane：利福平
Selzentry：马拉维若
Septra：甲氧苄啶＋磺胺甲噁唑
Seromycin：环丝氨酸
silvadene：磺胺嘧啶银
Sirturo：贝达喹啉
Sklice：伊维菌素洗液
Stoxil：碘苷
Stribild：埃替拉韦＋考比司他＋恩曲他滨＋替诺福韦
Stromectol：伊维菌素
Sulfamylon：磺胺米隆
Sustiva：依非韦伦
Symfi/Symfi Lo：依非韦伦＋拉米夫定＋替诺福韦
Symmetrel：金刚烷胺
Symtuza：达芦那韦＋考比司他＋恩曲他滨＋丙酚替诺福韦
Synagis：帕利珠单抗
Synercid：奎奴普汀＋达福普汀
Tazicef：头孢他定
Teflaro：头孢洛林
Tegopen：氯唑西林
Tequin加替沙星：
Thalomid：沙利度胺
Tinactin：托萘酯
Tindamax：替硝唑
Trecator SC：乙硫异烟胺
Unipen：奈夫西林
Vermox：甲苯哒唑
Vibativ：特拉万星
Videx：去羟肌苷
Viracept：奈非那韦
Viramune：奈韦拉平
Virazole：利巴韦林
Vistide：西多福韦
Vitekta：埃替拉韦
Yodoxin：双碘喹
Zinacef：头孢呋辛
Zmax：阿奇霉素ER
Zosyn：哌拉西林他唑巴坦
Zovirax：阿昔洛韦
艾生特：拉替拉韦

商品名：通用名

爱治威：利托那韦
安必素：两性霉素B脂质制剂
拜复乐：莫西沙星
必妥维：比克替拉韦＋恩曲他滨＋丙酚替诺福韦
博路定：恩替卡韦
达菲：奥司他韦
达可挥：恩曲他滨＋丙酚替诺福韦
达拉匹林：乙胺嘧啶
大扶康：氟康唑
恩林：利匹韦林
贺维力：阿德福韦
捷扶康：埃替拉韦＋考比司他＋恩曲他滨＋丙酚替诺福韦
科赛斯：卡泊芬净
克力芝：洛匹那韦＋利托那韦
力百汀：Aumentin ES-600
立妥威：齐多夫定（ZDV）
利福定：利福平
罗氏芬：头孢曲松
美满霉素：米诺环素
诺科飞：泊沙康唑
佩乐能，派罗欣：干扰素，聚乙二醇
强力霉素：多西环素
曲必星：大观霉素
瑞乐沙：扎那米韦
噻嘧啶：双羟萘酸噻嘧啶
赛进：阿巴卡韦
赛瑞特：司坦夫定
三协唯：阿巴卡韦＋齐多夫定＋拉米夫定
舒发泰：恩曲他滨＋替诺福韦
舒普深：头孢哌酮＋舒巴坦钠
双汰芝：齐多夫定＋拉米夫定
斯皮仁诺：伊曲康唑
斯沃：利奈唑胺
绥美凯：阿巴卡韦＋多替拉韦＋拉米夫定
泰能：亚胺培南
特威凯：多替拉韦
替泽卡：替比夫定
万赛维：缬更昔洛韦
威凡：伏立康唑
韦瑞德：替诺福韦
维德思：伐昔洛韦
稳可信：万古霉素
希舒美：阿奇霉素
怡万之：厄他培南
因服雷：沙奎那韦
优立新：氨苄西林/舒巴坦
治疟宁：乙胺嘧啶＋磺胺多辛

中文索引

热　病

桑福德肝炎治疗指南(第3版)

THE SANFORD GUIDE Hepatitis Therapy 2019 (3rd EDITION)

主　编：［美］迈克尔·S.萨格（Michael S. Saag）

大卫·N.吉尔伯特（David N. Gilbert）

亨利·F.钱伯斯（Henry F. Chambers）

乔治·M.埃利奥普洛斯（George M. Eliopoulos）

安德鲁·T.帕维亚（Andrew T. Pavia）

副主编：［美］道格拉斯·布莱克（Douglas Black）

大卫·O.弗里德曼（David O. Freedman）

金嘉美（Kami Kim）

布莱恩·施瓦茨（Brian S. Schwartz）

主　审：李太生

主　译：范洪伟

译　者：周宝桐

目　录

缩　略　语

3TC＝拉米夫定
ABC＝阿巴卡韦
AD＝透析后
AIDS＝获得性免疫缺陷综合征
ALT＝谷氨酸转氨酶
APRI＝天冬氨酸转氨酶/血小板比率指数
AST＝天冬氨酸转氨酶
AUC＝曲线下面积
bDNA＝支链DNA扩增
BOC＝Boceprevir
CAPD＝持续不卧床腹膜透析
cccDNA＝共价闭合环状DNA
CrCl＝肌酐清除率
CRRT＝持续肾脏替代治疗
DAAs＝直接作用抗病毒药物
DBV＝达塞布韦
dc＝停止
DCV＝达拉他韦
ddI＝去羟肌苷
EBR＝艾尔巴韦
EIA＝酶联免疫吸附试验
ELF＝增强型肝纤维化评分
ESRD＝终末期肾病
ETR＝治疗末应答
Flu＝氟康唑
FTC＝恩曲他滨
G＝通用的
GGT＝谷氨酰转肽酶
GLE＝格卡瑞韦
gm＝克
GZR＝格拉瑞韦
HAV＝甲型肝炎病毒
HBcAb（Anti-HBc）＝乙肝核心抗体
HBeAb（Anti-HBe）＝乙肝e抗体
HBeAg＝乙肝e抗原
HBsAb（anti-HBS）＝乙肝表面抗体
HBsAg＝乙肝表面抗原
HBV＝乙型肝炎病毒
HCC＝肝细胞癌
HCV＝丙型肝炎病毒
HDV＝丁型肝炎病毒
HE＝归巢内切酶
HEV＝戊型肝炎病毒
HIV＝人免疫缺陷病毒
HSV＝单纯疱疹病毒
IFN＝干扰素
IL-28B＝白介素28B位点
IM＝肌注
INR＝国际标准化比值（凝血指标）
IDU＝静脉药瘾者
IVIG＝静脉免疫球蛋白
kg＝千克
kPa＝千帕
LDV＝莱迪派韦
μg＝微克
MELD Score＝终末期肝病模型评分
mg＝毫克
ml＝毫升
MSM＝男同性恋
NNRTI＝非核苷类逆转录酶抑制剂
NS3＝丝氨酸蛋白酶基因
NS4a＝丝氨酸蛋白酶协同因子
NS5a＝病毒颗粒组装抑制基因产物
NS5b＝RNA依赖性RNA聚合酶基因产物
NUC＝核苷（核苷酸）类似物
OBV＝Ombitasvir
PCR＝聚合酶链反应
PCT＝迟发型皮肤卟啉病
PEG-IFN＝聚乙二醇化干扰素
PI＝蛋白酶抑制剂
PIB＝哌仑他韦
po＝口服
PTV/r＝Paritaprevir＋利托那韦
RBV＝利巴韦林
RR＝相对危险度
RT-PCR＝逆转录酶聚合酶链反应
RTV＝利托那韦
Rx/rx＝治疗
SBP＝自发性细菌性腹膜炎
sc＝皮下

SD＝单剂量后血清药物浓度
sgRNA＝单导RNA
siRNA＝小干扰RNA
SMV＝西美瑞韦
SOF＝索磷布韦
Spy Cas9＝化脓性链球菌CRISPER相关蛋白9
SS＝稳态血清浓度
STD＝性传播疾病
SVR＝持续病毒学应答
TAF＝丙酚替诺福韦
TALENs＝转录激活物样效应核酸酶
TDF＝替诺福韦
TLR 7＝Toll样受体7
TNF＝肿瘤坏死因子
TVR＝Telaprevir
ULN＝正常上限
VEL＝维帕他韦
VL＝病毒载量
ZFN＝锌指核酸酶
μg＝微克

杂志和其他参考文献

AJM = American Journal of Medicine
Amer College Physicians = American College of Physicians
Am J Pub Health = American Journal of Public Health
Ann Trop Med Parasitol = Annals of Tropical Medicine & Parasitology
CCM = Critical Care Medicine
CID = Clinical Infectious Diseases
Cleveland Clinic J Med = Cleveland Clinic Journal of Medicine
Curr HIV/AIDS Rep = Current HIV/AIDS Reports
Gastro = Gastroenterology
Hpt = Hepatology
JAMA = Journal of the American Medical Association
JID = Journal of Infectious Diseases
J Virology = Journal of Virology
Ln = Lancet
Methods in Molec Biology = Methods in Molecular Biology
MMWR = Morbidity & Mortality Weekly Report
Nature Rev Microbiol = Nature Reviews：Microbiology
NEJM = New England Journal of Medicine

表1　甲型肝炎病毒（HAV）

甲型肝炎病毒治疗：无治疗推荐。

甲型肝炎病毒暴露后预防：

暴露后2周内，预防性IVIG 0.02ml/kg IM × 1有保护作用。随机试验表明甲肝疫苗和IVIG同样有效，并逐渐成为首选方案（*NEJM 357*：*1685*，*2007*）。

甲型肝炎病毒超感染：40%的慢性丙型肝炎病毒感染者再感染甲型肝炎病毒后发生超感染，导致暴发性肝衰竭（*NEJM 338*：*286*，*1998*）。慢性乙肝病毒感染者急性感染甲肝病毒时也有类似的数据（*Ann Trop Med Parasitol 93*：*745*，*1999*）。因此，所有乙肝病毒和丙肝病毒感染者都需接种甲肝疫苗。

甲肝免疫接种（另见*表10*）：

推荐用于：

1）高危人群如同性恋、无家可归者和注射吸毒者

2）工作中接触甲肝病毒感染的灵长类的实验室研究人员

3）慢性肝病患者或接受凝血因子输注的患者

4）到甲肝流行区域旅游；以及

5）同甲肝流行区域来的被收养者有密切接触者。

单价抗原疫苗（Havrix）需在0和6～12个月接种2剂。

甲肝/乙肝联合疫苗（Twinrix）需在0、1和6个月接种3剂。

表2　乙型肝炎病毒（HBV）

表2A　乙肝病毒感染的流行病学

病例负担：全世界3.5亿例，美国至少125万；定义为乙型肝炎病毒表面抗原（HBsAg）持续阳性超过6个月（*Am J Pub Health 89*：*14-18*，*1994*；*MMWR 54*（*RR-16*）：*1-31*，*2005*）。15%～40%的病毒携带者会出现并发症，包括肝硬化、肝功能失代偿和/或肝细胞癌。

传播风险：尤其在初期（急性）感染，乙肝病毒活跃复制从而在血液中达到高滴度。任何肠外或黏膜暴露都可能传播病毒。HBV可经围产期、皮下、性暴露以及人之间的密切接触（如开放的伤口或溃疡）传播。其传染性比HIV高约100倍。大多数组织和体液（血清、唾液、精液、阴道分泌物）都含有HBV，而且病毒在环境物体表面可以长时间存活。但是，HBV并不通过食物或水、共用餐具、哺乳、拥抱、接吻、握手、咳嗽或喷嚏传播。

病毒学和生活周期：属DNA病毒，是一种部分双链的嗜肝病毒。一旦进入细胞核，HBV DNA可使肝细胞产生表面（HBs）蛋白、核心（HBc）蛋白、DNA聚合酶、HBe蛋白、HBx蛋白以及其他未知的蛋白和酶。HBV具有一种独特的复制机制，通过其DNA聚合酶逆转录前基因组RNA。因缺乏校对功能导致变异的病毒颗粒出现，可加剧对抗病毒药物的耐药性。产生大量完整的病毒颗粒（42nm完整病毒；Dane颗粒）和较小（22nm）HBsAg颗粒。病毒主要感染肝细胞，但被认为也可感染淋巴细胞。HBV的复制可通过RNA中间产物参与逆转录而放大。进入细胞核；形成共价闭合环状（CCC）DNA。可能但不总是整合到宿主DNA中。

8个基因型

- A（北美/欧洲/部分非洲地区）：对IFN治疗反应较好

- B（亚洲）：对IFN治疗反应较好
- C（亚洲）：引起更重的肝脏疾病；HBsAg清除更慢；更易引发HCC；对IFN治疗反应较差
- D（印度/中东/地中海/非洲地区）：对IFN治疗反应较差
- E（非洲）
- F（南美洲）
- G（不确定）
- H（不确定）

表2B 乙肝病毒自然史

急性乙肝病毒感染. 通常无症状（潜伏期1～4个月）。如果有症状，常在数天到数周内缓解；罕见导致肝衰竭［除非合并丁型肝炎病毒（HDV）感染］。与自然清除有关的因素包括：细胞免疫应答（NK细胞、NK-T细胞、病毒特异性CD4 T细胞和CD8细胞毒性T淋巴细胞）。急性感染康复后的个体会保持宽且强的细胞毒T细胞反应。

注意：在看似清除了感染但事实上未痊愈的HBV感染者，低水平HBVDNA可持续存在＞20年。化疗或免疫抑制治疗是HBV再出现复制的危险因素（*Hpt 61*：*703*，*2015*）.

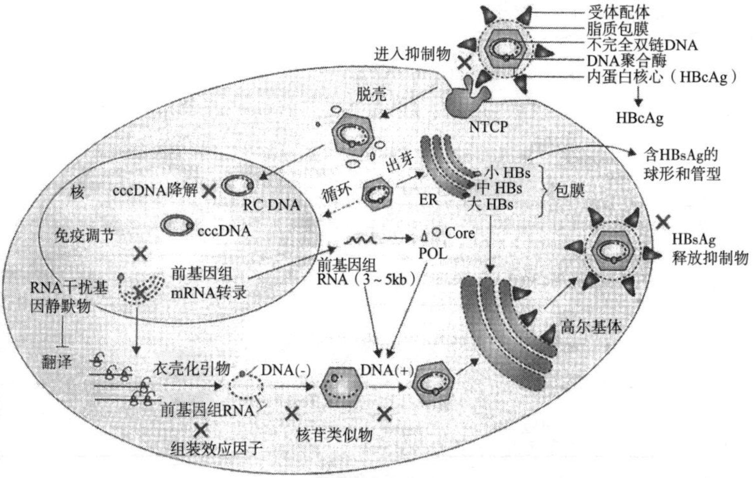

HBV＝乙型肝炎病毒
NTCP＝钠－牛磺胆酸盐共转运多肽
cccDNA＝共价闭合环状DNA
rcDNA＝松弛环状DNA
ER＝内质网
HBs＝包膜蛋白

图1　乙肝生命周期和潜在的治疗靶点

HBV病毒颗粒附着到NTCP受体以后，脱壳并转运到细胞核，cccDNA在此作为前基因组RNA转录的模板，后者随后指引了编码所有病毒蛋白的DNA和mRNA合成并确保病毒持续存在。HBV的基因复制通过病毒编码的聚合酶和逆转录酶进行。编码的聚合酶以前基因组RNA为模板通过其RNA依赖的DNA聚合酶活性合成病毒负链DNA，随后编码的聚合酶以负链DNA作为模板合成正链DNA。这个过程最终使得核衣壳成熟，当松弛环状DNA形成时或者被包装或者作为病毒颗粒被分泌到细胞外，或者被转运到细胞核内增加cccDNA库。HBV生命周期潜在治疗靶点（×标示）包括进入抑制物、cccDNA降解、免疫调节、RNA干扰、组装效应物、HBV DNA聚合酶抑制物和HBsAg释放抑制物。

参考：*Lancet ID 16*：*e12*，*2016*

表2B（2） 乙肝病毒自然史

感染的3个期 HBsAg的持续存在确定了慢性乙型肝炎的诊断。并非所有患者都成功经历所有3个期：免疫耐受期（＋HBeAg，＋HBsAg，高水平HBV DNA）；炎症期（HBV DNA降低；转氨酶升高）；非复制期（HBeAg消失，HBV DNA降低；ALT/AST正常）。

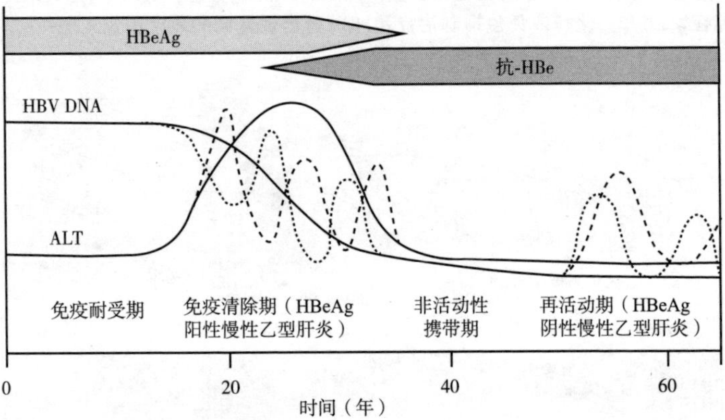

图2　HBV感染的分期

参考：*Clin Gastro Hep 12：16，2014*

诊断试验

诊断试验的解读						
	急性HBV感染	非活动性慢性HBV感染	活动性慢性HBV感染	疫苗/免疫	已清除/潜伏感染	隐性HBV感染
HBsAg	+++	+	++	−	−	−
抗HBs	−	−	−	++	++	−
抗HBc（IgM）	++	−	−	−	−	−
抗HBc（IgG）	+++	+	+	−	+	+
HBeAg	+++	−	+/−	−	−	−
抗HBe	−	−	+/−	−	+/−	+/−
HBV DNA	+++	+	++/+++	−	−	+/−
ALT/AST	升高	正常	升高	正常	正常	正常

慢性HBV感染 慢性HBV感染是一种动态的个体化的疾病，可以在不同临床分期和血清ALT、HBV DNA和HBV抗原水平之间变化。血清ALT和HBV DNA水平以及肝纤维化程度是重要的长期预后指标，决定了启动治疗的时机和对治疗的应答。因此，需要系列检测ALT和HBV DNA水平以指导治疗决策（*HBV指南*：*Hepatology 67*：*1560，2018*）。

疾病进展 下列因素与疾病的更快进展（和更高的HCC发生率）相关：HBV DNA水平（肝硬化发生的最强预测指标）、HCC或肝硬化家族史、高龄、男性、酗酒、合并HIV感染、合并HCV感染。

表2C　HBV感染的临床表现

症状　HBV感染者通常无症状。如有症状，包括：疲劳、恶心、食欲缺乏、肌痛、关节痛、无力、体重下降（除有腹水以外）。症状与病分期或转氨酶升高程度相关性差。

注意：在肝硬化患者，突然的临床症状或实验室检查的变化提示自发性细菌性腹膜炎（SBP）：关注腹水！

体征　取决于疾病分期。皮肤改变：蜘蛛痣。肝硬化的特征表现：腹水、黄疸、肝大、脾大、外周水肿、痔疮、脐周静脉曲张（海蛇头）。

实验室检查异常　转氨酶升高：1/3的患者转氨酶水平正常，只有25%＞2×ULN，转氨酶升高水平和肝脏病变程度相关性差。然而，没有特殊的实验室检查异常，除了在肝硬化或肝功能失代偿时可见低白蛋白、胆红素升高、AST/ALT＞1、血小板下降、冷球蛋白血症。

肝外表现：

- 淋巴瘤
- 肾小球肾炎（膜增殖型）
- 迟发型皮肤卟啉症和扁平苔藓
- 结节性多动脉炎
- 混合性冷球蛋白血症
- 自身抗体疾病（如甲状腺炎）
- 糖尿病

分期　当前的治疗推荐部分取决于肝脏纤维化和炎症的程度。

a. **肝活检是金标准**　见*第13页*，*表3D*，Metavir分类系统（分期和组织学活动度评分）。

b. **炎症和纤维化**　一组酶和血清蛋白被用作肝脏炎症和纤维化替代指标。其中之一是Fibrosure指数。图2显示了其和肝活检纤维化程度的相关性。Fibrosure指数的准确性在较低（＜0.2）或较高区间（＞0.8）比较准确。

c. **Child-Pugh评分和终末期肝病模型（MELD）**。见*第14页*，*表3D*。

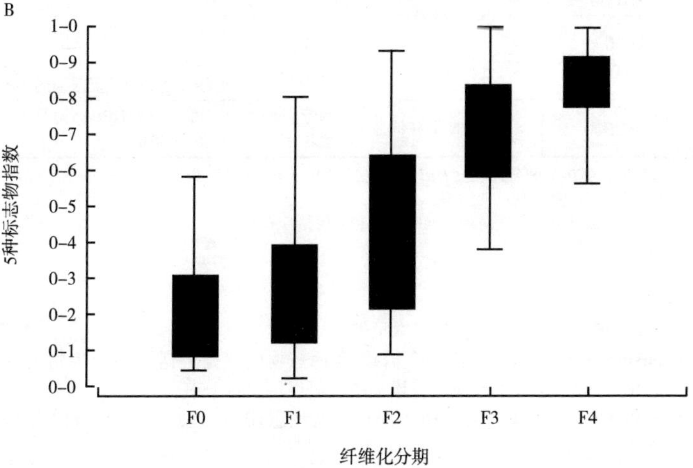

图3　纤维化指数和纤维化分期的相关性

参考：*Imbert-Bismut*，*Lancet*，*2001*

表2D　HBV感染（合并或不合并HIV感染）的治疗

治疗指征　HBV感染治疗决定的做出要根据HBV复制（证据是病毒载量和HBeAg阳性）以及肝纤维化程度。目前的趋势是长期应用核苷类治疗有HBV病毒血症的患者。延缓疾病进展并一定程度上减少肝细胞癌的发生（*Gastroenterology 147*：*143-161*，*2014*）。

何时开始治疗　以下是关键指标：HBeAg状态、HBV病毒载量（HBV DNA）、升高的肝酶（ALT水平）、肝硬化。对HBeAg阳性患者，治疗通常会推迟3～6个月以观察是否会出现HBeAg阴转。

何时开始治疗

HBeAg状态	HBV DNA"病毒载量"	ALT	纤维化*	治疗** IFN＝干扰素 NUC＝核苷/核苷酸类似物	说明
＋	＞20 000	＜2×ULN	F0～F2	观察	现有治疗效果不佳；活检有助于决定是否治疗。如年龄较大和/或有肝细胞癌家族史倾向于治疗
＋	＞20 000	＜2×ULN	F3～F4	治疗：IFN或NUC	失代偿期肝硬化不用IFN
＋	＞20 000	＞2×ULN	任何	治疗：IFN或NUC	IFN治疗HBeAg血清转换和HBsAg阴转率较高
－	＜2000	＜1×ULN	任何	观察	F4纤维化可以考虑治疗；失代偿期肝硬化不用IFN
－	2000～20 000	＜2×ULN	F0～F2	观察	
－	2000～20 000	＜2×ULN	F3～F4	治疗：NUC或（IFN）	NUCs适合HBeAg阴性者；疗程未确定。通常＞1年，很可能长期治疗（无限期的）
－	＞2000	＞2×ULN	任何	治疗：NUC或IFN	NUCs适合HBeAg阴性者；长期/无限期治疗

注：参考：*美国肝病研究学会HBV治疗指南*（*Hepatology 67*：*1560*，*2018*；*www.aasld.org*）；以及*欧洲肝病学会指南*（*Hpt 57*：*167*，*2012*）；

*肝活检评估纤维化程度对确定何时开始和如何治疗有帮助；

**治疗选择见下。

治疗方案

- **单独HBV感染**：单药治疗通常足够。
- **HBV-HIV共感染**：推荐联合治疗；1种药物应该是替诺福韦衍生物（TAF或TDF）。如果患者不能应用替诺福韦，可以用恩替卡韦。
- **HBV-HCV共感染**：治疗HCV时应密切注意HBV活动。HCV治疗时有罕见病例发生暴发性肝衰竭。

（续　表）

	药物/剂量	说明
首选方案 口服方案不良反应更少	**恩替卡韦** 0.5mg po qd **或** TDF 300mg po qd **或** **聚乙二醇化干扰素**α2a（PEG-IFN）180μg SC每周一次	恩替卡韦：已出现拉米夫定耐药情况下不要用恩替卡韦。肝硬化患者剂量1mg/d。 恩替卡韦/替诺福韦：HBeAg血清转换后至少再治疗24～48周。 HBeAg阴性患者无限期长期治疗 肾功能损害剂量须调整。 PEG-IFN：疗程48周
备选方案	**拉米夫定** 100mg po qd **或** **替比夫定**600mg po qd **或** **恩曲他滨**200mg po qd（试验中） **或** **阿德福韦** 10mg po qd	这些备选药物除非联合治疗很少应用。**如果要用，因高耐药发生率仅限于需短期治疗的情况**。不推荐作为一线治疗。阿德福韦绝大多数已被替诺福韦取代。 **HIV感染者禁用阿德福韦**
HIV-HBV共感染的首选方案	Truvada或Descovy（TDF 300mg **或** TAF 25mg＋**恩曲他滨**200mg）po qd＋其他一种抗HIV药物	如果可能所有患者都需予全面抑制HIV和HBV的治疗方案。丙酚替诺福韦（TAF）和富马酸替诺福韦（TDF）同样有效。 无限期持续治疗。

注：TDF＝富马酸替诺福韦；TAF＝丙酚替诺福韦。

表2D（2） HBV感染（合并或不合并HIV感染）的治疗

治疗方案（续）

- HBeAg阳性患者的治疗目标是HBeAg血清转换（但发生率低）。对HBeAg阴性患者，治疗目标是将HBV病毒载量抑制到＜50IU/ml。

治疗1年后持续病毒学应答汇总 说明：HBeAg消失率低

	PEG-IFN 2a	拉米夫定	阿德福韦	恩替卡韦	替比夫定	替诺福韦
HBeAg血清转换	27%	16%～21%	12%	21%	22%	21%
HBV DNA＜50IU/ml	25%～63%	60%～73%	51%～64%	67%～90%	60%～88%	80%～95%
ALT复常	39%	41%～75%	48%～61%	68%	60%	77%
HBsAg消失	3%	＜1%	0	2%	＜1%	3%
病毒耐药	0	15%～30%	很少	0	6%	0

注：参考：*Hpt 45*：*507*，*2007*

说明

- **所有HBV感染者都应接种甲型肝炎疫苗**。
- **所有HBV感染者都应评估是否存在丁型肝炎病毒（HDV或Delta）感染**。
- 干扰素最适用于HBeAg阳性患者；干扰素同核苷类相比，有更高的HBeAg血清转换和HBsAg阴转率，如果患者能耐受干扰素副作用。
- **干扰素治疗**更适于HBV**基因型A（和B）**的患者；HBV DNA较低、ALT较高的年轻女性患者有较高的血清转换应答率。
- 对出现HBeAg到抗HBe血清转换的患者，如果再巩固治疗1年，停药1～3年内20%将转回HBeAg阳性状态。所有患者都需持续监测。
- **注意：回到活动性HBV复制状态，包括HBsAg血清阳转、HBV DNA升高，和肝脏炎症/损伤，可以在HBV感染者接受化疗或免疫抑制剂时发生！**在接受利妥昔单抗或干细胞移植的患者中尤其要注意这一点。建议对HBsAg阳性和特定的HBsAg阴性、抗HBs阳性患者，开始化疗或免疫抑制治疗前给予核苷类药物治疗（*Hpt 61*：*763*，*2015*；*JAMA 312*：*2505&2521*，*2014*）。
- 所有肝硬化、HBeAg阳性、年龄较大和有肝细胞癌（HCC）家族史的患者，应当定期（每6～12个月）用超声筛查HCC（不推荐甲胎蛋白）。
- **耐药**：拉米夫定、替比夫定和阿德福韦单药治疗与高水平耐药相关。耐药突变出现频率随疗程延长（＞6个月）而增加。综述见*Lancet Inf Dis. 12*：*341*，*2012*
- **联合治疗**：在探索中。早期研究显示病毒学成功（HBV DNA＜50IU/ml）、HBeAg血清转换更高且耐药发生率可能更低。尚不推荐作为首选治疗方式，除非已发生耐药、HIV-HBV共感染以及晚期疾病和失代偿肝硬化。
- 丙酚替诺福韦（TAF）25mg同标准替诺福韦（TDF）抗HBV活性相当。已常规用于HIV-HBV共感染患者，但尚未推荐单药用于仅感染HBV的患者。

表2E 研发中的乙型肝炎药物

乙型肝炎的新药

- 大多数HBV感染的新药关注于获得治愈。治愈的障碍是清除HBV的共价闭合环状（ccc）DNA成分。Lok的这张图展示了新治疗药物的靶点（*J Hepatology 67*：*487*，*2017*）

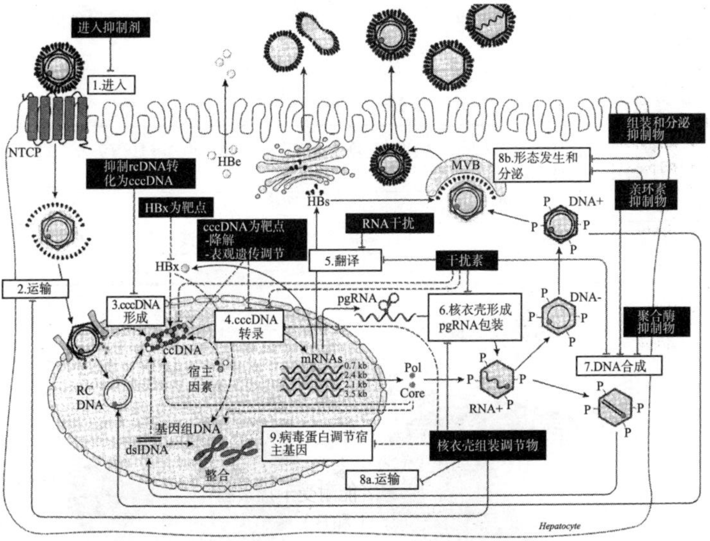

图4 HBV药物研发的靶点

参考：*J Hepatology 67*：*487*，*2017*

表2F 丁型（Delta）肝炎病毒

丁型（Delta）肝炎病毒

- 丁型肝炎病毒（HDV）也称为“Delta”型肝炎
  - HDV是一种不完全的RNA病毒；缺乏包膜蛋白
- 小圆形RNA病毒；复制缺陷。**需要同HBV共感染才能在人体存活和繁殖**
- 通过血液和血液制品或性传播；危险因素和HBV感染相似
- HDV感染可以和HBV感染同时发生（导致持续感染＜10%）或在HBV感染之后作为“超感染”发生（持续感染的约80%）
- 在已有HBV感染的患者，HDV的超感染可导致临床急剧恶化，包括迅速的肝衰竭和死亡。

诊断：抗体检测（IgM抗体的存在提示急性感染）或PCR检测HDV RNA

治疗：

- **急性感染/疾病**：支持治疗。暴发性肝炎患者可能需肝移植。
- **慢性感染**：可以应用α**干扰素2b**（5百万单位/m^2 每周3次×4个月，然后3百万单位/m^2再用8个月）。在疾病早期治疗绝大多数有效。
- 尚不清楚成功治疗HBV是否会同时清除HDV。

预防：HBV疫苗可以预防HDV感染，因为HDV的生存和繁殖需要HBV共感染。

表3 丙型肝炎病毒（HCV）

表3A 丙型肝炎（HCV）的流行病学

病例负担

全世界丙型肝炎病毒（HCV）感染有1.8亿例。非洲和亚洲感染率最高。埃及患病率＞15%。美国有410万病例（1.6%）。绝大多数患者是在1990年以前被感染的（*Hpt 49*：*1335*，*2009*）。在美国每年大约新发感染20 000例。大多数HCV感染者不知道自己患病。

传播风险 静脉吸毒者（IDU）＞输注血制品者＞同性性行为＞异性性行为

性传播	性伙伴数目［2.2～2.9相对危险度（*RR*）］。有单纯疱疹（HSV）者（3.85*RR*）。有衣原体感染者（3.3*RR*）
HIV	1.9～4.4 *RR*
医务工作者	主要是针刺伤。危险性HBV≥HCV＞HIV，如果未接种乙肝疫苗的话
垂直传播	

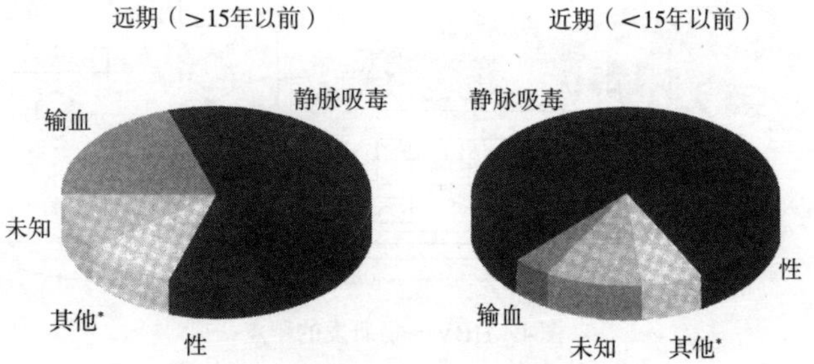

*院内、职业、围生期

图5 HCV传播风险

参考：*MJ. N Engl J Med. 1999*；*341*；*556-562. CDC. MMWR. 1998*；*47*：*1.*

表3B HCV的诊断

检测

HCV诊断试验的分类和检测类型

- HCV抗体检测：EIA法
- HCV病毒载量定量检测（HCV RNA）：PCR
- HCV基因型1～6：测序

HCV定量检测：

检测（厂家）	方法	基因型检测	线性范围（IU/ml）	检测限（血浆基因型1）（IU/ml）	定量下限（IU/ml）
COBAS® TaqManHCV检测v2（用于高纯度系统）（罗氏诊断）	半自动RT-PCR	1～6	43～69 000 000	15	25

（续 表）

检测（厂家）	方法	基因型检测	线性范围（IU/ml）	检测限（血浆基因型 1）（IU/ml）	定量下限（IU/ml）
COBAS® AmpliPrep COBAS® TaqMan HCV检测	自动 RT-PCR	1 ～ 6	25 ～ 300 000 000	7.1	43
Versant HCV RNA检测3.0（西门子健康诊断）	半自动 bDNA信号扩增		615 ～ 7 700 000		615
Abbott 实时HCV（雅培诊断）	半自动 RT-PCR		12 ～ 100 000 000		12

表3B（2） HCV的诊断

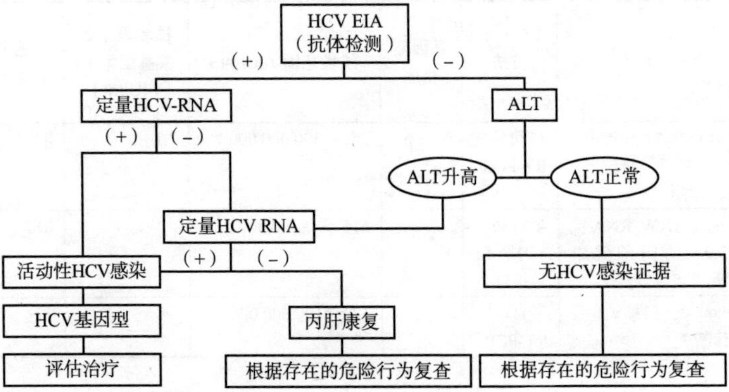

图6　HCV检测路线图

参考：*Cleveland Clinc J Med 70：S7，2003.*

表3C　HCV感染的自然史

急性HCV

- 通常无症状。如有症状通常数天到数周内消失；罕与肝衰竭相关。通常在60%～80%的病例导致慢性感染（转氨酶升高）。
- 与自然清除相关的因素
  - HLA-DRB1*1101和DQB1*0301单倍型
  - 适宜的IL-28B基因状态
  - 位于19号染色体的基因预测对干扰素治疗的应答
  - 低HCV病毒载量
- 治疗急性HCV感染通常会获得“治愈”［持续病毒学应答（SVR）］。因此，如果可能，治疗应在感染最初6个月内开始。

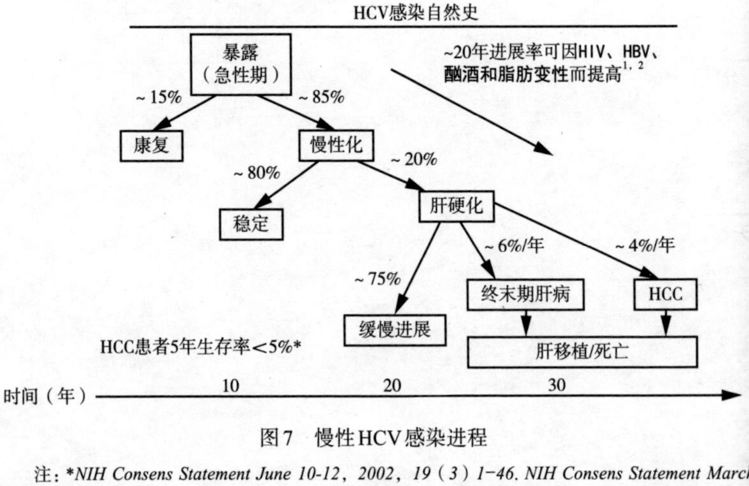

图7　慢性HCV感染进程

注：**NIH Consens Statement June 10-12，2002，19（3）1-46. NIH Consens Statement Marc 24-26，1997，15（3）1-41.*

[1] *Di Bisceglie AM. Hepatofogy 2000，31（4）1014-1018.* [2] *Bialek SR，Temaue NA ClinLiver Di 2008，10（4）697-715.*

表3C（2） HCV感染的自然史

慢性HCV

与较快进展相关	存活率
• 感染年龄较大 • 男性 • 酗酒 • HIV共感染 • HBV共感染 • 移植获得或者移植后再感染	• 代偿期肝硬化：5年存活率＝91%（10年＝79%） • 失代偿期肝硬化：5年存活＝50%

表3D HCV感染的临床表现

症状 通常无症状。如有症状，常见主诉包括：疲劳、恶心、食欲缺乏、肌痛、关节痛、体重下降（除外有腹水的情况）。注意：症状与疾病分期或转氨酶升高水平相关性差。

体征 取决于疾病分期。皮肤病变：蜘蛛痣、迟发型皮肤卟啉症（PCT）。肝硬化表现：腹水、黄疸、肝大、脾大、周围水肿、痔疮。

实验室异常 转氨酶升高：1/3的患者转氨酶水平正常，只有25%＞2×ULN，转氨酶升高水平和肝脏病变程度相关性差。另外，没有特殊的实验室检查异常，除了在肝硬化或肝功能失代偿时可见低白蛋白、胆红素升高、AST/ALT＞1、血小板下降、冷球蛋白血症。

肝外表现

- 淋巴瘤
- 肾小球肾炎（膜增生型）
- 迟发型皮肤卟啉症（PCT）和扁平苔藓
- 混合性冷球蛋白血症
- 自身抗体疾病（如甲状腺炎）
- 糖尿病

分期

- **肝活检** 肝活检是HCV感染分期的金标准。

Metavir分类系统

分期	F0	无纤维化
	F1	轻微纤维化
	F2	纤维化超出汇管区
	F3	桥接纤维化；范围扩大并和其他纤维化区域相连
	F4	肝硬化；进展期肝纤维化

无创检测

- 最常用的肝脏分期检测：
  - FIB-4＝年龄（岁）×AST（U/L）/［血小板计数（10^9/L）×$\sqrt{\text{ALT（U/L）}}$］
    - FIB-4值＜1.45（纤维化可能性小）；＞3.25（可能有纤维化）
  - APRI＝AST（U/L）/AST正常上限值（U/L）/血小板计数（10^9/L）
    - APRI值＜0.7（纤维化可能性小）；＞1.0（可能有纤维化）
  - Fibroscan：最佳界值：F0＜4.5；F2～7.1；F4＞12.5kPa
- **下面列出了现有的HCV无创检测**，如有可替代肝活检。

  AUC＝曲线下面积：显示和肝活检（F0～F4）的相关性。

表3D（2） HCV感染的临床表现

无创检测（续）

评分	血清标志物	≥F2（%）	AUC≥F2	F4（%）	AUC F4
Fibrosure（美国）和 Fibrotest（美国以外）	GGT 触珠蛋白 胆红素 载脂蛋白A1 α-2-巨球蛋白	33～74	0.74～0.89	3～25	0.82～0.92
Foms	年龄 GGT 胆固醇 血小板	32～59	0.75～0.91	3～20	-
APRI	AST 血小板	27～74	0.69～0.88	3～25	0.61～0.94
FIB-4	年龄 ALT AST 血小板	21～36	0.74～0.85	7	0.91
Hepascore	年龄 性别 α-2-巨球蛋白 透明质酸 胆红素 GGT	39～79	0.74～0.86	6～34	0.80～0.94
Fibrometer	血小板 凝血酶原时间 巨球蛋白 AST 透明质酸 年龄 尿素	41～56	0.78～0.89	4～15	0.94
ELF	Ⅲ型胶原N末端前肽 透明质酸 TIMP-1 年龄	27～64	0.77～0.87	12～16	0.87～0.90
Fibroscan	瞬时弹性成像	37～74	0.72～0.91	8～25	0.87～0.98

注：改编自：*Martinez*，*Hpt 53*：*325*，*2011.*

终末期肝病模型（MELD）/Child-Pugh评分（A、B或C）

- MELD评分用于确定终末期肝病
  MELD＝3.78×ln(胆红素mg/dl）＋11.2×ln(INR）＋9.57×ln(肌酐mg/dl）＋6.43×病因系数（胆汁性或酒精性：0，其他病因：1）
- 如MELD评分＞10，咨询肝病专家做移植评估

Child-Pugh评分（对下列每一项临床特征加分）

临床特征	评分：1	评分：2	评分：3
脑病（见下）	无	1～2度	3～4度
白蛋白	＞3.5g/dl	2.8～3.5g/dl	＜2.8g/dl
总胆红素	＜2mg/dl	2～3mg/dl	＞3mg/dl
总胆红素（如服用茚地那韦或吉尔伯特综合征）	＜4mg/dl	4～7mg/dl	＞7mg/dl
INR	＜1.7	1.7～2.3	＞2.3

肝性脑病分度

分度	描述
1	轻微思维混乱、焦虑、不安、细颤、协调性差
2	思睡，扑翼样震颤
3	嗜睡但可唤醒，明显思维混乱，言语不利，不能自制，高通气
4	昏迷，去大脑姿势，肌肉松弛

Child-Pugh评分分类

Child-Pugh总分	分类
5～6	A
7～9	B
＞9	C

表3E HCV治疗方案和应答

治疗指征

- 所有慢性HCV感染者均应接受治疗。肝纤维化程度更重（F3/F4）和有HCV相关并发症的患者应尽快开始治疗。
- 治疗方案和疗程取决于HCV基因型和纤维化分期。全DAA方案联合或不联合利巴韦林是首选的治疗。
  - 聚乙二醇化干扰素（PEG-IFN）不再是推荐药物

治疗应答的定义

- **治疗结束时应答（ETR）**：治疗结束时未检测到HCV病毒血症。
- **复发**：治疗结束时未检测到病毒（ETR），但在治疗终止后12周内反弹。
- **持续病毒学应答（SVR）**：治愈！治疗终止12周以上持续未检测到病毒。

HCV治疗方案

- 活检是HCV感染分期的金标准，并在某些情况有助于确定HCV治疗的理想时间。如果不能活检，一般采用“无创”检测评估进展期肝纤维化和肝硬化的相对可能性。Fibroscan（弹性成像）在美国和其他大多数国家已获批可作为肝纤维化评估的手段。弹性值＞10kPa（千帕斯卡）与显著肝纤维化（F3或F4期疾病）相关。
- **耐药检测**：已有基因型耐药检测，可评估HCV基因多态性相关的对某些DAAs（直接作用药物，如蛋白酶抑制剂）敏感性降低。但耐药检测仅推荐用于曾经用过NS5A或蛋白酶抑制剂治疗的患者。
- 失代偿期肝硬化患者应当只由肝病专科医生治疗，因为接受抗HCV治疗后有临床快速恶化的风险。
- **对所有直接作用药物（DAA）的黑框警告**：在那些没有接受HBV抑制治疗的HBV/HCV共感染患者中，有HBV感染再激活甚至出现急性重型肝炎的病例报告。参见美国FDA2016年10月4日的药物安全性声明。对HCV/HBV共感染的患者，如HBsAg阳性且未接受HBV抑制治疗，推荐开始DAA治疗HCV后立即和全程监测HBV DNA水平，一旦达到HBV治疗标准即开始抗HBV治疗。参见HBV治疗。

初始治疗可选择的DAAs

- 更新参见*www.hcvguidelines.org*和*webedition.sanfordguide.com*
- 关于后缀：
  - “-previr”＝蛋白酶（NS3-4a）抑制剂
  - “-asvir”＝NS5a抑制剂
  - “-buvir”＝核苷/非核苷类（NS5b）抑制剂

药物/缩写	商品名	剂型/剂量
达拉他韦（DCV）	Daklinza	60mg 片剂 po qd。注意：如果与强CYP3A抑制剂（如几种ARV药物）合用，减少剂量至30mg/d；如与轻至中度CYP3A诱导剂合用，增加剂量至90mg/d。禁与强CYP3A诱导剂合用
艾尔巴韦＋格拉瑞韦	择必达（Zepatier）	固定剂量组合（艾尔巴韦50mg＋格拉瑞韦100mg）1片，po qd
格卡瑞韦＋哌仑他韦	Mavyret	固定剂量组合（格卡瑞韦100mg＋哌仑他韦40mg）3片，po qd，与食物同服

（续　表）

药物/缩写	商品名	剂型/剂量
奥比帕利（PrO）	Techivie	固定剂量组合（Paritaprevir 150mg/利托那韦100mg＋Ombitasivr 25mg）1片，po qd
奥比帕利＋达塞布韦（PrOD）	Viekira Pak	固定剂量组合（Paritaprevir 150mg/利托那韦100mg＋Ombitasivr 25mg）1片 qd＋达塞布韦250mg 1片 bid与食物同服
	Viekira XR	缓释固定剂量组合［（达塞布韦200mg＋Paritaprevir 50mg/利托那韦33.3mg）＋Ombitasvir 8.33mg］3片 qd 与食物同服
西美瑞韦（SMV）	Olysio	150mg片剂 po qd与食物同服
索磷布韦（SOF）	索华迪（Sovaldi）	400mg片剂 po qd

表3E（2） HCV治疗方案和应答

药物/缩写	商品名	剂型/剂量
用于初始治疗的DAAs（续）		
索磷布韦＋来迪派韦	夏帆宁	固定剂量组合（索磷布韦400mg＋来迪派韦90mg）1片，po qd
索磷布韦＋维帕他韦	丙通沙	固定剂量组合（索磷布韦400mg＋维帕他韦100mg）：1片 po qd
索磷布韦＋维帕他韦＋Voxilaprevir	Vosevi	固定剂量组合（索磷布韦400mg＋维帕他韦100mg＋Voxilaprevir 100mg）：1片 po qd与食物同服
利巴韦林	Copegus	基于体重的剂量：1000mg（体重＜75kg）或1200mg（体重＞75kg）。低剂量：600mg/d。与食物同服
聚乙二醇化干扰素（α2a）	Roferon，Intron-A，Peg-Intron，Pegasys	180μg SC 每周1次。注意：不再推荐

推荐的治疗方案

单独HCV感染（P＝首选，A＝备选）

基因型	P/A	方案	无肝硬化	肝硬化	疗程（周）	说明
1～6	P	**丙通沙**1片 po qd	×	×	12	泛基因型
1～6	P	Mavyret 3片 po qd	×		8	泛基因型
				×	12	
1，4，5，6	P	**夏帆宁**1片 po qd	×		8	非黑人，无HIV感染，无肝硬化，且HCV RNA＜6 000 000 copies/ml
				×	12	黑人，合并HIV感染，肝硬化，且HCV RNA＞6 000 000 copies/ml
1，4	P	**择必达**1片 po qd	×	×	12	如果无基线高水平NS5A耐药相关突变
1	A	Viekira Pak（指导下应用）±RBV（如基因型1a）	×（限）		12	RBV剂量基于体重（仅基因型1a用RBV，1b不用）
1，2，3	A	（DCV＋SOF）po qd	×（限）		12	
				×	24	基因3型＋/-RBV（基于体重）
1	A	（SOF＋SMV±RBV）po bid	×（限）		12	RBV剂量基于体重
3	A	Vosevi 1片 po qd		×	12	用于有RAS Y93H时
4	A	Technivie qd	×		12	
4	A	Technivie qd＋RBV bid		×	12	RBV剂量基于体重

表3E（3） HCV治疗方案和应答

HCV-HIV共感染

- 基因型1、2、3
  - 与单HCV感染相同
  - 治疗8～12周。8周限于初治应用Mavyret的患者；其他情况或其他方案至少12周
  - 注意药物相互作用。参见*https：//www.hep-druginteractions.org/*
- 基因型4、5、6
  - 经验不足；如果需要治疗，和单HCV感染相同
- **一般说明/警示**：
  - **在同时应用富马酸替诺福韦的情况下，来迪派韦/索磷布韦不能和cobicistat合用**。
  - **当与来迪派韦、格卡瑞韦或维帕他韦同时应用时，PPI剂量需调整。奥比帕利加达塞布韦不应与达芦那韦、依非韦伦、利托那韦强化的洛匹那韦或利匹韦林合用**。
  - **西美瑞韦**：只能与特定的抗逆转录病毒药物合用：拉替拉韦、利匹韦林、马拉维诺、替诺福韦、恩曲他滨、拉米夫定和阿巴卡韦
  - **利巴韦林不能与去羟肌苷、司他夫定或齐多夫定合用**

失代偿期肝硬化

基因型	方案	疗程（周）	说明
1～6	**丙通沙**1片po qd＋RBV	12	RBV用低剂量（600mg/d）。如不能耐受RBV，不加RBV治疗24周。如果曾用过SOF或者NS5A抑制剂治疗，加低剂量RBV治疗24周
1，4，5，6	**夏帆宁**1片 po qd＋低剂量（600mg/d）RBV	12	如不能耐受RBV，不加RBV治疗24周。如果曾用过SOF或者NS5A抑制剂治疗，加低剂量RBV治疗24周
2，3	（DCV＋SOF）po qd＋低剂量（600mg/d）RBV	12	如不能耐受RBV，不加RBV治疗24周。

肝移植后（P＝首选；A＝备选）

基因型	P/A	方案	肝硬化	疗程（周）	说明
1～6	P	Mavyret 3片 po qd	无	12	对失代偿肝硬化为备选
1，4，5，6	P	**夏帆宁**1片po qd＋RBV	有或无	12	RBV剂量基于体重。可耐受剂量
2，3	P	（DCV＋SOF）po qd＋低剂量RBV	有	12	代偿或失代偿
1，4，5，6	A	（DCV＋SOF）po qd＋低剂量RBV	无	12	
2，3	A	**丙通沙**1片po qd＋RBV	有	12	代偿或失代偿。RBV剂量基于体重
2，3	A	Mavyret 3片 po qd	有	12	代偿期
2，3	A	SOF＋RBV po qd		24	RBV初始剂量600mg/d，如可耐受每月增加200mg直至基于体重的最大剂量

表3E（4） HCV治疗方案和应答

有临床意义的NS5A耐药相关变异（RAVs）

野生型氨基酸（敏感）	位置	变异氨基酸（EBR活性下降）
M	28	A/G/T
Q	30	D/E/H/G/K/L/R
L	31	F/M/V
Y	93	C/H/N/S

治疗应答的监测

- 监测计划是基于12周疗程
- 如果疗程超过12周，继续每4周监测直至治疗结束（EOT），然后每24周复查。

	开始治疗前	基线	2周（仅服用RBV时）	4周	8周	12周（EOT）	24周	每6个月
CBC	X	X	X	X		X	仅EOT异常时	
HCV RNA*				X		X	X+	
HIV RNA/CD4计数（HIV-HCV共感染）	X	X					X	X
腹部超声（肝硬化——F3/F4）	X						X	X
临床访视	X	X		X（或电话随访）	X（或电话随访）	X	X	

注：CBC＝全血细胞计数（治疗开始2周时观察有无贫血）；CMP＝全面代谢项目。

*HCV基因型以及有指征的话HCV耐药检测（RAV检测推荐用于既往NS5a抑制剂类DAA治疗失败的患者）。

＋病毒学复发在治疗后12周或更久罕见；尽管如此，有些专家建议治疗结束后24～48周复查HCV RNA以确认疗效。

如治疗4周时ALT升高达10倍应立即停止治疗。4周时任何不到ALT水平10倍的升高并伴无力、恶心、呕吐、黄疸或明显胆红素、碱性磷酸酶或国际标准化比值升高也应立即停止治疗。4周时无症状的ALT10倍以下升高应密切监测并在6周和8周复查。如果ALT水平持续升高，应考虑停止治疗。

表3F 研发中的丙型肝炎药物

研发中的新药：作用位点

- 新药作用于HCV基因组几个区域
- NS3-4a：HCV丝氨酸蛋白酶基因（NS3）；丝氨酸蛋白酶协同因子（NS4a）
- NS5a：抑制病毒颗粒组装
- NS5b：RNA依赖的RNA聚合酶（核苷/核苷酸和非核苷类）
- 有些新药增强干扰素活性（如亲环素抑制剂）

基因结构图

- 丙肝病毒及新型抗HCV药物靶点

表3F（2） 研发中的丙型肝炎药物

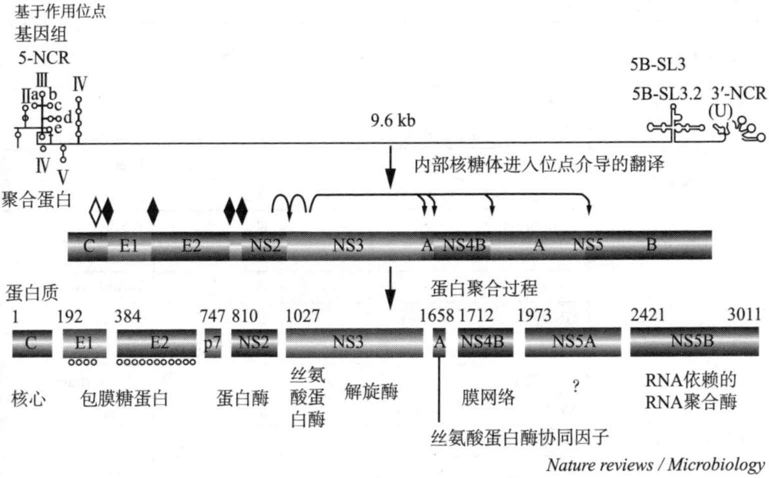

图8 HCV药物研发靶点

参考：*Nature Rev Microbiol 5：453，2007.*

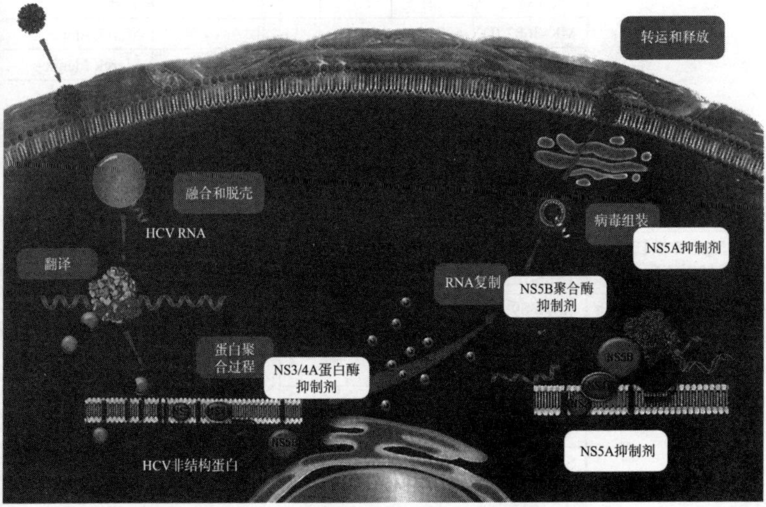

图9 HCV复制周期潜在的治疗靶点

参考：*Curr HIV/AIDS Rep 12：68，2015.*

表3F（3） 研发中的丙型肝炎药物

一些研发中的直接作用药物

作用位点（分类）	药物	研发阶段	厂商
NS3/4（蛋白酶抑制剂） 第一代（除3外所有基因型；低耐药屏障）	西美瑞韦 Simeprevir	2013.12获批	Janssen
	Faldaprevir（BI 1335）	Ⅱ	Trek Pharma
	Vaniprevir（MK-7009）	Ⅲ	Merk
	Narlaprevir（SCH 900518）	Ⅱa	Merk
	Danoprevir/r	Ⅲ	Roche
	阿舒瑞韦 Asunaprevir（BMS-650032）	Ⅲ	BMS
	Sovaprevir（ACH-1625）	Ⅲ	Achillion
	GS 9526	Ⅱ	Gilead
	Paritaprevir/ritonavir	2014.12获批	AbbVie
	IDX 320	Ⅱ	Merck Indenix
	Vedroprevir（GS-9451）	Ⅲ	Gilead
第二代PI （泛基因型，高耐药屏障）	格卡瑞韦 Glecaprevir	2017.8获批	Abbvie和Enanta
	ACH-2684	Ⅰ	Achillion
	格拉瑞韦 Grazoprevir（MK-5172）	2016.1获批	Merk
	Voxilaprevir（GS-9857）	2017.7获批	Gilead
NS5B （核苷/核苷酸）	索磷布韦 Sofosbuvir	2013.12获批	Gilead
	GS-938	Ⅱb	Gilead
	VX-135	Ⅱ	Vertex
	MK-3682 IDX-437	Ⅱ	Merck Idenix
	IDX-459	Ⅱ	Merck Idenix
	ACH-3422	Ⅰ	Achillion
	Mericitabine	Ⅱb/Ⅲ	Roche
	AL-335	Ⅱ	Janssen-Alios
	AL-516	Ⅰ	Janssen-Alios
	MIV-802	Ⅰ	Trek Pharma
NS5B（非核苷类） 拇指域Ⅰ抑制剂	Beclabuvir（BMS-325）	Ⅲ	BMS
	TMC-7055	Ⅱ	Janssen
拇指域Ⅱ抑制剂	GS-9669	Ⅱ	Gilead
	Lomibuvir（VX-222）	Ⅱb	Vertex
	CC-31244	Ⅰa	Cocrysta Pharm
掌域Ⅰ抑制剂	达塞布韦 Dasabuvir（ABT-333）	2014.12获批	AbbVie
	ABT-072	Ⅱ	AbbVie
	Setrobuvir（ANA-598）	Ⅱ	Roche
NS5A抑制剂第一代 （主要对基因型1、4有活性）	达拉他韦 Daclatasvir（BMS-052）	2015.7获批	BMS

（续 表）

作用位点（分类）	药物	研发阶段	厂商
基因型1	来迪派韦 Ledipasvir	2014.10获批	Gilead
	Ombitasvir（ABT-267）	2014.12获批	AbbVie
	（PPI-668）	Ⅱ	Presidio
	PPI-461	Ⅱ	Presidio
	ACH-2928	Ⅱ	Achillion
	GSK-805	Ⅱ	GSK
	BMS-393	Ⅱ	BMS
	Samatasvir（IDX-719）	Ⅱ	Merck Idenix
第二代（泛基因型）	哌仑他韦 Pibrentasvir（ABT-530）	2017.8获批	Abbvie
	Odalasvir（ACH-3102）	Ⅲ	Achillion-Janssen
	维帕他韦 Velpatasvir（GS-5816）	2016.6获批	Gilead
	艾尔巴韦 Elbasvir（MK-8742）	2016.1获批	Merck
	MK-8408	Ⅱ	Merck
	CC-2069	IND	Cocrystal Pharma
	TD-6450	Ⅰ	Trek Pharma
亲环素抑制剂	Alisporivir	Ⅱb（FDA叫停） 胰腺炎	Debiopharm
Peg-IFN	Peg-Lambda	Ⅲ	BMS
Toll样受体7抑制剂	GS 9620	Ⅱ	Gilead
小RNA （抗-mIR-122）	Miravirsen	Ⅰb/Ⅱ	Santaris

表4 戊型肝炎病毒

戊型肝炎病毒

- 戊型肝炎病毒（HEV）是导致肠道传播的非甲非乙型肝炎的一个主要原因。
    - 杯状病毒家族；但HEV与家族其他成员基因组有实质上的不同
- 小球形，无包膜，单链RNA病毒
- 通过暴露于粪便污染的水传播；通常在发展中国家。发达国家有散发病例；猪被认为是贮主（*CID 36*：*29-33*，*2003*）
- 人传人的感染罕有发生
- 潜伏期暴露后约40天
- 通常为急性肝炎；慢性感染一般不发生在基因型1、2或4型HEV感染，但在发达国家感染基因3型的免疫功能缺损器官移植的患者中有散发病例。慢性HEV感染可导致肝硬化
- 孕妇的急性感染可导致暴发性肝炎并致死（和甲型肝炎类似）

诊断：抗体检测。抗HEV IgM和IgG抗体检测。IgM在病情恢复早期即快速下降；IgG持续存在并有一定的保护性

治疗：支持治疗。目前无抗病毒治疗；在免疫缺损移植患者的慢性HEV感染有一些用低剂量利巴韦林（600mg）治疗3个月成功的报道（SVR高达78%）（*NEJM 2014*; *370*：*111*1-1*120*）。对于进展中的慢性HEV感染患者，建议降低免疫抑制水平。

预防：保证清洁水供应。讲究卫生。避免：洁净程度不明的饮用水或冰，食用未熟的贝类，食用未去皮的水果或未烹饪的蔬菜

疫苗研发：中国目前已经研制并批准了一种3剂（0、1、6月）重组HEV疫苗，有效而且保护力持续4.5年以上（*NEJM 372*：*914*，*2015*）

表5　抗HBV、HCV药物的剂量和副作用

药物通用名	药物商品名	剂量/成人给药途径	说明/副作用
乙型肝炎			
阿德福韦酯	Hepsera	10mg po qd（肾功能正常） 10mg 片剂	是一种无环核苷酸类似物，在0.2～2.5mM（IC_{50}）有抗乙肝（HBV）活性。对拉米夫定耐药HBV毒株有效，并在体外对耐恩替卡韦毒株有活性。为尽可能减少耐药发生，对拉米夫定耐药毒株和拉米夫定联合治疗；如果治疗后病毒载量依旧＞1 000copies/ml，考虑更改治疗方案。注意经肾脏排泄——调整剂量。不受食物影响。通常副作用少见，但有。**黑框警告**：需要关注核苷类似物相关的乳酸酸中毒/肝脂肪变性 10mg/d的剂量有潜在的迟发肾毒性。尤其在已有肾损伤风险的患者应监测肾功能。妊娠分类C。**停止治疗肝炎可能恶化**；高达25%的患者停药12周内出现转氨酶升高超过正常10倍；通常对再治疗有反应或呈自限性，但可能出现肝功能失代偿。**HIV感染者禁用阿德福韦**
干扰素α	*见表5，第25页*		
恩替卡韦	博路定 Baraclude	0.5mg qd。如难治性或拉米夫定或替比夫定耐药：1mg qd 片剂：0.5mg和1mg 口服液：0.05mg/ml 空腹服用	一种核苷类似物，对包括拉米夫定耐药的HBV有活性。有报道轻微不良反应：22%的患者出现头痛、乏力、头晕以及恶心。有斑秃和变态反应的报道。潜在的乳酸酸中毒和停药后乙肝恶化（**黑框警告**） 在HIV共感染患者中不用单药治疗；可发生M134突变（*NEJM 356：2614，2007*）。肾功能损伤时需调整剂量
拉米夫定（3TC）	Epivir-HBV	HBV剂量：100mg po qd 肾功能损伤时需调整剂量（*说明书*） 片剂：100mg和口服液5mg/ml	**黑框警告**：注意，剂量低于抗HIV剂量，应用此剂型前必须排除HIV共感染；乳酸酸中毒/肝脂肪变性；停止治疗肝病可能严重恶化。治疗期间可发生YMDD突变对拉米夫定耐药
替比夫定	Tyzeka	HBV：600mg po qd，不受食物影响 肾功能损伤（CCr＜50ml/min）时需调整剂量（*说明书*） 600mg片剂；100mg/5ml溶液	一种获批用于治疗乙肝的核苷类似物。对病毒的抑制和应答率优于拉米夫定（*NEJM 357：2576，2007*）。**黑框警告**：需要关注核苷类似物相关的乳酸酸中毒/肝脂肪变性以及停药后乙肝恶化可能。通常耐受良好，相对其他核苷类线粒体毒性低，未观察到剂量相关毒性（*MedicalLetter 49：11，2007*）。有肌痛、肌病和横纹肌溶解的报道。周围神经病变。治疗HBeAg＋患者，基因型耐药率1年4.4%，2年高达21.5%。与拉米夫定相同也可选择出YMDD突变。和拉米夫定联合劣于单药治疗（*Hepatology 45：507，2007*）

注意：所有剂量推荐适用于成人（除非另外说明）和肾功能正常的情况。

表5（2） 抗HBV、HCV药物的剂量和副作用

药物通用名	药物商品名	剂量/成人给药途径	说明/副作用
富马酸替诺福韦（TDF） **丙酚替诺福韦（TAF）**	韦瑞德 Viread（TDF） 韦立德 Vemlidy（TAF）	TDF：300mg po qd TAF：25mg po qd	腹泻11%，恶心8%，呕吐5%，腹胀4%（通常耐受良好） **黑框警告**：停用替诺福韦的乙肝患者发生肝炎严重恶化。如停药需密切监测；如停替诺福韦应确保抗HBV治疗随时可获得。有TDF肾损伤的报道，包括范可尼综合征（*CID 37*：*e174*，*2003*；*J AIDS 35*：*269*，*204*；*CID 42*：*283*，*2006*）。在TDF＋DDI治疗患者中有范可尼综合征和尿崩症的报道（*AIDS Reader 19*：*114*，*2009*）。肾功能一定程度下降，TDF似乎比其他NRTIs（*CID 51*：*296*，*2010*）或TAF更多出现，TDF联合PI的患者中也较联合NNRTI者多见（*JID 197*：*102*，*2008*；*AIDS 26*：*567*，*2012*）。退伍军人的一项研究随访了＞10,000例HIV感染者，TDF与蛋白尿、更快的肾功能下降和慢性肾脏疾病风险增加显著相关（*AIDS 26*：*867*，*2012*）。监测CCr、血清磷和尿液分析，特别是已有肾功能不全或应用肾毒性药物者 TDF（非TAF）也被发现与骨质流失风险增加有关。在一项ACTG平行治疗研究的亚组中，随机分入TDF-FTC治疗的患者与接受ABC-3TC治疗者相比，在96周时，脊柱和髋骨矿物质密度（BMD）下降更多（*JID 203*：*1791*，*2011*）。有病理性骨折史或有骨质疏松/骨质流失风险者应监测骨密度
丙型肝炎-（对所有直接作用抗HCV药物（DAA），**黑框警告**：HBV和HCV共感染患者，HCV治愈时存在出现HBV活动可能）			
直接作用抗病毒药物（DAAs）：			
达拉他韦	Daklinza	60mg 1片 po qd（当与CYP3A4抑制剂/诱导剂合用时需调整剂量）	禁止与CYP3A4强诱导剂如苯妥英、卡马西平、利福平、圣约翰草等合用。 最常见不良反应：头痛和乏力。同索磷布韦和胺碘酮合用导致心动过缓。**不建议和胺碘酮合用**。如果合用，建议心电监护
艾尔巴韦＋格拉瑞韦	择必达 Zepatie	复合制剂（艾尔巴韦50mg＋格拉瑞韦100mg）1片 po qd	NS5A和NS3-4a蛋白酶抑制剂，有抗基因型1，4的活性。禁用于中到重度肝损伤（Child-Pugh B级或C级）。也禁止同阳离子转运多肽1B（OATP1B）抑制剂、强细胞色素酶P450 3A（CYP3A4）诱导剂和依非韦仑同时应用
格卡瑞韦＋哌仑他韦	Mavyret	复合制剂（格卡瑞韦100mg＋哌仑他韦40mg）3片 po qd 与食物同服	禁用于严重肝损伤（Child-Pugh C级）。**禁止与阿扎那韦和利福平同时应用**。最常见的不良反应：头痛和乏力

注意：所有剂量推荐适用于成人（除非另外说明）和肾功能正常的情况。

表5（3） 抗HBV、HCV药物的剂量和副作用

药物通用名	药物商品名	剂量/成人给药途径	说明/副作用
来迪派韦＋索磷布韦 **维帕他韦＋索磷布韦** **Voxilaprevir＋维帕他韦＋索磷布韦**	夏帆宁 丙通沙 Vosevi	复合制剂:（来迪派韦90mg＋索磷布韦400mg）1片 po qd; （维帕他韦100mg＋索磷布韦400mg）1片 po qd; （Voxilaprevir100mg＋维帕他韦100mg＋索磷布韦400mg）1片 po qd与食物同服	NS5A和NS5B抑制剂联合用于治疗基因1型HCV。第一个无需干扰素和利巴韦林的HCV治疗药物。轻/中度肾或肝功损伤时无需调整剂量。 最常见不良反应：乏力（16%）、头痛（14%）、恶心（7%）、腹泻（3%）、失眠（5%） 制酸剂和H_2阻断剂干扰来迪派韦的吸收。pH增加时药物溶解度下降。建议来迪派韦和制酸剂间隔至少4小时服用
奥比帕利＋达塞布韦 **奥比帕利**	PrOD Viekira P Technivie	Ombitasvir 12.5mg，Paritaprevir 75mg，和利托那韦50mg 与达塞布韦250mg一起包装的片剂（Viekira Pak）；或不含达塞布韦（Technivie）	不宜与高度依赖CYP3A清除的药物合用；强CYP3A和CYP2C8诱导剂；同时是CYP2C8强抑制物。禁用于已知利托那韦过敏（如中毒性表皮坏死松解；史－约综合征） 如和利巴韦林合用：乏力、恶心、瘙痒和其他皮肤反应、失眠和虚弱 不和利巴韦林合用：恶心、皮肤瘙痒和失眠。**警告：有报道主要在进展期肝硬化患者，有肝功失代偿和肝衰竭，包括肝移植等致命性后果**
西美瑞韦	Olysio	150mg胶囊，1粒 po qd与食物同服＋利巴韦林和干扰素	NS3/4A抑制剂。HCV基因型1a患者需筛查Q80K多态性；如有，应改用其他药物。禁用于妊娠女性或其男性伴侣（危险分级C）；特别是与利巴韦林（危险分级X）合用。轻、中或重度肾损伤患者无需调整剂量；轻度肝功损伤无需调整剂量。最常见不良反应（和利巴韦林、干扰素合用）：皮疹、瘙痒、恶心。CYP3A抑制剂影响西美瑞韦血药浓度
索磷布韦	索华迪	400mg 1片 po qd和食物同服＋聚乙二醇化干扰素和利巴韦林。复合制剂见来迪派韦	NS5B抑制剂，用于治疗基因1，2，3，4型HCV。疗效在等待肝移植和HIV-1/HCV共感染的患者中得到证实。轻到中度肾损伤时无需调整剂量。 轻、中、重度肝损伤时无需调整剂量。最常见不良反应（与干扰素和利巴韦林合用）：乏力、头痛、恶心、失眠、贫血。利福平和圣约翰草可影响索磷布韦血药浓度

注意：所有剂量推荐适用于成人（除非另外说明）和肾功能正常的情况。

表5（4） 抗HBV、HCV药物的剂量和副作用

药物通用名	药物商品名	剂量/成人给药途径	说明/副作用
其他：			
注意：基于干扰素的HCV治疗方案不再推荐。干扰素α仍可用于治疗HBV感染			
现有干扰素α包括： **α-2a** **α-2b**	Roferon-A；Intron-A	HCV联合治疗，通常Roferon-A和Intron-A剂量是300万IU，每周三次，皮下注射	取决于药物，有预充注射器、小瓶溶液或粉剂 **黑框警告**：可引发/加重精神疾病、自身免疫病、缺血事件、感染。怀疑上述任何情况应停药。 **不良反应**：常见**流感样综合征**，尤其在治疗第1周：发热98%，乏力89%、肌痛73%、头痛71%。**胃肠道**：食欲不振46%、腹泻29%。中枢神经系统：头晕21%。出血或缺血性卒中。皮疹18%，可发展为Stevens-Johnson或剥脱性皮炎。斑秃。TSH升高、伴甲状腺素下降或升高的自身免疫性甲状腺疾病。**血液**：WBC下降49%，Hgb下降27%。血小板减少35%。上市后报告在接受干扰素/利巴韦林和红细胞生成刺激物的患者中发生抗体介导的纯红细胞再生障碍性贫血 1/3出现急性可逆性听力下降和/或耳鸣（*Ln 343：1134，1994*）。有视神经病（视网膜出血、棉絮斑、色觉下降）的报道（*AIDS 18：1805，2004*） 剂量可能需根据个体治疗反应或副作用以及不同产品和适应证（如HCV或HBV）及用药方式（单药或联合治疗）调整。（和利巴韦林联用的详细用法参考各产品的说明书）
聚乙二醇化干扰素α-2b（PEG-Intron）	PEG-Intron	0.5～1.5μg/kg，皮下注射qw	
聚乙二醇化-40k干扰素α-2a	Pegasys	180μg皮下注射qw	
利巴韦林	Rebetol，Copegus	和干扰素合用治疗丙型肝炎 现有200mg胶囊和40mg/ml口服液（Robetol）或200mg和400mg片剂（copegus） 关于剂量见说明	**黑框警告**：利巴韦林单药治疗HCV无效；溶血性贫血可引发心脏事件；致畸性/胚胎毒性（**妊娠分级X**）。药物可在体内持续存在6个月，女性及其伴侣应在治疗结束后避孕至少6个月 只批准用于CCr＞50ml/min者。禁用于严重心脏病或血红蛋白病患者。有发生ARDS的报道（*Chest 124：406，2003*） **不良反应**：溶血性贫血（可能需减量或停药），牙/牙周疾病以及合用干扰素带来的所有不良反应（见前）。上市后：视网膜脱落、听力下降、变态反应 剂量取决于：体重、HCV基因型，并根据不良反应（尤其溶血程度和有/无心脏病等不同标准）调整（或停药） **联合Intron A（干扰素α-2b）治疗时Rebetrol剂量基于体重**：体重≤75kg，400mg am和600mg pm；体重≥75kg，600mg am和600mg pm，但对于联合PegIntron时批准的剂量是400mg am和400mg pm与食物同服。Copegus和聚乙二醇化干扰素α-2a联用的剂量和疗程在基因型2或3（800mg/d，分2次，用24周）较基因型1或4（体重≥75kg，1000mg/d分2次，体重＞＞75kg，1200mg/d分2次，用48周）少；在HIV/HCV共感染患者，无论基因型，剂量是800mg/d。包括起始剂量和有/无心脏病时的剂量调整标准，详见各药物说明书

表6 药理学和药物相互作用

关于药物间相互作用，参考 *The Sanford Guide to Antimicrobial Therapy 2019*，*表22A* 和 *http：//hep-druginterations.org*

表6A 抗肝炎药物的药理学、药代动力学

药物	参考剂量（单或多剂）	妊娠风险	食物影响（PO）[1]	口服生物利用度	血清峰浓度[2]（μg/ml）	蛋白结合（%）	分布容积（Vd）[3]	平均血清半衰期 $T_{1/2}$（hr）[4]	细胞内 $T_{1/2}$（hr）	CPE[5]	AUC[6]（μg*hr/ml）	T_{max}（hr）
乙型肝炎												
阿德福韦	10mg po	C	片剂±食物	59	0.02（SD）	≤4	0.37L/kg Vss	7.5			0.22	1.75
恩曲他滨（FTC）	200mg po qd	B	胶囊/溶液±食物	胶囊93 溶液75	1.3（SS）	＜4	ND	10	39	3	10（24hr）	1～2
恩替卡韦	0.5mg po qd	C	片剂/溶液无食物	100	4.2ng/ml（SS）	13	＞0.6L/kg V/F	128～149			0.14	0.5～1.5
拉米夫定（3TC）	300mg po qd	C	片剂/溶液±食物	86	2.6（SS）	＜36	1.3L/kg	5～7	18	2	11（300mg（1）	ND
替比夫定	600mg po qd	B	片剂/溶液±食物		3.7（SS）	3.3	＞0.6L/kg V/F	40～49			26.1（24h）	2
丙酚替诺福韦（TAF）	25mg po qd	无人类数据	片剂+食物	ND	0.27（SS）	80	ND	0.51	无数据	无数据	0.27（24h）	0.48
富马酸替诺福韦（TDF）	300mg po qd	B	片剂±食物	39与食物同服	0.3（300mg×1）	＜7	1.2～1.3L/kg Vss	17	＞60	1	2.3（300mg（1）	1

注：[1] 无特殊说明指成人口服制剂；+食物=与食物同服，无食物=空腹，±食物=与或不与食物同服。

[2] SD=单剂量后，SS=稳态浓度。

[3] V/F=分布容积/口服生物利用度；Vss=稳态分布容积；Vss/F=稳态分布容积/口服生物利用度。

[4] 假定CrCl＞80ml/min。

[5] CPE（中枢神经系统透过有效性）数值：1=低透过；2～3=中等透过；4=最高透过（*Letendre et al*，*CROI 2010*，*abs#430*）。

[6] AUC=曲线下血清浓度vs.时间曲线；12hr=AUC 0～12，24hr=AUC 0～24。

表6A（2） 药理学和药物相互作用

药物	参考剂量（单剂或多剂）	妊娠风险	食物影响（PO）[1]	口服生物利用度（%）	血清峰浓度[2]（μg/ml）	蛋白结合（%）	分布容积（Vd）[3]	平均血清半衰期 $T_{1/2}$（hr）[4]	AUC[5]（μg*hr/ml）	T_{max}（hr）
丙型肝炎										
达塞布韦	250mg po q12h	B	片剂＋食物	ND	0.03～3.1（10～1200mg SD）	ND	ND	5～8	ND	3
达拉他韦	60mg po qd	ND	片剂±食物	67	0.18（Cmin，SS）	99	47 Vss	12～15	ND	ND
艾尔巴韦	50mg＋100mg格拉瑞韦	ND	片剂±食物	ND	0.121（SS）	＞99.9	680L	24	1.92（24hr）	3
格卡瑞韦/哌仑他韦	格卡瑞韦300mg＋哌仑他韦120mg qd	ND	片剂＋食物	ND	Gle 0.6，Pib0.11（SS）	Gle97.5，Pib＞99.9	ND	Gle6，Pib13	Gle4.8，Pib1.43（24hr）	Gle5，Pib5
格拉瑞韦	100mg＋50mg艾尔巴韦	ND	片剂±食物	ND	0.165（SS）	＞98.8	1250L	31	1.42（24hr）	2
来迪派韦/索磷布韦	（90mg＋400mg）po qd	B	片剂±食物	ND	LDV 0.3（SS）	LDV：＞99.8	ND	LDV：47	LDV：7.3（24hr）	LDV：4～4.5
Ombitasvir（和Paritaprevir/RTV）	25mg po qd	B	片剂＋食物	ND	0.56（SS）	ND	ND	28～34	0.53（24hr）	4～5
Paritaprevir/RTV（和Ombitasvir）	150mg（＋RTV100mg）po qd	B	片剂＋食物	ND	ND	ND	ND	5.8	ND	4.3
利巴韦林	600mg po	X	片剂/胶囊/溶液＋食物	64	0.8（SD）	很低	2825L V/F	44	25.4	2
西美瑞韦	150mg po	C	胶囊＋食物	ND	ND	＞99.9	ND	41	57.5	4～6

（续　表）

药物	参考剂量（单剂或多剂）	妊娠风险	食物影响（PO）[1]	口服生物利用度（%）	血清峰浓度[2]（μg/ml）	蛋白结合（%）	分布容积（Vd）[3]	平均血清半衰期 $T_{1/2}$（hr）[4]	AUC[5]（μg*hr/ml）	T_{max}（hr）
索磷布韦	400mg po qd	B	片剂±食物	ND	SOF：0.6（SS）	SOF：61～65	ND	SOF：0.5～0.75	SOF：0.9～1.3（24hr）	0.5～2
维帕他韦（+索磷布韦）	（100mg+400mg）po qd	B	片剂+食物	ND						
Voxilaprevir/维帕他韦/索磷布韦	索磷布韦400mg+维帕他韦100mg+Vosilaprevir 100mg po qd	ND	片剂+食物	ND	Vox 0.19，Vel 0.31，Sof 0.68（SS）	Vox＞99，Vel＞99，Sof 61～65	ND	Vox 33，Vel 17，Sof 0.5(24hr)	Vox 2.6，Vel 4.0，Sof 1.7（24hr）	Vox 4，Vel 4，Sof 2

注：[1] 无特殊说明指成人口服制剂；+食物=与食物同服，无食物=空腹，±食物=与或不与食物同服。
[2] SD=单剂量后，SS=稳态浓度。
[3] V/F=分布容积/口服生物利用度；Vss=稳态分布容积；Vss/F=稳态分布容积/口服生物利用度。
[4] 假定CrCl＞80ml/min。
[5] AUC=曲线下血清浓度vs.时间曲线；12hr=AUC 0～12，24hr=AUC 0～24。

表6B 酶和转运因子介导的相互作用

药物	底物	抑制剂	影响
达拉他韦	3A4，PGP	PGP，OATP1B1/3，BRCP	↑
达塞布韦	3A4，PGP，OATP1B1	2C8，BRCP，OATP1B1/3，OATP1B3	↑
艾尔巴韦	CYP3A4，PGP	BRCP	↑
格卡瑞韦	PGP，BRCP，OATP1B1/3	1A2（弱），3A4（弱），PGP，BRCP，OATP1B1/3，UGT1A1（弱）	↑
格拉瑞韦	3A4，PGP，BRCP，OATP1B1/3	3A4（弱），BRCP	↑
来迪派韦	PGP，BRCP	PGP，BRCP	↑
Ombitasvir	3A4，PGP	2C8，UGT1A1	↑
Paritaprevir	2C8，2D6，3A4，PGP	BRCP，OATP1B1/3	↑
哌仑他韦	PGP，BRCP	1A2（弱），3A4（弱），PGP，BRCP，OATP1B1/3，UGT1A1（弱）	↑
西美瑞韦	3A4，PGP，OATP1B1/3	1A2（弱），3A4（仅肠道），PGP，OATP1B1/3	↑
索磷布韦	PGP，BRCP		预期无影响
维帕他韦	2C8，2D6，3A4，PGP，BRCP，OATP1B1/3	PGP，BRCP，OATP1B1/3，OATP2B1	↑

表7 肾功能损伤时的剂量调整

- 肾衰竭时根据反映肾小球滤过率的肌酐清除率（CrCl）估算值进行剂量调整。
- **对非肥胖和肥胖患者，建议用不同的方法计算估算肌酐清除率值**。
  - 理想体重（IBW）的计算（kg）：
    - 男性：50kg＋2.3kg/英寸×（身高-60英寸）
    - 女性：45kg＋2.3kg/英寸×（身高-60英寸）
  - 肥胖定义为超过理想体重20%或体重指数（BMI）＞$30kg/m^2$
- 估算肌酐清除率值的计算。参考：*NEJM 354：2473，2006*（非肥胖）；*AJM 84：1053，1988*（肥胖）。
  - 非肥胖患者：
    - 计算理想体重（kg），如上
    - 用下面的公式计算肌酐清除率的估算值：

$$\frac{(140-\text{年龄})\times\text{理想体重（kg）}}{(72\times\text{血清肌酐（mg/dl）})}=\begin{matrix}\text{男性肌酐清除率（ml/min）}\\(\times0.85\text{为女性肌酐清除率})\end{matrix}$$

  - 肥胖患者
    - 体重超过理想体重的20%或BMI＞$30kg/m^2$
    - 用下面的公式计算肌酐清除率的估算值

$$\frac{(137-\text{年龄})\times[0.285\times\text{体重（kg）}+12.1\times\text{身高（m）}^2]}{51\times\text{血清肌酐（mg/dl）}}=\text{肥胖男性的肌酐清除率}$$

$$\frac{(146-\text{年龄})\times[0.287\times\text{体重（kg）}+9.74\times\text{身高（m）}^2]}{60\times\text{血清肌酐（mg/dl）}}=\text{肥胖女性的肌酐清除率}$$

- 以mg/kg计算剂量时，应该用哪一种体重？
  - 若体重超过理想体重不足20%，所有药物均用患者的实际体重
  - **对于肥胖患者**（体重超过理想体重的20%或BMI＞30kg/m^2）
    - **氨基糖苷类**：理想体重＋0.4×（实际体重－理想体重）＝校正体重
    - **万古霉素**：无论肥胖与否，均用实际体重
    - **其他所有药物**：资料不足（*Pharmacotherapy 27*：*1081*，*2007*）
- 对于缓慢或持续每日透析（SLEDD）超过6～12h者，按CRRT调整剂量。详见（*CID 49*：*433*，*2009*；*CCM 39*：*560*，*2011*）
- 综合性参考文献：*Drug Prescribing in Renal Failure*，*5th ed. Aronoff*，*et al.*（*eds*）（*Amer College Physicians*，*2007*和*药品说明书*）

表7（2） 肾功能损伤时的剂量调整

抗感染药物	半衰期（正常/终末期肾病）hr	肾功能正常时剂量	肾衰时的剂量调整			HEMO CAPD	说明及行CRRT时的剂量
			＞50～90	10～50	＜10		
阿德福韦	7.5/15	10mg po qd	10mg qd	10mg q48～72h	10mg q72h	血透：10mg qw AD	CAPD：无数据 CRRT：剂量?
达拉他韦	12～15/无数据	60mg qd	不变	不变	不变	无数据	
恩曲他滨（胶囊）	10/＞10	200mg qd	200mg qd	30～49：200mg q48h 10～29：200mg q72h	200mg q96h	血透：CrCl＜10的剂量	见口服液药物说明书
恩曲他滨＋TDF	见每种药物	200～300mg qd	不变	30～50：1片q48h	CrCl＜30：禁用		
恩替卡韦	128～149/无数据	0.5mg qd	0.5mg qd	0.15～0.24mg qd	0.05mg qd	血透/腹透：0.05mg qd	透析日透后给药
丙通沙	维帕他韦15，索磷布韦0.5/无数据	1片po qd	1片po qd	慎用（无在CrCl＜30患者中的用药数据）		无数据	无数据
夏帆宁	来迪派韦47/无数据	1片 po qd	1片 qd	慎用（无在CrCl＜30患者中的用药数据）		无数据	无数据
拉米夫定	5～7/15～35	300mg po qd	300mg qd	50～150mg qd	25～50mg qd	血透：透后给药；CAPD：CrCl＜10的剂量。CRRT：第一天100mg，然后50mg/d	
利巴韦林	（无需调整；CrCl＜30ml/min时慎用；CrCl＜50ml/min时慎用利巴韦林）						
西美瑞韦							
索磷布韦							
替比夫定	40～49/无数据	600mg po qd	600mg qd	30～49：600mg q48h ＜30：600mg q72h	600mg q96h	血透：按CrCl＜10透后给药	
TDF，口服	17/?	300mg qd	300mg qd	30～49：300mg q48h 10～29：300mg q72～96h	无数据	血透：300mg q7d或血透后12小时[1]	

（续　表）

抗感染药物	半衰期（正常/终末期肾病）hr	肾功能正常时剂量	肾衰时的剂量调整			HEMO CAPD	说明及行CRRT时的剂量
			＞50～90	10～50	＜10		
Technivie	Ombit 28～34，parta5.8/无数据	2片 po qd	2片 qd	2片 qd	2片 qd	无数据	无数据
Viekira Pak	达塞布韦5～8/无数据	Ombit/Parita/RTV 2片 qd，达塞布韦250mg q12h	Ombit/Parita/RTV 2片 qd，达塞布韦250mg q12h	Ombit/Parita/RTV 2片 qd，达塞布韦250mg q12h	Ombit/Parita/RTV 2片 qd，达塞布韦250mg q12h	无数据	无数据
择必达	艾尔巴韦24，格拉瑞韦31/无数据	1片 po qd	1片 po qd	1片 po qd	1片 po qd	1片 po qd/无数据	无数据

注：[1]有急性肾衰和范可尼综合征的报道

关键词缩写：调整方法：D＝调整剂量，I＝调整给药间隔；CAPD＝持续不卧床腹膜透析；CRRT＝持续肾脏替代治疗。HEMO＝血液透析；AD＝透析后；“补充”或“额外”是补充透析导致的药物丢失－补充的药物要超过CrCl＜10ml/min时持续给药剂量。

表8　肝功能损伤时的剂量调整

药物	调整/说明
奥比帕利＋达塞布韦	• 轻度肝损伤（Child-Pugh A级）无需调整剂量 • 不推荐用于中度肝损伤（Child-Pugh B级）患者 • 禁用于重度肝损伤（Child-Pugh C级）患者
来迪派韦＋索磷布韦	无需调整剂量
维帕他韦＋索磷布韦	不推荐用于重度肾损伤或终末期肾病的患者

表9　HBV、HCV暴露后的处理

职业暴露于血、阴茎/阴道分泌物或其他有乙型或丙型肝炎传播风险的体液或组织（如针刺伤）

在美国，职业暴露的免费咨询，拨打（暴露后预防热线）1-888-448-4911

处理的一般步骤：

1. 立即清洗伤口/冲洗黏膜（不建议适用腐蚀性清洗剂或挤伤口；消毒剂的效用缺乏数据）。
2. 按下列评估风险：（a）描述暴露的性质；（b）确定/评估暴露源的病史、危险行为并进行乙型/丙型肝炎、HIV检测；（c）评估和检测暴露者的乙型/丙型肝炎和HIV。

乙型肝炎职业暴露后的预防（*MMWR 62*（*No.10，suppl*）：*1，2013*）

暴露者疫苗接种状态	暴露源		
	HBsAg＋	HBsAg－	状态未知或不能检测
未接种疫苗	予HBIG 0.06ml/kg IM并立即接种乙肝疫苗	启动乙肝疫苗接种	启动乙肝疫苗接种
已接种疫苗（抗体状态未知）	暴露者检测抗HBs： 如滴度≥10mIU/ml，无需处理 如滴度＜10mIU/ml，予HBIG＋1剂乙肝疫苗**	无需处理	暴露者检测抗HBs： 如滴度≥10mIU/ml，无需处理[§] 如滴度＜10mIU/ml，予HBIG＋1剂乙肝疫苗**

注：[§]既往感染过HBV者对再感染有免疫，不需暴露后预防。

已知对系列疫苗有应答者（滴度≥10mIU/ml），目前不建议监测滴度或进行加强免疫。已知对第1次系列疫苗无应答者（＜10mIU/ml），暴露于HBsAg阳性或怀疑高危的暴露源后——予HBIG并重新开始疫苗接种或在1个月后予第2剂HBIG。对2次系列疫苗无应答者，首选新发暴露后间隔1个月予2剂HBIG。

如果已知高危暴露源，按暴露源HBsAg阳性处理

** 随访已确定对疫苗的应答或确保完成系列疫苗接种

乙肝非职业暴露和潜伏性乙肝再激活

非职业暴露（*MMWR 59*（*RR-10*）：*1，2010*）

- 暴露于HBsAg阳性者的血液或性分泌物
  - 经皮（咬、针刺）
  - 性侵
- 性暴露后24小时内，肠外暴露后不超过7天启动免疫预防
- 按职业暴露指南使用HBIG和乙肝疫苗

表9（2） HBV、HCV暴露后的处理

乙肝非职业暴露和潜伏性乙肝再激活（续）
潜伏性乙肝再激活（*Eur Cancer 49*：*3486*，*2013*；*Seminar of Liver Dis 33*：*167*，*2013*；*Crit Rev Oncol-Hematol 87*：*12*，*2013*）
• 需接受含有抗CD20单克隆抗体治疗某些恶性肿瘤、类风湿关节炎和血管炎的患者，有潜伏乙肝再激活的高风险 • FDA批准了2种抗CD20药物：奥法木单抗（Arzerra）和利妥昔单抗（Rituxan） • 开始抗CD20药物之前，通过HBsAg和抗HBc-IgG检测潜伏性HBV感染 如果患者有潜伏性HBV感染，而又必须应用抗CD20药物治疗，应同时予有效的抗HBV药物
丙型肝炎暴露
如果可能，暴露者和暴露源都应检测丙型肝炎抗体。如果暴露源阳性或情况不明而暴露者阴性，建议随访检测HCV RNA（1～3周内血中可检测到）和HCV抗体（90%会在3个月阳转）。**无预防推荐**；血清免疫球蛋白无效。监测以早期发现感染，因治疗可以降低进展为慢性肝炎的风险。如果暴露后8～12周仍有病毒血症，应按在慢性HCV感染部分所述治疗方法予1程DAA治疗。病例对照研究显示，HCV职业传播危险因素包括皮肤被曾置于动脉或静脉的针刺伤、较深的伤口、男性医务工作者，另外暴露源病毒载量＞10^6 copies/ml更易传染。HCV-HIV同时暴露的预防，见*The Sanford Guide to HIV/AIDS Therapy*和*webedition.sanfordguide.com*

表10　甲型肝炎和乙型肝炎的免疫接种

（*http*: *//www.cdc.gov/vaccines/schedules/hcp/imz/adult-shell.html*）

甲型肝炎

- 甲肝疫苗适应证：
  - 男同性恋和静脉吸毒者
  - 工作接触HAV感染的灵长类或在HAV实验室工作
  - 慢性肝病患者和接受凝血因子浓缩物的患者
  - 感染乙型肝炎或丙型肝炎的患者
  - 旅行或工作在高/中度HAV流行的地区
  - 从高度或中度流行地区来的国际移民到达后60天内有密切接触者（如家务或照顾小孩）。HAV系列疫苗的首剂应在计划后尽快接种，理想时间是移民到达前2周或更早
- 单抗原疫苗2剂系列：
  - Havrix（0，6～12月）
  - Vaqta（0，6～18月）
- HAV/HBV联合疫苗3剂系列：
  - Twinrix（0，1，6月），可选4剂（0，7，21～30天，然后12个月时加强）

乙型肝炎

- HBV疫苗的适应证：
  - 男同性恋、静脉吸毒和多个性伴侣（6个月内）者
  - 存在合并症/危险因素：性传播疾病、糖尿病（年龄＜60岁）（年龄＞60岁者根据其他危险因素如长期住在医疗保健机构、终末期肾病、血液透析、HIV共感染、丙肝感染、慢性肝病等也要谨慎考虑）
  - 有暴露于血或其他传染性体液风险的医务人员和公共安全工作者和/或工作在高危场所者
  - 和HBsAg阳性者有家居接触或是性伴侣者
  - 国际旅行目的地是高流行区
- Heplisav-B（Dynavax，GSK）：一种双剂量疫苗，在美国获得批准并推荐用于18岁以上成人。疫苗间隔1个月（至少28天）分2剂给予。
- Recombivax HB（Merck）：用于未接种或未完全接种（0，1，4月）者完成接种或不足漏种
- HAV/HBV联合疫苗3剂系列：
  - Twinrix（0，1，6月），可选4剂（0，7，21～30天，然后12个月时加强）
- 血液透析或免疫缺损成人：3剂计划在0，1，6月分别接种1剂40μg/ml（Recombivax HB）或2剂20μg/ml（Engerix-B）同时也可按4剂计划在0，1，2和6月接种

表11　通用名和商品名

通用名	缩写/商品名
Adefovir dipivoxil阿德福韦	Hepsera
Daclatasvir达拉他韦	Daklinza
Entecavir恩替卡韦	Baraclude博路定
Glecaprevir＋Pibrentasvir格卡瑞韦＋哌仑他韦	Mavyret
Grazoprevir＋Elbasvir格拉瑞韦＋艾尔巴韦	Zepatier择必达
Interferon alfa干扰素α	Roferon，Intron-A，Peg-Intron，Pegasys派罗欣
Lamivudine拉米夫定	3TC，Epivir，Epivir-HBV
Ledipasvir＋Sofosbuvir来迪派韦＋索磷布韦	Harvoni夏帆宁
Ombitasvir＋Paritaprevir＋Ritonavir＋Dasabuvir奥比帕利＋达塞布韦	Viekira Pak/Viekira XR
Ribavirin利巴韦林	Rebetol，Copegus
Simeprevir西美瑞韦	Olysio
Sofosbuvir索磷布韦	Sovaldi索华迪
Tenofovir替诺福韦	TDF，Viread韦瑞德
Tenofovir Alafenamide Fumarate丙酚替诺福韦	TAF，Vemlidy韦立德
Tenofovir＋Emtricitabine替诺福韦＋恩曲他滨	Truvada
TAF＋Emtricitabine丙酚替诺福韦＋恩曲他滨	Descovy
Velpatasvir＋Sofosbuvir维帕他韦＋索磷布韦	Epclusa丙通沙

缩写/商品名	通用名
3TC，Epivir，Epivir-HBV	Lamivudine拉米夫定
Daklinza	Daclatasvir达拉他韦
Descovy	TAF＋Emtricitabine丙酚替诺福韦＋恩曲他滨
Baraclude博路定	Entecavir恩替卡韦
Epclusa丙通沙	Velpatasvir＋Sofosbuvir维帕他韦＋索磷布韦
Harvoni夏帆宁	Ledipasvir＋Sofosbuvir来迪派韦＋索磷布韦
Hepsera	Adefovir dipivoxil阿德福韦
Mavyre	Glecaprevir＋Pibrentasvir格卡瑞韦＋哌仑他韦
Olysio	Simeprevir西美瑞韦
Rebetol，Copegus	Ribavirin利巴韦林
Roferon，Intron-A，Peg-Intron，Pegasys	Interferon alfa干扰素α
Sovaldi索华迪	Sofosbuvir索磷布韦
TAF，Vemlidy 韦立德	enofovir Alafenamide Fumarate丙酚替诺福韦
TDF，Viread韦瑞德	Tenofovir替诺福韦
Truvada	Tenofovir＋Emtricitabine替诺福韦＋恩曲他滨
Viekira Pak / Viekira XR	Ombitasvir＋Paritaprevir＋Ritonavir＋Dasabuvir奥比帕利＋达塞布韦
Zepatier择必达	Grazoprevir＋Elbasvir格拉瑞韦＋艾尔巴韦

索　引